臨床 神経生理検査入門

編集
宇川義一

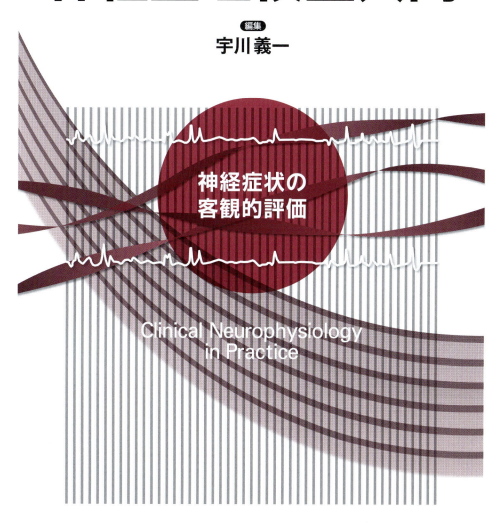

神経症状の客観的評価

Clinical Neurophysiology in Practice

中山書店

［編集］

福島県立医科大学医学部神経内科学講座

宇川義一

［編集協力］

福島県立医科大学医学部神経内科学講座

榎本博之

榎本　雪

伊藤英一

松田　希

はじめに

　医療における最終目的は患者さんの治療にあります．「疾患」を治すのではなく，「患者」を治すのです．このことは医学教育においては散々強調されていると思いますが，神経内科疾患においても，この事実は変わりません．

　いま，臨床神経内科学において，「患者を治す」「患者の機能を直す」と言う観点が少し弱くなってきていないでしょうか．近年は，「疾患を治せないので対症療法だけ行っている」と神経内科に対する陰口がたたかれていた時代から，変性疾患の原因が追求され神経疾患についても「病気を治す」ことができる時代へと突入しています．そのため多くの若手医師の興味が分子遺伝学にシフトしている印象があります．また，MRIなどに代表される構造を評価する手法の進歩により，解剖学的な評価を誰もが気軽に行うことができるようになっている反面，生理学的な所見の分析に関する知識・興味が薄れてきていると私は感じています．ここで，もう一度原点に立ち戻って下さい．遺伝子を直すのでも，構造を直すのでもなく，患者さんの「機能」を直す必要があります．さらに遺伝子異常，構造異常と機能異常は1対1の対応が取れないことがあることも忘れてはなりません．機能を見るのは神経生理検査です．

　若手の先生方が神経生理検査に苦手意識をもつ原因のひとつは，われわれ神経生理学を専門としている医師の若い人へのアピール不足があると思いますし，また，近年の画像診断や遺伝子学の進歩に比べて際立った変化がないということも一つの要因かもしれません．しかし，生理学的検査は，生化学，画像とともに，患者さんを理解して，治療するための一つの柱と考えます．

　MRI所見については自分で判断しようとするのに，脳波を見ると自分の判読するものでないと考える若い医師が増えているなか，検査所見を見たら自分で評価するものである，検査をする時は自分が実施する検査である，という意識を持っていただくために，今回，初心者に役立つ臨床神経生理検査の入門書を企画しました．

　本書は，筋肉・末梢神経障害を検査する針筋電図，神経伝導検査というperipheral neurophysiologyの部分と，脳波・誘発電位を扱うcentral neurophysiologyの部分と，近年不可欠となってきた骨格筋CT・MRI，神経・筋エコーなどの画像検査に関する部分から構成されていますが，各項目はそれぞれの分野の専門の先生に，やさしく解説していただきました．いずれの項目も，内容を箇条書きにし，図を多く入れて，読みやすく，わかりやすい内容となっています．また，少し専門的な新しい知識も「Lecture」としてそれぞれの項目の中に加えていただきました．臨床神経生理検査を始めようとする医師，少し詳しく知りたい医師にとって最適な本になったと確信しております．

　本書が読者の皆様の臨床神経生理学への興味のきっかけになっていただければ幸いです．

2017年9月

福島県立医科大学医学部神経内科学講座 教授

宇川義一

目 次

臨床神経生理検査入門 神経症状の客観的評価

針筋電図検査

針筋電図の基本	伊藤英一	2
針筋電図での異常所見	東原真奈	12
単線維筋電図 SFEMG	国分則人	29

神経伝導検査

運動神経伝導検査の基本	網野　寛，三澤園子	42
運動神経伝導検査での異常所見	榎本　雪，宇川義一	54
反復神経刺激検査 RNST	桑原　聡	63
感覚神経伝導検査の基本	今井富裕	69
感覚神経伝導検査での異常所見	幸原伸夫	82

脳波検査

脳波波形の基本	飛松省三	98
てんかん波形	赤松直樹	114
てんかん以外の異常波形	三枝隆博，池田昭夫	123
皮質脳波記録	下竹昭寛，松本理器	138
脳磁図の有用性	湯本真人	150

誘発電位検査

体性感覚誘発電位 SEP	園生雅弘	166
聴性脳幹反応 ABR	中川雅文	181
視覚誘発電位 VEP		
黒岩義之, 尾本　周, 藤野菜花, 藤野公裕, 平井利明, 山﨑敏正		192
運動誘発電位 MEP	松本英之	211
眼電図 EOG	寺尾安生	224

画像検査

骨格筋 CT と骨格筋 MRI	松田　希	240
末梢神経・筋エコー	塚本　浩	254

索引　　　267

執筆者一覧（執筆順）

伊藤英一	福島県立医科大学医学部神経内科学講座
東原真奈	東京都健康長寿医療センター神経内科
国分則人	獨協医科大学神経内科
網野　寛	千葉大学大学院医学研究院神経内科学
三澤園子	千葉大学大学院医学研究院神経内科学
榎本　雪	福島県立医科大学医学部神経内科学講座
宇川義一	福島県立医科大学医学部神経内科学講座
桑原　聡	千葉大学大学院医学研究院神経内科学
今井富裕	札幌医科大学保健医療学部／札幌医科大学附属病院神経内科
幸原伸夫	神戸市立医療センター中央市民病院神経内科
飛松省三	九州大学大学院医学研究院臨床神経生理学教室
赤松直樹	国際医療福祉大学医学部神経内科／福岡山王病院脳神経機能センター神経内科
三枝隆博	大津赤十字病院神経内科
池田昭夫	京都大学大学院医学研究科てんかん・運動異常生理学講座
下竹昭寛	京都大学大学院医学研究科てんかん・運動異常生理学講座
松本理器	京都大学大学院医学研究科臨床神経学
湯本真人	東京大学大学院医学系研究科病態診断医学講座
園生雅弘	帝京大学医学部神経内科学講座
中川雅文	国際医療福祉大学病院耳鼻咽喉科
黒岩義之	財務省診療所／帝京大学医学部附属溝口病院神経内科
尾本　周	小金井南口眼科
藤野菜花	帝京大学医学部附属溝口病院神経内科
藤野公裕	帝京大学医学部附属溝口病院神経内科
平井利明	帝京大学医学部附属溝口病院神経内科
山﨑敏正	九州工業大学大学院情報工学研究院生命情報工学研究系
松本英之	日本赤十字社医療センター神経内科
寺尾安生	杏林大学医学部細胞生理学教室
松田　希	福島県立医科大学医学部神経内科学講座
塚本　浩	帝京大学医療技術学部臨床検査学科

針筋電図検査

needle electromyography

針筋電図検査　needle electromyography

針筋電図の基本

◆筋電計に接続された針電極を筋組織内に刺入し，筋組織内での電位を記録，評価する．

検査所要時間	30～60分
患者の負担	針刺入時に痛みを伴う
対象となる症候	筋力低下，筋萎縮，ミオトニー，筋攣縮など
想定される疾患	末梢神経・筋疾患，脊椎脊髄疾患，運動ニューロン疾患

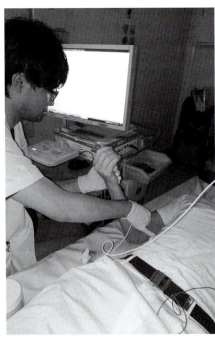
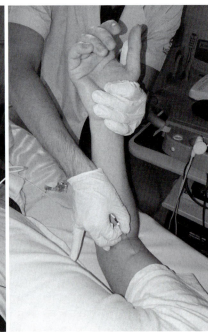

上腕二頭筋検査の例

針筋電図とは

- 筋線維の収縮は，筋線維の形質膜の電気的活動に連動している（**興奮収縮連関**）ため，電位変化を知ることで筋の状態がわかる．
- 筋組織の電気的活動は，体表からも筋組織内部からも電位変化として記録することができる．
- 針筋電図（needle electromyography）は，筋電計（electromyograph）に接続された針電極を筋組織内に刺入し，筋組織内での電位を記録，評価する検査法である．

❶ 針電極

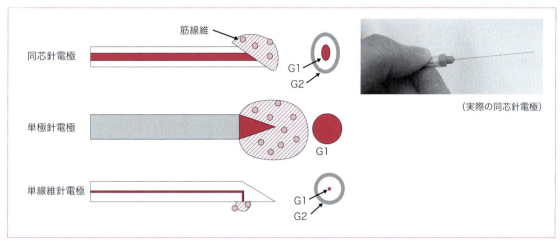

日常診療で主に使用されるのは同芯針電極である．単極針電極は針電極自体に基準電極がないため，体表に基準電極を別個に置く必要がある．記録電極の表面に uptake area（筋電図を記録できる範囲，斜線部分）が広がる．各々の電極ごとに uptake area の広さが異なり，記録される筋線維数も異なる．
G1；動電極，G2；基準電極．

- 針筋電図で記録される電位は基本的には筋組織の**安静時活動**と**随意収縮活動**に大別される．
- 針電極には様々な種類が存在するが（❶），わが国の日常臨床でよく用いられるのは同芯針電極（concentric needle electrode）である．
- 欧米を中心に単極針電極（monopolar needle electrode）も広く使用されている．他に単線維針電極（single fiber needle electrode），マクロ針電極（macro needle electrode）などがあるが，これらについての説明は他稿に譲る．

わが国では「針筋電図」と言えば，通常は同芯針電極を用いた検査法を指す

針筋電図の目的

①筋力低下・筋萎縮の局在診断
- 筋力低下・筋萎縮の原因は，筋線維自体にあるか（**筋原性**），下位運動ニューロン障害か（**神経原性**），上位運動ニューロン障害か（**中枢性**）の3者に大別される．針筋電図はこれらの鑑別に用いられる．
- 針筋電図は，筋原性か神経原性かの鑑別診断に施行されることが大半だが，中枢性筋力低下の鑑別診断にも有用である．
- 神経原性筋力低下においては，筋の障害分布を検討することにより，運動ニューロン疾患のようなびまん性神経原性障害であるのか，頸椎症性筋萎縮症のような髄節性・局在性神経原性障害であるのかといった局在診断をすることができる．

針筋電図の原理を理解するうえで，運動単位（motor unit）の理解は必須である

▶ Lecture「運動単位」（p 4）参照

Lecture 運動単位

1本の下位運動ニューロンとそれに支配された筋線維群を運動単位（motor unit：MU）と呼ぶ．

随意収縮において，上位運動ニューロンからシナプスを介して興奮伝達を受けた脊髄前角細胞すなわち下位運動ニューロンの軸索に活動電位が発生する．

活動電位が軸索を伝導して神経終末に到達すると，神経終末からアセチルコリンが放出され，筋線維の終板にあるアセチルコリン受容体に結合することで筋線維に活動電位が発生し，最終的に筋線維の収縮に帰結する．

運動単位電位（motor unit potential：MUP）は，この筋線維に生じた活動電位であり，1本の下位運動ニューロンに支配されている各々の筋線維群の活動電位が同期的に記録されたものを見ている．

同芯針電極によって記録されるMUPは通常，陽性－陰性－陽性の3相性の電位である（**1**）．MUPのパラメータは様々であるが，ルーチンの検査で評価対象にされることが多いのは振幅と持続時間および相・ターンである．

1つの運動単位に属する筋線維は，筋の横断面で直径5～10 mmの運動単位領域（motor unit territory）内に分布する．その中で個々の筋線維はほぼばらばらに散在しており，その間は別の運動単位に属する筋線維が埋め尽くしている．

運動単位の電気的活動と，それに連関した支配筋線維の収縮により，筋は随意収縮する．

筋の収縮の強弱は，①個々の運動単位の活動頻度，②発火する運動単位の数，の2つのメカニズムで調節されている．

例えば，ある筋を弱収縮から次第に強めていく過程では，①個々の運動単位電位の発火頻度が漸増，②発火している運動単位の数が増加，の両者が同時に起こる．

この，筋収縮に伴う運動単位の活動変化を，運動単位の動員（recruitment）という．これを針筋電図でMUPとして記録すると，最弱収縮から徐々に力を増していった時に，次々新しいMUPが加わっていく過程が観察される（p8 **6** 参照）．狭義にはこの過程を動員と呼ぶ．

1 運動単位電位（MUP）とパラメータ

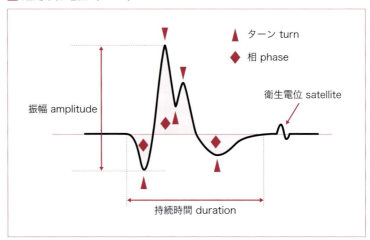

「ターン」は頂点の数，「相」は基線を跨いだ回数である（本図のターンは5，相は3となる）．
薄赤色の部分が，この運動単位電位の面積である．

②**筋力低下・筋萎縮の時間的経過の推測**
● 時間的経過の推測は，主に神経原性筋力低下において検討される．
● 筋力低下が比較的最近の病変であるか，それとも年余に亘るような長期経過の病変であるかといった，障害発生からの時間的経過を推測することができる．

③**無症候性病変の有無の推測**
● 無症候性高クレアチンホスホキナーゼ（CPK）血症で筋病変の有無，dystrophinopathy の保因者診断などの用途がある．
● この他に，限定的ではあるが，ミオトニー疾患におけるミオトニー発射（myotonic discharge），放射線性神経叢症におけるミオキミー発射（myokymic discharge）のように，疾患特異的な所見もある．

針筋電図の実際

● 日常臨床での針筋電図検査の具体的な進め方は，安静時活動と随意収縮活動に分けて行う．
● 針筋電図は電位を増幅器で音に変換して，"波形"と"音"を同時に記録しながら行うことで，電位を認識しやすくする．検査に慣れると，むしろ"音"がきっかけで電位を認識できることが多く感じられる．安静時活動は振幅が小さなものが多いので，音量は大きめにしておくとよい．

安静時活動
● 筋電計の感度・掃引速度を設定し，針電極を体表から刺入する（筆者は感度 100 μV/division，掃引速度 20 ms/division で記録している）．
● 針電極が筋組織に到達すると，「ブオッ」という音とともに，持続時間 100～200 ms 程度の電位（**刺入時活動**，insertional activity）が認められるのを確認する．この電位は針電極が筋形質膜を貫通，損傷するのに伴い発火する電位である．
● 異常な安静時活動である**線維自発電位**（fibrillation potential），**陽性棘波**（positive sharp wave），**ミオトニー発射**，**ニューロミオトニー発射**（neuromyotonic discharge）は刺入時活動の直後に発火し始めることが多いので，刺入時活動の出現を見たら，いったん針電極を静止し筋電図を観察する．
● 特に有意な所見がなければ針電極を深部へ少し刺入して再度刺入時活動とその後の電位の有無を観察する．
● この作業を 10～20 回程度繰り返し，針電極の刺入回数に対する異常電位の出現頻度を半定量的に評価する．
● 神経筋接合部の終板に針電極が近づくと，微小終板電位に由来する 2 つの活動，すなわち**終板棘波**（end-plate spike）と**終板雑音**（end-plate noise）が記録される．

針電極が筋に到達せず，皮下組織に留まっているときは組織雑音（tissue noise）と呼ばれる高周波のノイズが認められる．これはミオパチーやポリオ後遺症などで筋線維内の組織置換が顕著な例では筋組織内で検出されることがある．

線維束自発電位（fasciculation potential）やミオキミー発射などランダムに出現する電位は針電極を長く静止させた状態でなければ認識できないことが多い．そのため，安静時活動の手技において，1～2 回は刺入後針電極から手をはなして静止させた状態のまま，10 秒程度筋電図を観察するようにする．

❷ 終板棘波（A）と線維自発電位（B）

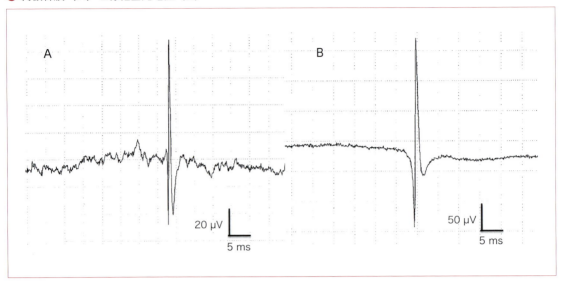

両者とも波形は陽－陰－陽の3相性の棘波であり，波形の比較のみでは鑑別が困難である．

❸ ❷の終板棘波（A）と線維自発電位（B）をtrainで記録したもの

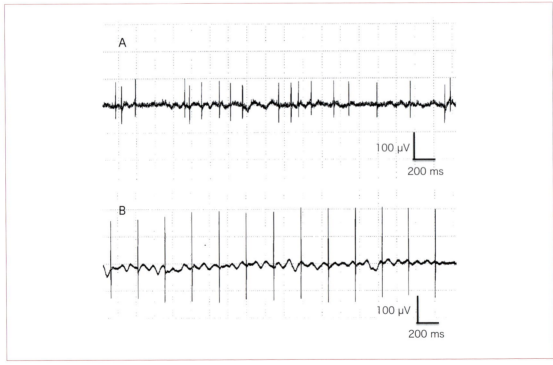

Aは不規則な発火パターンであるのに対し，Bは規則的な発火パターンであることから，両者の鑑別ができる．Aでは背景に終板雑音も見られ，このことも終板棘波を認識する参考となる．

❹ 針筋電図の各電位の発火パターン

発火の規則性	波形の形態	例
規則的，発火頻度が一定	多相性，一定	複合反復発射 （complex repetitive discharge）
規則的，linear な変化	棘波，陽性棘波，一定	線維自発電位 （fibrillation potential）
規則的，加速度的変化， waxing & waning	棘波，陽性棘波， 振幅が linear に変動	ミオトニー発射 （myotonic discharge）
不規則	（a）棘波，一定 （b）一定しない	（a）終板棘波（endplate spike） （b）線維束自発電位（fasciculation potential）
半規則的	2〜3 相性	運動単位電位（随意収縮）
反復性，半規則的〜不規則	単発〜数発の棘波の群発	ミオキミー発射（myokymic discharge），振戦

- 終板棘波は 2〜3 相性のスパイク電位である．終板雑音は振幅 50 μV 以下の小さな鋸歯状の陰性電位が極めて高頻度に発火したもので，sea-shell murmur と例えられる「ザーッ」という音が特徴的である．これらは生理的安静時活動である．
- 波形だけに眼を取られると終板棘波と線維自発電位の鑑別に迷うことがある（❷）．
- 針電極が終板に近づくと被検者はしばしば鈍痛を訴えること，終板棘波と終板雑音はしばしば互いに同時あるいはごく近傍で認められることが参考になる（❸）．
- 完全な安静が取れていないとき，僅かな随意収縮に伴う MUP の発火が異常電位と紛らわしいことがある．これらの電位の鑑別の要点について❹にまとめる．
- 安静時活動を鑑別するコツは，波形以外に，①発火周波数，②発火の規則性を認識することである．
- 健常者の安静時活動は，刺入時活動，終板棘波，終板雑音以外は基本的には病的な電位である．しかし線維自発電位や陽性棘波でも単回で再現性の見られない場合や，4〜5 連発で消失する非持続性の場合は健常者でも出現することがあり，病的とすべきではない．
- **複合反復発射**（complex repetitive discharge）は健常者でも腸腰筋ではしばしば認められ，必ずしも病的意義はない．

随意収縮活動

- 随意収縮活動で評価する対象は MUP である．
- 随意収縮活動は検者によって感度 0.5 mV〜2 mV/division と個人差，施設間差があり，絶対的な基準はない．
- MUP の持続時間や，動員パターンあるいは干渉パターンの認識は，感度によって印象が変わるため，随意収縮活動の評価においては，各検者は自身のルーチンの感度を一定に決め，その感度の随意収縮活動の観察に平素から馴

▶ Lecture「運動単位」
（p 4）参照

❺ MUP 動員の模式図（正常時）

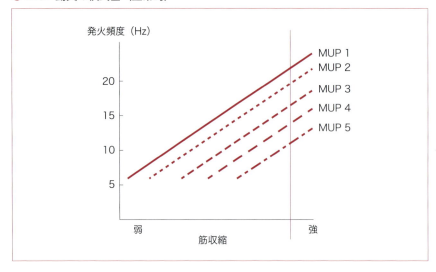

収縮を強める（横軸）につれて，MUP 1 から数字の順に MUP が発火し始める．個々の MUP は収縮を強めるにつれて発火頻度が増加（縦軸）していく．
図中の縦断線は MUP 1 が 20 Hz 程度で発火しているときで，このとき MUP 1 の他に，MUP 2 から 5 まで，合計 5 種類の MUP が発火している状況である．

❻ 健常者の随意収縮に伴う MUP 動員

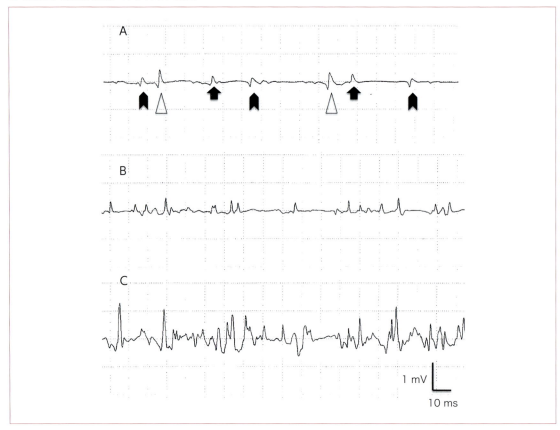

A：極めて弱収縮時．3 種類の MUP（白三角，矢頭，矢印）が，およそ 10 Hz 前後で発火している．
B：少し収縮を強めた時．A に比較し，多種類の MUP が出現して，個々の MUP の見分けがつかなくなってくる．
C：強収縮時．個々の MUP は重なり合って鑑別できなくなり，基線が消失している．完全干渉パターンである．

❼ MUP 動員の模式図（神経原性変化時）

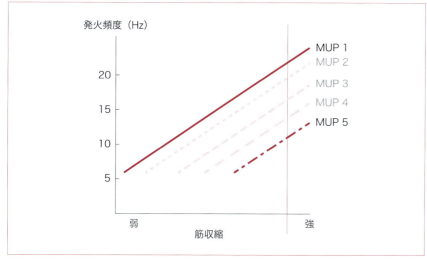

❺の正常時と比較すると，MUP 2 から 4 はニューロン脱落あるいは伝導ブロックで発火不能となった状態である．収縮を強めるにつれて個々の MUP の発火頻度が増加するのは❺と同様だが，縦断線の MUP 1 が 20 Hz 程度で発火しているとき，同時に発火しているのは MUP 5 のみであり，MUP の発火頻度が増加しているのに対し，発火している MUP の種類数は減少している．これが動員パターンの低下（reduced recruitment）である．

染んでおくことが重要である（筆者のルーチンは感度 2 mV/division，掃引速度 10 ms/division で記録している）．
- 正常での MUP の動員は，最初に最も興奮閾値の低い MUP が 10 Hz 程度の頻度で発火し始め，筋収縮を強めていくにつれて最初の MUP は発火頻度が増加する．それと同時に新しい MUP が低頻度で発火し始める（❺）．
- これが加速度的に次々に起こった結果，最大収縮時は多数の MUP が互いに重なり合って基線を埋め尽くし，個々の MUP が判別困難な状態となる．この状態は**完全干渉パターン**（complete interference pattern）と呼ばれる（❻）．
- 正常では，MUP が 20 Hz 以上の頻度で発火する時は，完全干渉パターンに近づき，個々の MUP は判別し難くなる．
- 逆に単一あるいは少数の MUP が 20 Hz を越えた発火頻度で観察されるときは，発火している MUP 数が減少している状態と判断してよく，神経原性変化の所見である（❼）．
- このとき強収縮でも基線が残存し，個々の MUP が単独で判別されるようになり，不完全干渉パターンと呼ばれる（❽）．
- 個々の MUP 形態の評価対象は，主に振幅，持続時間，多相性である．
- 正常では概ね，振幅 0.5〜4 mV，持続時間 5〜15 ms 程度，また 4 相以下である．
- しかし，MUP 形態のパラメータは筋ごとにばらつきがあり，また持続時間は測定感度により変動する（❾）．
- さらに MUP 形態のパラメータは針電極の操作（focusing）に大きく依存するため，focusing をできるだけ丁寧に行うよう努める．
- focusing に際しては，音が参考になる．best focus に針電極が近づくにつれて，MUP 形態と同様に，鋭い音に変化する．

日常臨床では通常，検者により測定系の感度は一定させ，MUP 形態のパラメータの絶対値に極端に拘泥しないほうがよい．

針筋電図の基本 ■ 9

❽ 急性外傷性神経損傷例の MUP 動員

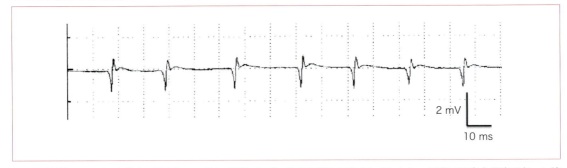

MUP が平均 40 Hz の高頻度で発火しているにも関わらず，他の MUP は発火していない．正常では完全干渉パターン時の MUP 発火頻度レベルである．
他の MUP が発火していない，即ち軸索損失または伝導ブロックを起こしているためであり，高度の MUP 動員の低下による，不完全干渉パターンである．

❾ MUP の感度による持続時間への影響

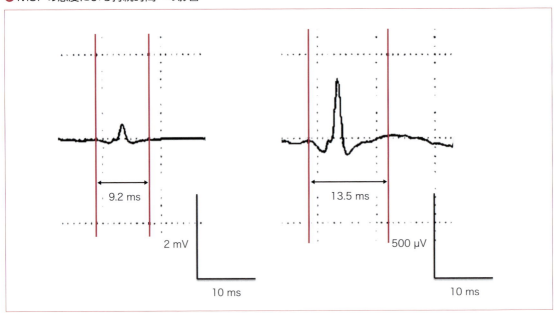

同じ MUP を，2 mV/division，0.5 mV/division で比較すると，MUP 持続時間は 4.3 ms もの差が生じうる．

針筋電図の禁忌，施行時の注意点

- 出血傾向を合併した被検者は，針筋電図の適応の判断はリスクと検査の必要性・有益性を比較して決定する．
- 概ね，血小板数 30,000 /mm^3 以上，PT-INR1.5 以下では針筋電図施行に問題はない．
- 抗血栓療法を受療中の被検者については，大きな合併症を起こすことは稀で，原則として施行可能である．

- 深部の筋（傍脊柱筋など）や動脈が近傍を走行する筋（腸腰筋，長母指屈筋など）では血腫を合併した報告があり，不要ならば回避したほうがよい．
- 針電極の刺入による疼痛は避けられないことは，検査前に十分説明し，検査の必要性・有益性を納得頂いた上で施行する．
- 随意収縮運動においては，近位筋や下肢筋などの大きな筋では，出来る限り等尺性収縮で検査する．針電極が筋組織に刺入された状態で筋の長さが変動することは，筋線維の断裂を起こしやすく，強い疼痛の原因となりやすい．
- 針電極の操作はミリ単位の小さな動きで行うようにする．
- 被検者の感染症に関する情報（肝炎ウイルス，梅毒，HIV，HTLV-I など）は検査前に確認しておく．針刺し事故のリスク軽減のため，検者は使い捨て用手袋を着用してから検査を行う．

(伊藤英一)

■参考文献
- 園生雅弘，馬場正之（編）．神経筋電気診断の実際，星和書店；2004．
- 木村淳，幸原伸夫．神経伝導検査と筋電図を学ぶ人のために，第 2 版，医学書院；2010．
- Rubin DI. *Neurol Clin* 2012；30：429-456, 685-710.
- Oh SJ. Clinical Electromyography : Nerve Conduction Studies, 3rd ed, Lippincott Williams & Wilkins；2003.

| 針筋電図検査 | needle electromyography |

針筋電図での異常所見

異常波形の生じる原因と病態生理

安静時活動の異常—筋線維レベル

刺入時活動の異常

- 刺入時活動（insertional activity）は，針電極の刺入や移動により筋線維が脱分極するのに伴ってみられる活動で，**損傷電位**に対応するものと考えられている．
- いくつかの陽性および陰性のスパイクの集合からなる電位で，100～200 ms 程度持続する．
- 刺入時活動そのものは正常の筋線維でも見られるが，病的状態にある筋線維では刺入時活動の異常がみられる．
- まず，刺入時活動に引き続いて線維自発電位（Fib）や陽性鋭波（PSW）が短時間認められる場合，刺入時活動の亢進や延長と呼ばれる．
- 刺入時活動の亢進は健常者でもみられることがあり，刺入時活動に引き続いて規則的に発火する陽性波の短い連なりや，不規則に発火する活動の短い群発として記録される．これらは若年者や筋肉の発達した者において，特にふくらはぎの筋肉で観察されやすい[1]．
- 一方で，筋線維が膜への刺激に対して活動電位を生じることが出来ない場合には刺入時活動が減少する．高度の神経原性疾患および筋疾患において，萎縮しきって結合組織や脂肪で置換された筋においてみられる．
- 周期性四肢麻痺の発作中など，筋線維の膜の興奮性の異常をきたす病態においても刺入時活動の減少がみられることがある．

> 急性の脱神経の早期の所見として観察される所見であるが，実際には真の刺入時活動の持続時間は不変であるので，本来は刺入によって誘発されたFib/PSW と呼ぶべきだという意見もある[2]．

線維自発電位（Fib）/ 陽性鋭波（PSW）

- 線維自発電位（fibrillation potential：Fib）/ 陽性鋭波（positive sharp waves：PSW）は，神経支配を失った単一の筋線維が自発的に発火して生じる活動で，多くは針電極の移動に伴って誘発される．
- Fib は通常 2～3 相性のスパイク波形で，持続時間が 1～5 ms，20～200 μV の振幅を持つことが多い[1]（❶）．
- PSW は急峻な陽性波とそれに続く緩徐な陰性成分からなり，Fib よりも持続時間が長い（❷）．
- Fib と PSW の形態の違いの機序としては，PSW は Fib の活動電位が針電極のところで途絶したものと考えられており，臨床的な意義はほとんどの場合

12 ■針筋電図検査

❶ 線維自発電位

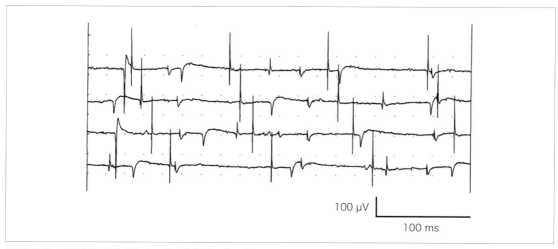

67歳男性．筋萎縮性側索硬化症．第一背側骨間筋記録．
複数の線維自発電位と陽性鋭波が記録されている．もっとも振幅の大きな線維自発電位は約10 Hzの頻度で規則正しく発火している．筋萎縮性側索硬化症の第一背側骨間筋では線維自発電位や陽性鋭波といった豊富な脱神経電位が観察されることが多い．

❷ 陽性鋭波

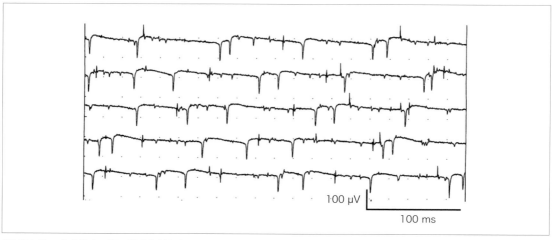

58歳女性．皮膚筋炎．短母指外転筋記録．
複数の陽性鋭波と小さな線維自発電位が記録されている．陽性鋭波は約10 Hzの頻度で発火している．筋炎では豊富な線維自発電位や陽性鋭波が観察される．

Fibと同じである．
- いずれも通常は0.5〜15 Hzの発火頻度で規則正しい発火パターンをとるが，間欠的に発火するものや，不規則な発火パターンを呈するものもある．
- この不規則Fibは脱神経後の急性期にみられやすいとされており，外傷，筋萎縮性側索硬化症（ALS），筋炎など，急性〜亜急性の過程を伴った疾患でみられる場合が多い．

❸ 線維自発電位 / 陽性鋭波を認める疾患

下位運動ニューロン障害	筋萎縮性側索硬化症 頸椎症（頸椎症性脊髄症，頸椎症性神経根症） 腕神経叢障害 末梢神経障害（軸索変性）
神経筋接合部疾患	重症筋無力症 ボツリヌス中毒 Lambert-Eaton 筋無力症候群（重症）
筋疾患	炎症性筋疾患（多発筋炎，皮膚筋炎，封入体筋炎） サルコイドーシス アミロイドーシス 筋ジストロフィー 先天性ミオパチー 筋強直性ジストロフィー 薬剤性（スタチン製剤，クロロキンなど） 代謝性ミオパチー（ポンペ病など） 感染性ミオパチー 横紋筋融解症 外傷

（Daube JR, et al. *Muscle Nerve* 2009[1] より）

- この不規則 Fib と，随意収縮活動の残存や，終板雑音（end-plate noise）を伴わずに記録された**終板棘波**（end-plate spike）とを誤認しないように注意する必要がある[1,2]。

- それぞれの活動の発火パターンを認識できれば鑑別にもっとも役立つが[2]，紛らわしい場合には，異常な安静時活動であることを確認するために色々手を尽くすべきである。

- 終板棘波はクラスターして発火する傾向があり，発火間隔はしばしば 20 ms 以下になるのに対し，不規則 Fib では最小発火間隔が 70 ms 未満になることはほとんど見られないことが鑑別点となる。

- 不規則 Fib と随意収縮活動との鑑別において，発火パターンによる鑑別に確信が持てない場合には，拮抗筋を収縮させることで発火パターンが変化するかどうかを観察するのが有用である。随意収縮活動であれば，拮抗筋の収縮により発火パターンが変化するが，不規則 Fib では変化しない。

- Fib/PSW は神経支配を失った筋線維から発生するので，神経原性疾患だけでなく，筋疾患においても認められる（❸）。

- すなわち，神経原性疾患における脱神経の他にも，筋線維が横切・縦断されるような病態や再生線維の存在，神経支配を受けなかった筋線維が存在する場合などにも Fib/PSW の出現を認める[1]。

- 頸椎症性神経根症や運動ニューロン疾患，末梢神経障害などの神経原性疾患では，軸索変性や前角細胞の脱落により筋線維は脱神経の状態となり，Fib/PSW が認められる。

- 一方で，筋疾患の場合は，筋線維の分節性壊死や splitting などにより筋線維やその一部が終板から分離することで，筋線維が機能的に脱神経状態とな

❹ ミオトニー発射

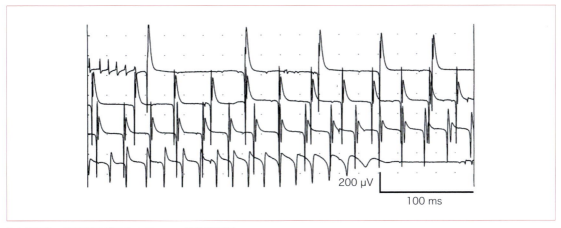

34歳男性．筋強直性ジストロフィー．指伸筋記録．
周波数の漸増・漸減が認められ，最高60 Hzに達する．筋強直性ジストロフィーなど臨床的にミオトニーを認める疾患では豊富なミオトニー発射が観察される．

❺ ミオトニー発射を認める疾患

ミオトニー疾患	筋強直性ジストロフィー1型，2型（DM 1, DM 2） 先天性ミオトニア 先天性パラミオトニア
非ミオトニー疾患	高カリウム性周期性四肢麻痺 多発筋炎 ポンペ病（酸性マルターゼ欠損症） 薬剤性（スタチン製剤，コルヒチンなど）
神経原性疾患	高度の軸索障害（末梢神経障害，神経根障害など）

（Daube JR, et al. *Muscle Nerve* 2009[1] より）

るため，Fib/PSWが観察される．
- Fib/PSWは正常筋では認められない活動であるが，たとえば健常高齢者の傍脊柱筋などで少量観察されることもある．
- 出現量と出現部位に加えて，全体の臨床像を含めた判断が必要である．

ミオトニー発射

- ミオトニー発射（myotonic discharge）は，針の刺入・移動，筋の叩打，随意収縮などの外的興奮により誘発されて発火する活動である．
- 20～150 Hzに達する高頻度発射であり，筋線維膜の異常に由来するため，振幅と周波数の漸増・漸減を認めるのが特徴である（❹）．
- ミオトニー放電のリズムは規則的だが，急激に発火頻度が変化することから，その音は**急降下爆撃音**（dive-bomber sound）と形容される．
- ミオトニー発射は様々な疾患で認められる（❺）．臨床的にミオトニーを認めるミオトニー疾患である筋強直性ジストロフィーや先天性ミオトニアなど

❻ 複合反復発射

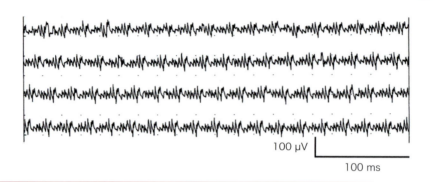

83歳女性．筋萎縮性側索硬化症．僧帽筋記録．
1単位は少なくとも6本の筋線維の活動電位の集合であり，この1単位が約45 Hzで規則正しく反復発火している．

においては豊富なミオトニー発射が観察されるが，ミオトニー疾患以外でも認められる．
- 筋強直性ジストロフィー1型（DM 1）においては，臨床的に筋力低下のみられる筋でより豊富なミオトニー発射を認めると記載されており[1]，筆者も上腕二頭筋などの近位筋よりも前腕筋においてより多くのミオトニー発射が観察される印象を持っている．

複合反復発射
- 複合反復発射（complex repetitive discharge；CRD）は，かつて"bizarre repetitive potentials"や"high-frequency potentials"あるいは"pseudomyotonic discharges"と呼ばれたもので，複数の筋線維グループの活動電位がほぼ同期して規則的に繰り返し自発発火するものである．
- 突然に始まり，突然に終わるのが特徴で，波形は様々であるが，典型的には3～10個のスパイクから構成される多相性波形をとることが多い（❻）．
- 一定の周波数で発火し，頻度は5～100 Hzで，突然に形態や周波数が変化することがある．
- 「ヘリコプターの音」や「機関銃の音」などと形容される特徴的な音を呈する．
- CRDの発生機序としては，隣接する筋線維間の非シナプス性伝達（ephaptic transmission）により形成された閉回路をインパルスがめぐるために発生すると考えられている．
- つまり，最初にある単一の筋線維が自発的に発火し，次いで非シナプス性に隣接する筋線維に活動電位が波及し，様々な数の隣接する筋線維が続けて脱分極していく中で，最初の筋線維が再び発火して閉回路が完成するというものである．
- そのため，CRDを構成する個々のスパイクは，異なる運動単位に属するか

❼ 複合反復発射を認める疾患

神経原性疾患	運動ニューロン疾患（筋萎縮性側索硬化症，脊髄性筋萎縮症） ポリオ 慢性神経根障害
筋疾患	慢性経過の炎症性筋疾患 筋ジストロフィー 甲状腺機能低下症 Schwartz-Jampel 症候群

(Daube JR, et al. *Muscle Nerve* 2009[1] より)

もしれないがお互いに隣接している筋線維の活動電位ということになる.

- CRD は非特異的な活動で，慢性経過の神経原性疾患や筋疾患で観察されることが多い（❼）.
- 神経原性疾患では，ALS や脊髄性筋萎縮症，慢性経過の神経根症や軸索性ニューロパチー，筋疾患では多発筋炎や封入体筋炎といった慢性経過の筋炎，筋ジストロフィー，甲状腺機能低下によるミオパチー，Schwartz-Jampel 症候群があげられる.
- 健常者でもまれに腸腰筋や上腕二頭筋といった筋で観察されることがある[1].

安静時活動の異常—運動単位レベル

線維束自発電位

- 線維束自発電位（fasciculation potential; FP）は，同じ前角細胞によって支配される筋線維のグループが不規則に発火して生じる安静時活動である.
- FP の起源については，中枢神経を含めた様々な説があり，前角細胞から運動神経終末まで下位運動ニューロンのどの部位でも発生しうる.
- 発火頻度は様々で，1 秒に数回発火することもあれば，1 分間に 1 回しか発火しないこともある（❽）.
- FP の形態は，由来する運動単位の性質や針電極との位置関係により，様々な大きさや形をとりうるので，正常な運動単位電位（MUP）形態のこともあれば，多相性の，異常な MUP 形態をとることもある.
- FP と鑑別すべき活動は，残存する随意収縮 MUP である[2]. そのため，FP の認識には完全に力を抜いた状態の筋を観察することが求められる.
- FP はきわめて低頻度，非常に不規則で時にクラスターするという発火パターンを呈するが，随意収縮 MUP はそれよりも頻度の高い semiregular な発火パターンをとることが多いのが鑑別点となる[2].
- FP は健常者でも認められ，また多くの疾患で認められるとされる（❾）.
- 特異性の低い活動と考えられたことから，ALS の改訂 El Escorial 基準の針筋電図基準では重視されていない.
- しかしながら，近年 ALS の診断感度を改善させるために提唱された Awaji 基準では FP の価値が見直されており，Fib/PSW といった脱神経電位と同等

われわれも自験例の検討をもとに，FP は頸椎症や腰椎症などの神経原性疾患において少量認められることがあっても，豊富に FPs を認める疾患は ALS と伝導ブロックを伴うニューロパチー（慢性炎症性脱髄性多発根ニューロパチー，多巣性運動ニューロパチー，放射線神経障害など）と，きわめて限定的であると考えている[2].

❽ 線維束自発電位

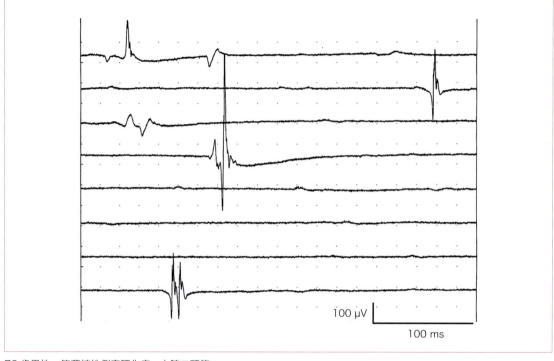

72歳男性．筋萎縮性側索硬化症．上腕二頭筋．
複数の異なる形態の線維束自発電位が低頻度で不規則に発火している．線維束自発電位は筋萎縮性側索硬化症で特に豊富に観察され，脱髄性ニューロパチーでも見られる場合がある．筋疾患では原則観察されない．

❾ 線維束自発電位を認める疾患

神経原性疾患	運動ニューロン疾患（筋萎縮性側索硬化症 ≫ 脊髄性筋萎縮症，球脊髄性筋萎縮症） 神経根障害（頸椎症，腰椎症） 末梢神経障害（Guillain-Barré 症候群，慢性炎症性脱髄性多発根ニューロパチーなど） 腕神経叢障害（放射線性腕神経叢障害など）
代謝性疾患	甲状腺機能亢進症
薬剤性	コリンエステラーゼ阻害薬

（Daube JR, et al. *Muscle Nerve* 2009[1] より）

の重み付けをされている．
- エコー検査を用いることで，非侵襲的かつ広範囲における線維束性収縮をスキャンできることが示され，ALS の診断において有用であるが，一方で，針筋電図では筋エコーでとらえられないような小さな FP をとらえることが可能だという利点も指摘されている．両者の併用が ALS の病態の理解や診断に役立つと思われる．

⑩ ミオキミー発射

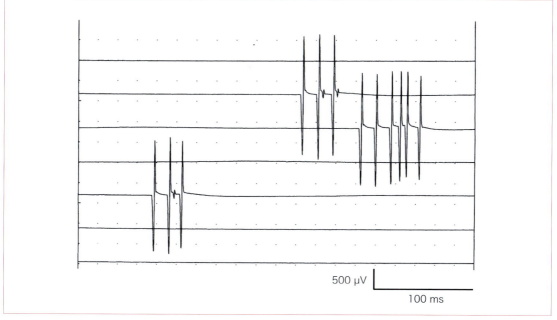

40 歳女性．頸椎症性神経根症．第一背側骨間筋記録．
3～6 個の MUP が不規則に群発している．ミオキミー発射には様々な発火パターンがあり，単一の MUP の速い群発がほぼ規則的に繰り返すタイプがよく見られる．

ミオキミー発射

- ミオキミー発射（myokymic discharge）は，運動単位電位（MUP）が反復してバースト状に発火して生じる活動である．
- それぞれの群発に含まれる MUP は正常の形態だが，長持続時間・高振幅のこともある（⑩）．
- それぞれの群発は，2～10 個の MUP が含まれる．
- それぞれの群発は，規則的あるいは semirhythmic に発火し，その発火間隔は 0.1～10 秒である．
- 発火パターンは随意収縮によって変化せず，群発の持続時間や発火頻度はさまざまである．
- ミオキミー放電は臨床的なミオキミーと関連してみられることもあれば，そうでないこともある．
- ミオキミー発射は四肢筋でよく観察されるが，肉眼的にミオキミーは顔面の筋で観察されやすい．
- ミオキミー発射がよく見られる疾患としては，放射線神経障害，手根管症候群などの慢性絞扼性ニューロパチーなどがあげられる（⑪）．

ミオキミー発射は下位運動ニューロンもしくは軸索から発生するので FP の一形態であると考える研究者もいるが，FP とは発火パターンが異なり，また診療における重要性も異なるので区別して扱ったほうが良いとされる[1]．

⓫ ミオキミー発射を認める疾患

顔面筋	多発性硬化症 脳幹腫瘍 多発ニューロパチー Bell 麻痺 頭頸部への放射線照射
四肢筋	放射線性神経障害 慢性絞扼性ニューロパチー（手根管症候群など） Isaacs 症候群 Morvan 症候群

(Daube JR, et al. *Muscle Nerve* 2009[1] より)

ニューロミオトニー発射

● ニューロミオトニー発射（neuromyotonia）は稀な安静時活動で，100～300 Hz という非常に速い周波数で発火する．

● 100 Hz 以上の速い頻度で筋線維が発火し続けることはできないため，振幅は徐々に低下する．

● 持続的に発火するものもあれば，バースト状に発火するものもある．

● ニューロミオトニー放電は，末梢神経の過剰興奮性を生じる疾患で観察され，代表的なものとして **Isaacs 症候群**がよく知られている．そのほかに，**テタニー**や **Morvan 症候群**でも観察される．

有痛性けいれん発射

● 有痛性筋けいれんは疼痛を伴う，筋肉の不随意収縮である．

● 有痛性けいれん発射（cramp discharge）は有痛性筋けいれんに関連して認められる活動で，他の安静時活動や随意収縮活動とも異なる MUP の発火パターンを呈する．

● 個々の活動電位は MUP によく似ているが，随意収縮の賦活と異なり，突然に始まり，急速に増大し，終了する．

● 発火頻度は 40～60 Hz で，有痛性筋けいれんが増強するとともに同じ頻度で発火する MUP が次々と動員されていき，有痛性筋けいれんが弱まるとともに発火が停止する．

● 有痛性筋けいれんは，健常者においても筋肉が短縮した状態でさらに強く収縮させた時などに生じるが，慢性神経原性疾患や代謝性あるいは電解質異常，末梢神経の過剰興奮性をきたすような疾患（cramp fasciculation syndrome）でも観察される．

随意収縮活動の異常

動員パターンの異常

● すでに述べられているように，随意的に筋肉を収縮させると，まず最も興奮閾値の低い運動単位が 10 Hz 前後の頻度で発火しはじめる．

❶ 動員パターン減少

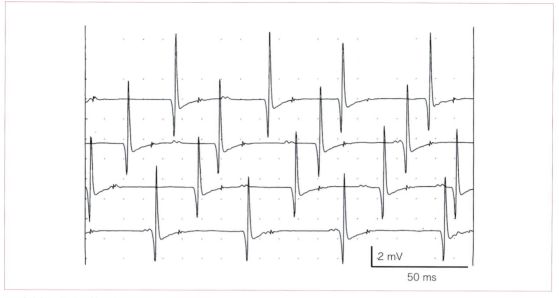

83歳女性．筋萎縮性側索硬化症．上腕二頭筋．
単一の巨大MUPが約25 Hzの高頻度で発火している．単一または少数のMUPが20 Hz以上の高頻度で発火する時には動員パターン減少と判断してよい．

- 収縮強度を少しずつ強くしていくと，最初に発火した運動単位の発火頻度が増加していき，あるレベルに達すると，次に閾値の低い新しい運動単位が低頻度から発火し始める．
- この過程を運動単位の**動員**と呼び，これを針筋電図で観察したものを**動員パターン**（recruitment pattern）という．
- 針筋電図で動員パターンを観察すると，随意収縮の強度があがるに従って，個々のMUPの発火頻度は速くなり，同時に新しいMUPが動員されていくのがみられる．
- 正常の筋では，発火しているMUP数とMUPの発火頻度の比率はそれぞれの筋肉で一定となっている．
- 最大収縮時にはすべての運動単位が動員されるが，この最大随意収縮時の筋電図波形を**干渉パターン**（interference pattern）と呼ぶ．
- 健常者では多数のMUPが重なり合って基線が消失する，完全干渉パターンとなる．

▶ p8の❻のCを参照

動員パターン減少

- MUP数が減少する神経原性疾患では，発火MUP数に比し，残存MUPの発火頻度は不釣り合いに高い（❶）．この所見は**動員パターン減少**（reduced recruitment）と呼ばれる．
- 一般に単一ないし少数のMUPが20 Hz以上の高頻度で発火する時には動員パターン減少と診断してよい．
- 動員パターン減少は変性であれ脱髄であれ，軸索を障害するすべての神経

⓭ 急速動員パターン

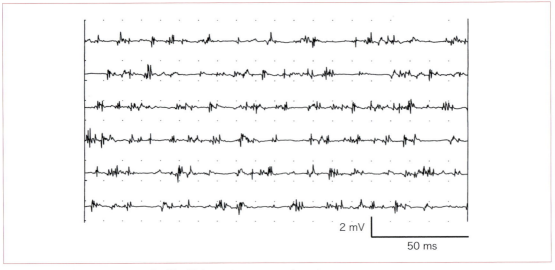

58歳女性．皮膚筋炎．上腕二頭筋（徒手筋力テストで3レベル）．
ごくわずかの筋収縮で，多くのMUPが動員されており，急速動員パターンを呈している．また，低振幅・多相性MUPが目立ち，典型的な筋原性変化の所見である．

原性疾患で認められるが，特に局所の伝導ブロックのみをきたすようなneurapraxiaの病変では，動員パターン減少が唯一の所見であることがある．
- 軸索変性においても，動員パターン減少は，脱神経電位やMUPの形態変化が認められる前から，もっとも早期に認められる所見である．
- 一方で，ある運動単位に属する筋線維がすべて障害されてしまうような高度の筋障害においては，動員パターン減少が観察されることがある．
- 代表的なものは**筋ジストロフィー**であるが，筋炎であっても，高度に障害されている部位で動員パターン減少が局所的に認められることがある．このような例では，筋原性変化と神経原性変化の混在と安易に診断してしまわないように注意が必要である．
- 一部で局所的に動員パターン減少を呈していても，同じ筋内の別の場所でMUP数が保たれているようであれば，一般に筋疾患の可能性が高い．

急速動員パターン，早期動員パターン

- 急速動員（rapid recruitment）および早期動員（early recruitment）は，運動単位に属する筋線維の数が減ってしまうことで，運動単位が発生できる力が減少するような疾患，すなわち筋疾患で主にみられる動員パターンである．
- すなわち，ある筋力を発揮するために本来必要とされるよりも多くの運動単位の動員が必要となるような状態である．
- 急速動員パターン（rapid recruitment pattern）においては，発火しているMUP数とMUPの発火頻度の比率は正常動員パターンと同様であるので，筋力を考慮に入れないと，筋原性も正常も筋電図波形は同じである（⓭）．

- すなわち，筋力に比し発火している MUP 数が不釣合に多いというのが急速動員パターンの本質であり，筋原性変化に特徴的な所見といえる．
- 早期動員パターン（early recruitment pattern）は，急速動員パターンの中でも，最弱収縮から複数の MUP が同時発火する所見のことであり，ミオパチーに特徴的な所見としてよく知られているが，最弱収縮を評価するためには被検者の努力が不可欠であり，評価が難しいことも少なくない．
- また正常よりも弱い収縮で完全干渉パターンとなる**病的干渉**も筋原性変化を示唆する所見である．

賦活不良

- 賦活不良（poor activation）は，ヒステリーや錐体路障害などで，中枢からの賦活が不十分なことによる中枢性筋力低下（central weakness）でみられる所見である．
- MUP 形態に異常はなく，弱収縮での動員パターンも正常と区別できないが，発火頻度がそれ以上に上昇せず，MUP の動員も増加せず，強収縮に至らないものである．
- 発火頻度が一定せずに変動を示すことも多く，最大収縮では完全干渉には至らないため，一見干渉パターン減少に似る．
- そのため，干渉パターン減少を呈する神経原性疾患と見誤らないように注意が必要であるが，両者は動員パターンを見ることで区別することができる．
- 賦活不良は，疼痛や長時間の検査による患者の疲労，検者の経験が浅く目的の筋にうまく力を入れさせられない場合，腓腹筋など力が強い筋で検者の腕力では抗することができない場合など様々な原因で起こりうる．
- この場合，筋電図所見としては中枢性筋力低下と同じであるが，検査前の徒手筋力テストでは筋力低下がない，もしくは検査中よりも筋力が強いという点が中枢性筋力低下とは異なる．
- ALS など上位運動ニューロン障害により高度の賦活不良がある場合は，動員パターン減少の所見をとらえることが困難となる．このような場合に下位運動ニューロン障害を証明するのには安静時活動が重要である．

MUP 形態の異常

- 個々の MUP 形態の評価には振幅，持続時間，面積，相，ターンなどのパラメータが用いられる．
- ここで，MUP の振幅を決定する main spike 部分は針電極前面の半径 0.5 mm 程度の狭い uptake area にある筋線維がもっとも影響を及ぼすので，MUP の振幅は針電極近傍の筋線維の病理によって大きく影響されること，一方で，MUP の持続時間には半径約 2.5 mm という比較的広い範囲の筋線維が寄与するとされていることは MUP 形態の異常を考えるうえで重要である．
- 神経原性変化における MUP 形態は，病期によって様々に変化する．
- 急性期の細胞体・軸索障害や伝導ブロックにおいては，運動単位数は減少

▶［針筋電図の基本］Lecture「運動単位」（p 4）参照

⓮ 多相性（不安定）MUP（polyphasic〈unstable〉MUP）

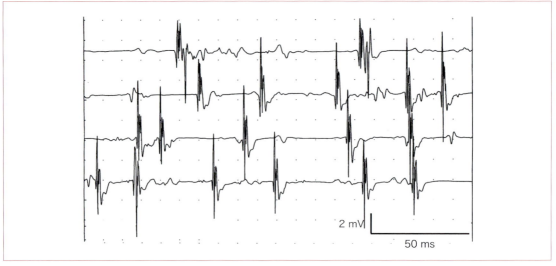

69歳男性．筋萎縮性側索硬化症．前脛骨筋．
高振幅・多相性のMUPが観察され，MUP波形は1回ごとに変動している．このような不安定MUPは，未熟な神経再支配の存在を示唆し，亜急性に進行する疾患である筋萎縮性側索硬化症でよく見られる．

し，動員パターン減少を呈するが，MUP形態の変化は伴わない．この時期には軸索の変性が生じていないため，安静時活動も認めず，神経原性変化の診断がもっとも難しい時期である．
- 細胞体や軸索障害の場合，時間経過と共に**ワーラー変性**が運動神経軸索末端まで及べば，線維自発電位や陽性鋭波といった脱神経電位を認めるようになる（**急性部分脱神経**：acute partial denervation）．
- さらに時間が経過すると残存運動ニューロンの筋内神経から側枝が脱神経状態にある筋線維に向かって伸び，**神経再支配**（reinnervation）が生じる．
- 神経再支配の初期には側枝の髄鞘化が不十分で伝導に時間がかかり，個々の筋線維が興奮するまでの時間にばらつきが生じるため，MUPは多相性を呈する．
- また，未熟な側枝は伝導の安全率が低いため，MUP波形が変動する不安定MUP（unstable MUP）が観察されることもある（⓮）．この時期にみられる所見を**活動性神経原性変化**（active neurogenic change）とよぶ．
- 活動性神経原性変化は，脱神経が生じてからそれほど時間が経過していない時期や，亜急性の経過で進行性に脱神経が生じるような疾患（ALSなど）において認められる．
- さらに十分な時間が経過して，神経再支配が完成すると，MUPは巨大化するが，MUPを構成する筋線維の活動電位の興奮時間がそろうため，多相性はみられなくなる．すべての脱神経線維が再支配されれば，脱神経電位は検出されなくなり，臨床的には筋力低下を認めなくなる．この時期に観察される所見を**非活動性神経原性変化**（inactive neurogenic change）とよぶ．

| Column | 臨床における筋電図診断とは |

　本稿では針筋電図の様々な異常所見について述べたが，これらの知識は筋電図診断においてもちろん必要で，様々な活動を正しく認識できないことには始まらない．しかし，これだけでは，おそらく実臨床における筋電図診断にはあまり役に立たないと思われる．

　なぜなら，筋電図診断は，検査に先立って患者から病歴を聴取し，神経学的診察を行い，それをもとに鑑別診断を想定しながら被検筋を決定し，針筋電図による評価を行うという一連の流れの中で初めて行うことができるものだからである．

　発症経過や筋力低下の分布パターン，筋力低下の程度についての臨床情報なしには，針筋電図の様々な所見を正しく解釈して診断につなげることができないし，鑑別診断を想定していなければ，診断に必要な被検筋さえ選択することもできない．つまり，針筋電図をまさに行おうという時には，頭の中に想定する診断を持っていなくてはならず，針筋電図検査とはその臨床診断を確認・補完するための手段である．

　しかしながら，病歴・神経学的診察から鑑別診断を考え，また様々な安静時活動や動員・干渉パターンの異常について学んでも，初学者はどこから始めたらよいのか，どのように検査を組み立てて行けばよいのか途方に暮れてしまうことも多いと思われる．

　本稿の「臨床応用」の項（p 26〜28）では，針筋電図の異常所見から考えられる鑑別診断をただ列挙するのではなく，筋電図外来で頻度の高い重要疾患において，被検筋の選択から診断に至るまでのプロセスについて概説しているので参考にしていただきたい．

● 非活動性神経原性変化は，過去の脱神経から十分時間が経過している場合や慢性進行性に運動ニューロンが減少するような慢性神経原性疾患（頸椎症性筋萎縮症や球脊髄性筋萎縮症など）において観察される．

● このような慢性経過の神経原性疾患も，さらに進行して運動ニューロン数が高度に低下すると，再支配できない筋線維が生じるようになり，再度安静時活動を認めるようになる．

● 一方で，筋疾患における MUP 形態の変化としては，短持続時間，多相性，低振幅が特徴的であると記載されてきた．しかしながら，すでに述べたように，MUP 振幅は針電極の近傍の病理によって大きな影響を受けるので，針電極の近傍に肥大線維が存在すれば高振幅 MUP が観察される．

● また筋線維の分節性壊死や再生線維への神経再支配が生じれば高振幅・長持続時間 MUP が観察され，筋線維の大小不同や fiber splitting は多相性 MUP を生じる．

臨床応用

筋萎縮性側索硬化症（amyotrophic lateral sclerosis：ALS）

▶❶（p 13），❻（p 16），❽（p 18），⓬（p 21），⓮（p 24）参照

- ALS は進行性の経過をとり，上位および下位運動ニューロンが障害される変性疾患である．

- 根治療法がなく，予後不良であるため，ALS の診断は臨床的に重大な判断となる．

- 臨床的に ALS が疑われる時の針筋電図検査の目的は，ALS に特徴的な下位運動ニューロン障害を検出することと，他疾患（頸椎症や腰椎症，筋疾患が多い）との鑑別診断である．また指定難病申請にも必須である．

- ALS でみられる典型的な針筋電図所見は，「豊富な線維束自発電位を伴う，広汎な活動性神経原性変化」である．

- ALS の診断においては，髄節性や末梢神経の分布で説明できないびまん性の異常を証明することが重要であり，被検筋はそれを踏まえて選択しなくてはならない．

- 実際には改訂 El Escorial 基準や Awaji 基準に従って，脳神経・頸髄・胸髄・腰髄領域から被検筋を選択していく[3,4]．

- 診断基準上は，脳神経・胸髄領域では 1 筋，頸髄・腰髄領域では髄節レベル・末梢神経支配の異なる 2 筋で活動性神経原性変化を認めることが必要で，さらにこれらの異常を 4 領域のうち 2 領域以上で満たすことが要求される．

- 脳神経領域では，舌や咬筋などが選択されるが，いずれも安静がとりにくいため安静時活動，特に FP の評価が困難であり，また脱神経電位の出現頻度も一般に低い．

- 頸髄領域では，僧帽筋や上腕二頭筋，上腕三頭筋，第一背側骨間筋から所見に応じて 2〜3 筋を選択することが多いが，僧帽筋は頸椎症や末梢神経障害で障害されにくく，異常検出感度も高いため有用である．

- 胸髄領域では，胸髄レベルの傍脊柱筋や腹直筋から 1 筋を，腰髄領域では内側広筋や前脛骨筋など髄節レベル・末梢神経支配の異なる 2 筋を選択する．

- 臨床的に上位運動ニューロン徴候が 2 領域以上で認められるような場合には ALS の診断は比較的容易だが，上位運動ニューロン徴候を認めない場合には，末梢神経障害や筋疾患との鑑別診断が重要である．

- 特に，多巣性運動ニューロパチーなど，伝導ブロックを伴う脱髄性ニューロパチーとの鑑別診断は針筋電図では困難であることもあるため，神経伝導検査は必ず行うのがよい．

- ALS との確信が持てない場合には，経過を追って針筋電図を再評価することも必要である．筋疾患との鑑別診断については後述する．

| Lecture | 筋疾患の筋電図診断 |

　筋疾患の確定診断は最終的には病理学的あるいは遺伝子検査によってなされることが多いが，慢性経過の筋疾患，特に筋炎はしばしば ALS などの神経原性疾患との鑑別が問題となる．

　逆に，上位運動ニューロン徴候に乏しい ALS が筋炎疑いで検査に紹介されてくることもある．

　かつて神経原性疾患では高振幅・長持続時間 MUP が，筋疾患では低振幅・短持続時間 MUP が特徴的であると強調されたこともあり，個々の MUP 形態から両者を鑑別できると思われがちだが，多くの誤診はこの MUP 形態による鑑別を過信しすぎていることから生じているといっても過言ではない[5]．

　筋疾患でみられる MUP 形態の異常については前述したが，MUP 形態のみから筋疾患と神経原性疾患を鑑別するのは難しい．両者の鑑別にもっとも有用なのは，動員パターンである．

　神経原性変化では，発火 MUP 数に比して個々の MUP の発火頻度が不釣合いに上昇する動員パターン減少となるが，筋原性変化では，弱収縮にもかかわらず不釣合いに多数の MUP が動員される急速動員パターンとなる．

　特に慢性経過の病態では，神経原性変化では神経再支配が十分に機能し，運動単位数が 1 / 10 ～1 / 20 になるまで筋力低下は生じないため，少しでも筋力低下が認められる場合には針筋電図で高度の MUP 減少と動員パターン減少を呈している．

　一方で，筋原性変化は末期の状態であれば，部分的に動員パターン減少を認めることもあるが，通常は MUP 数の保たれる，正常～急速動員パターンとなるため，両者の鑑別は容易である．

　ただし，Guillain-Barré 症候群や進行の速い ALS など急性経過の神経原性疾患と筋炎とでは鑑別が難しいこともあるが，Guillain-Barré 症候群や ALS では FP を豊富に認めることも多く，筋疾患ではみられない FP の存在が鑑別診断に役立つことが多い．

　被検筋の選択においては，もっとも筋力低下が高度な筋における動員パターンの評価が，神経原性疾患との鑑別に役立つ．多発筋炎や皮膚筋炎では，近位筋優位に障害されるため，上腕二頭筋や三角筋，腸腰筋，大腿四頭筋から被検筋を選択することが多い．

　一方で，封入体筋炎では，深指屈筋が高度に障害されるため，上腕二頭筋に比べて典型的な筋原性変化を得やすく，ALS など神経原性疾患との鑑別診断に有用である．

頸椎症

▶ ❿（p 19）参照

- 頸椎症は頻度の高い疾患ということに加え，特に感覚障害の乏しい頸椎症性筋萎縮症が ALS との鑑別診断においてしばしば問題となるので，針筋電図検査が診断に重要である．

- ALS を頸椎症と誤診して手術を行うと，ALS の進行が加速する可能性が指摘されているが，頸椎の術後に運動麻痺が進行して神経内科に紹介されるケースはあとをたたない．

- 検査前に，筋力低下が髄節性の分布パターンであるか，臨床所見から推定される障害髄節が画像所見と一致するかについて確認する必要がある．

● ただし，頸椎症性筋萎縮症でも MRI 画像で明らかな脊柱管狭窄の所見を認めないこともあることには留意しておく必要がある．

● また，自覚的に感覚症状がなくても，他覚的に障害髄節に一致した感覚鈍麻を認めることがあるので必ず確認しておく．

● 神経根症であれば Spurling test や Jackson test などの誘発試験も参考になる．

● 頸椎症の針筋電図所見は「髄節性の病変分布であり，筋力低下を認めない筋では慢性神経原性変化を認めても脱神経電位は（ほとんど）認めない」である．

● 被検筋の選択としては，筋力低下を認める筋（同じ髄節で異なる末梢神経支配の 2 筋を評価するのがよい），同じ髄節レベルの頸部傍脊柱筋，隣接する髄節レベルの筋などを評価していく．

● ALS との鑑別には僧帽筋も有用で，僧帽筋は ALS で異常を認めることが多いが，頸椎症では障害されにくい．

● このように，被検筋の選択においては，上肢筋の髄節レベルや末梢神経支配についての知識が必須である．

● たとえば，臨床的に C8 筋の筋力低下が明らかで，遠位型頸椎症性筋萎縮症が疑われる場合は，C8 筋である尺側手根屈筋と短母指伸筋，T1 筋である浅指屈筋，C7 筋である上腕三頭筋や橈側手根屈筋などの評価を行い，T1 傍脊柱筋を評価する．必要に応じて C5, 6 レベルの筋や僧帽筋も追加する．

● 針筋電図検査は，針電極を目的の筋に刺して，筋活動を評価するだけの神経生理検査である．神経伝導検査ほど技術的ポイントやピットフォールはないが，正しい筋電図診断のためには，検査技術に加えて，病歴聴取から神経学的診察，神経筋解剖の知識がきわめて重要である．

(東原真奈)

■引用文献

1) Daube JR, Rubin DI. *Muscle Nerve* 2009 ; 39 : 244-270.
2) 園生雅弘．神経治療学 2014 ; 31 : 130-133.
3) Brooks BR, et al. *Amyotroph Lateral Scler Other Motor Neuron Disord* 2000 ; 1 : 293-299.
4) de Carvalho M, et al. *Clin Neurophysiol* 2008 ; 119 : 497-503.
5) 東原真奈，園生雅弘．*Clinical Neuroscience* 2012 ; 30 : 270-272.

■参考文献

● 園生雅弘，馬場正之（編）．神経筋電気診断の実際，星和書店；2004
● 木村淳，幸原伸夫．神経伝導検査と筋電図を学ぶ人のために，第 2 版，医学書院；2010

| 針筋電図検査 | needle electromyography |

単線維筋電図 SFEMG

◆単一筋線維の発火に伴う時間的ゆらぎ "jitter" を計測し，神経筋接合部機能を評価する．

検査所要時間	30 分〜1 時間程度
患者の負担	針刺入時に痛みを伴う
対象となる症候	神経筋接合部疾患が疑われる脱力，あるいは，神経筋接合部疾患を除外したい患者
想定される疾患	重症筋無力症，先天性筋無力症候群

どのような検査か

- 神経筋接合部での情報伝達，つまりシナプス前膜からのアセチルコリン（ACh）の放出から終板における ACh 受容体への結合，その後の筋膜における活動電位の発生に至る過程には，健常人においても時間的なゆらぎ，"jitter"（直訳すると落ち着かない様子）がある．
- この jitter を定量し，神経筋接合部機能の診断に役立てようとする検査が単線維筋電図（single fiber EMG：SFEMG）である．
- SFEMG は神経筋接合部異常の検出に対しては高い感度を持っている一方，様々な病態に対し鋭敏であるため疾患特異性は低い．
- SFEMG は，単一筋線維の活動の観察を通して病態にもう一歩踏み込むための検査といえる．
- 記録方法は，被検者の随意筋収縮を必要とする voluntary SFEMG と，運動神経を電気刺激して得られた筋収縮から記録する stimulated SFEMG（axonal stimulated SFEMG, stimulating SFEMG ともいう）の 2 種類がある．

今日では多くの筋電計に自動計測プログラムが付属しており，行いやすくなっている．

なにがわかるか

- 主として MCD 値，mean MCD 値（全ての単一筋線維電位の MCD 値の平均），および impulse blocking の有無を評価する．
- 正常，異常の jitter を❶，❷に示す．正常の MCD は 20 μs 程度である（後述）．
- うまく記録出来れば jitter の延長は容易に判定出来る．jitter の延長あるいは impulse blocking が起こると，単一筋線維電位の安定した記録が行いにくくなるので，検者はまず，数値の異常よりも「録りにくさ」に気付く．

▶ Lecture「神経筋接合部の生理学と SFEMG の原理」（p 30）参照

単線維筋電図 ■ 29

Lecture　神経筋接合部の生理学と SFEMG の原理

　あらゆる細胞はイオンポンプの能動輸送により，細胞膜内外のイオン濃度勾配を持っており，このイオン濃度勾配は電位差をもたらす．細胞内は細胞外に対し負の電位を保っており，これを膜電位，このような電位差のある状態を分極状態と呼ぶ．

　骨格筋細胞の静止膜電位は約－90 mV である．神経の興奮が運動神経終末に到達し，シナプス前膜が脱分極（膜電位がプラス方向に変化すること）を起こすと，電位依存性 Ca^{2+} チャネルが開き，細胞外から細胞内に Ca^{2+} イオンが流入する．この結果シナプス小胞とシナプス前膜の融合・開口が促進し，シナプス小胞内の ACh がシナプス間隙に放出される．放出された ACh がシナプス後膜終板の ACh 受容体に結合すると，イオンチャネル型受容体であるニコチン性 ACh 受容体は構造変化を起こし，Na^+ イオンの透過性を増す．細胞外からの Na^+ イオンの流入は，局所的な脱分極である終板電位（end-plate potential：EPP）を発生させる．

　EPP の振幅がある閾値（閾電位，発火レベル）に達すると筋膜上の電位依存性 Na^+ チャネルが開口し，Na^+ イオンの流入が起こり，活動電位（脱分極の結果膜電位が一次的に逆転して細胞内がプラスになる現象）が発生する．EPP が閾電位に達しない場合は局所の一過性の脱分極にとどまり，活動電位は生じない．これが SFEMG で記録された場合は impulse blocking と呼ばれる（**1** a）．正常状態では EPP 振幅の安全域は高いため，impulse blocking は極めてまれにしか起こらない．

　EPP の振幅は，シナプス間隙に放出された ACh 量や ACh に対する ACh 受容体の感受性等に影響される．仮に閾電位を一定とした場合，EPP の閾電位までの立ち上がり時間と振幅により，活

1 神経筋接合部における jitter 発生の原理

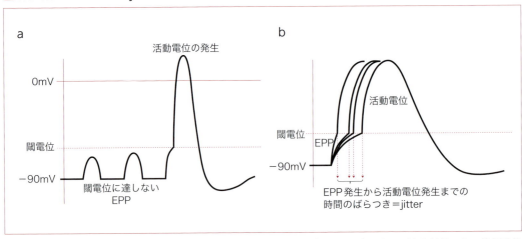

a：終板電位と活動電位．ACh 受容体に ACh が結合すると，細胞内への Na^+ イオンの流入が起こり，終板電位（EPP）が発生する．EPP が閾電位に達しないと一過性の脱分極に留まり再分極するが，閾電位に達すると電位依存性 Na^+ チャネルが開口し活動電位が発生する．
b：EPP が閾電位に達するまでの時間のばらつきが活動電位の jitter を生む．このばらつきは，EPP の立ち上がり時間と振幅，閾電位のレベルなどに影響を受ける．

動電位発生開始時間に変動が起こる（**1** b）．EPP は一定でも，何らかの原因で閾電位に変動が起きた場合も同様に，活動電位発生開始時間に変動が起こる．これが jitter の主な原因と考えられる．したがって，ACh 放出量の減少や ACh 受容体の感受性等の要因によって神経筋接合部の jitter は増大する．

　健常成人の骨格筋では，原則として１本の筋線維がひとつの神経筋接合部を持つので，１本の筋線維の神経筋伝達はひとつの神経筋接合部の機能を反映する．１本の筋線維が発する活動電位，単一筋線維電位（single fiber potential）を記録し jitter を計測しようとするのが SFEMG である．

　jitter は mean consecutive difference（MCD）として算出される．

　MCD は，個々の発火における単一筋線維電位ペアの間隔（stimulated SFEMG では刺激から単一筋線維電位の潜時）の差を平均したものである（**2**）．このとき記録される jitter は，①神経筋接合部伝達時間の変動を主とし，②末梢運動神経の伝導時間の変動，および③筋線維伝播（伝導）速度（およそ 3〜6 m/sec）の変動を含む（**2**）．SFEMG で記録される jitter は，神経筋接合部以外の影響も受けていることを忘れてはならない．

2 jitter 記録のイメージ

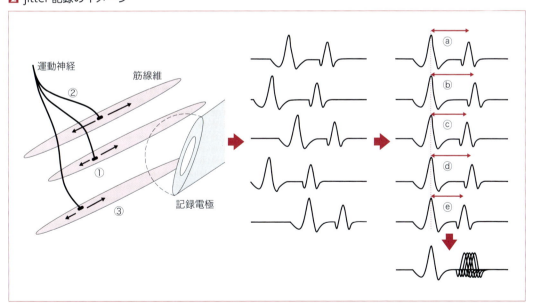

jitter は①神経筋接合部伝達時間の変動，②末梢運動神経の伝導時間の変動，および③筋線維伝播速度の変動の影響を受ける．通常は①が最も大きい．同一運動単位に属する単一筋線維電位のペアを走査面積の狭い針電極で記録し，一方にトリガーをかけ他方の jitter を記録する．
jitter は，ペア電位間の差（ⓐ-ⓑ，ⓑ-ⓒ，ⓒ-ⓓ，ⓓ-ⓔ）を平均したもの＝mean consecutive difference（MCD）として算出する．

どんな時に検査するか

- jitter は活動電位が発生していなければ記録出来ない.
- 易疲労は impulse blocking の頻度が高くなって生じる. はじめから脱力を起こしている, つまり continuous blocking の筋線維の活動は記録することも出来ない. したがって, SFEMG は実際に脱力を生じている筋線維よりも障害が軽い, 「神経筋伝達が, 不安定ではあるが伝達している」筋線維終板の機能を主に反映していると言える. このため, 神経筋接合部障害を疑うが軽い症状の患者の診断により適している.
- 重症筋無力症に対しては非常に高い感度をもつ. この場合, 反復神経刺激試験が正常でも異常を検出出来る可能性がある.
- 反対に, 脱力を認める筋に jitter の異常がない場合は, 神経筋接合部異常は考えにくい. これは寛解していた重症筋無力症患者が明らかな筋力低下のない脱力感を訴えた場合等に鑑別診断に役立つ.
- stimulated SFEMG では, 刺激頻度を変更することによって, 発火頻度による神経筋伝達の変化を調べることが出来る.
- Lambert-Eaton 筋無力症候群では, 収縮負荷によって CMAP 振幅が増大する. これは, シナプス前膜の電位依存性 Ca^{2+} チャネルからの Ca^{2+} イオンの流入が増えることによって ACh 放出が増すことによると考えられている.
- これを応用して, stimulated SFEMG では刺激頻度を上げると神経筋伝達が改善することが観察出来る[1].
- 神経筋伝達異常がある病態で, 刺激頻度を変化させて異常がシナプス前膜にあるのか, シナプス後膜にあるのかを知る手がかりにしようとする試みが行われている. つまり, 刺激頻度を上げてシナプス前膜の発火頻度を上げることで神経筋伝達効率が改善するならば, 病変は ACh 放出が十分出来ないシナプス前膜にあり, ACh 放出を増しても改善しない場合はシナプス後膜側に異常があると推察出来る.

検査方法

voluntary SFEMG

- 同じ運動単位に属する単一筋線維電位を2つ (あるいは3つ) のペアとして検出し, その一方をトリガーとして固定し, もう一方の単一筋線維電位の発火の jitter を計測する方法である (**2** 参照).
- ペア電位はそれぞれが jitter を有しているので, ここで記録される jitter は, 2個の筋線維の機能を反映している.
- 被検筋は随意収縮が可能な筋であればどの筋でも可能だが, 弱収縮を維持しやすい指伸筋や前頭筋, 眼輪筋が行いやすく, 正常データの報告も多い.
- 記録電極 SFEMG 針電極または同芯針電極を用いる. 同芯針電極を使用する

❶ voluntary SFEMG の正常（A）と異常（B）

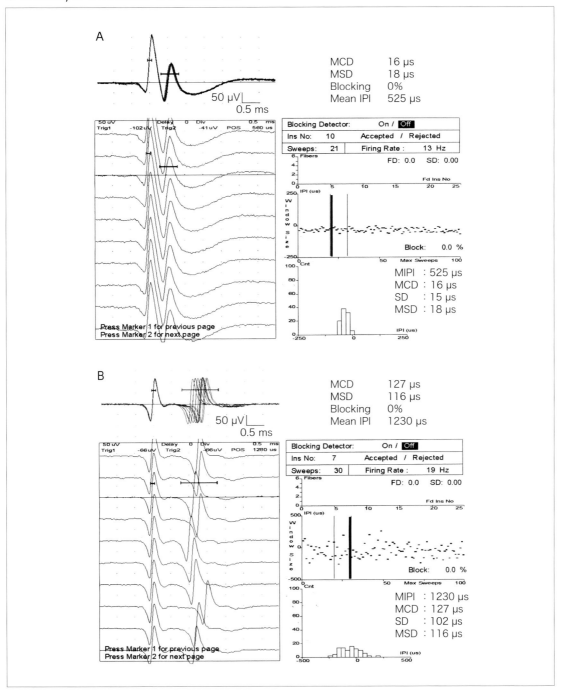

A：健常者，指伸筋の正常 jitter．MCD 値は 16 μs．
B：重症筋無力症患者の前頭筋でみられた異常 jitter．表情筋罹患は臨床上明らかではなく，眼輪筋における 3 Hz 反復刺激試験における漸減反応も 6〜8％であった．MCD 値は 127 μs と延長している．impulse blocking は明らかではなかった．

❷ stimulated SFEMG の正常（A）と異常（B）

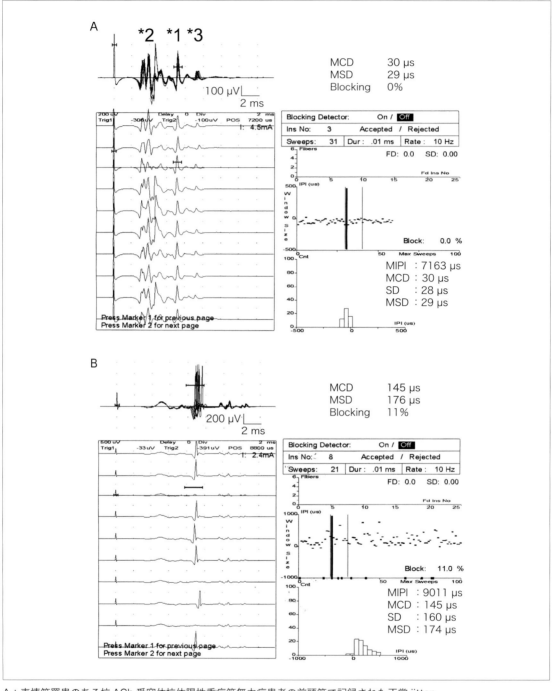

A：表情筋罹患のある抗 ACh 受容体抗体陽性重症筋無力症患者の前頭筋で記録された正常 jitter．
*1 の単一筋線維電位の MCD 値は 30 μs と正常範囲である．
*2 はすべて composite potential であるので，jitter の計測はできない．
*3 は jitter の延長がありそうに見えるが，振幅が低いので採用しない．
この後 focusing 出来れば次回計測を行う．複数の電位の再分析を行う場合，刺激強度が十分であったかどうかの判断には慎重を期する．
B：同患者で記録された異常 jitter と blocking．MCD 値は 145 μs，impulse blocking は 11% にみられた．
神経筋接合部疾患の患者でも，全ての単一筋線維電位が異常であることは稀である．

❸ 単一筋線維電位の条件

振幅*	100 μV 以上
立ち上がり時間	0.3 ms 未満
記録する発火数	可能なら 50 回以上
1 筋あたり収集する単一筋線維電位（またはペア）	可能なら 20 以上
IPI（voluntary SFEMG）	< 2 ms

＊low cut filter 設定が高いと低振幅になりやすいのであまり固執する必要は無い.
IPI：inter peak interval

場合は，走査範囲が狭い，なるべく細い電極が望ましい．30 G の針電極が
よく使用される．SFEMG 針電極は高価で，再使用が原則であるものが多
く，感染予防の観点から使用しにくくなってきている．

バンドパスフィルター　SFEMG 針電極使用時は 500 Hz ～10 kHz，同芯針電
極使用時は 1 k または 2 kHz ～10 kHz とする．

単一筋線維電位の条件　なるべく 100 μV 以上の振幅，電位の上昇時間（rise
time）は 0.3 ms 以下，2 つの電位の間隔（inter peak interval：IPI）は
2 ms 以内とする．IPI が 4 ms を超えると運動神経伝導時間の変動を受けや
すくなるとされている（❸）．

記録方法　患者をリラックスさせ，弱収縮を維持するように指示する．電極刺
入前に何度か練習をさせてから，針電極を刺入する．記録針電極を少しず
つ動かしながら，rise time の短い，2 つ（あるいは 3 つ）並ぶ単一筋線維電
位を丹念に探す．20～50 回以上の安定したペア電位が得られたものを計測
する．1 つの被検筋につき 20 個以上のペアを得ることを目指す．

● 慣れてくると筋電計の画面の波形とスピーカーから聞こえてくる音で，電位
の大きさ，rise time，多相性か否か等の，おおよその情報に見当をつけられ
るようになってくる．

● 記録電極が発火点に近付くと，電位の rise time が短くなり，鈍い音から
徐々に鋭く「硬い」音に変化してくる．例えると「ボロ，ボロボロ‥」とい
った音から「ピシッ，ピシッ」あるいは「キリッ，キリッ」といった音に変
化してくる．また，ペアの電位はやや濁った音に聞こえることが多い．

● 目と耳と指先に集中して，慎重に針先を動かしながら電位に針を近付けてい
く．針を少しずつ回転させる動きも重要である．

● バンドパスフィルターは（通常の針筋電図では 5 または 10 Hz ～10 kHz で
あるので），いずれの電極を使用する場合も，低周波フィルターの設定値を
高くして，走査範囲を狭くすることを意図している．

● 単一筋線維電位の振幅はフィルターセッティングの影響を強く受けるので，
「100 μV 以上の振幅」にはそれ程こだわる必要は無いが，電位の rise time
は電極の記録部と発火点の距離に依存するので，上昇時間が遅い dull な波
形は採用しない．

● 針筋電図が行える患者では，重篤な合併症はほとんどないと言ってよい．

単線維筋電図 ■ 35

- 1つの被検筋につき20個以上のペアを得るためには，1被検筋あたり2〜3箇所の刺入が必要となることが多い．
- 刺入部に小さな皮下出血が出来ることがあるが，検査後数分間，押さえておくことで大抵は回避出来る．

stimulated SFEMG

- 神経近傍に刺激電極を刺入し電気刺激を行うことで筋収縮を起こし，そこから単一筋線維電位を記録するものである．
- 1筋につき刺激針と記録針の2本の電極が必要である．
- 記録されるMCD値はひとつの単一筋線維電位の機能を反映するので，voluntary SFEMGに比べ$1/\sqrt{2}$（＝およそ70％）となる．
- 単一筋線維電位の「ペア」を探す必要はないので走査は比較的容易である．
- 患者の協力は安静のみである．
- 被検筋は前頭筋，眼輪筋，指伸筋などの電気刺激が容易な筋に限られる．指伸筋はやや難しい．

刺激電極 活性電極は先端のみが露出したテフロンコートの単極電極を用い，不関電極は表面電極を用い刺入点から2cm程度離す．

刺激強度・刺激持続時間 通常は2〜5mA程度の強度で至適強度となる．刺激持続時間は0.01〜0.05msとする．刺激そのものによる痛みはわずかである．

記録電極・バンドパスフィルター voluntary SFEMGと同様である．

単一筋線維電位の条件 voluntary SFEMGと同様であるが，IPIは考慮しなくて良い．

刺激電極の刺入 被検筋の運動点または支配神経の走行上を，神経伝導検査で使用する刺激電極を用いて経皮的に電気刺激する．筋収縮が得られたら，電極を動かしながら最も刺激強度が少なくて済む至適刺激部位を決定しマーキングする．不関電極を貼付した後マーキング部の1cm程手前より単極針電極を刺入し，電気刺激を加えながら皮下の至適刺激部位に針を進める．針電極を垂直に刺入すると抜けやすいので斜めに刺入する．前頭筋とそれを支配する顔面神経前頭枝は記録・刺激とも容易である（❹）．

記録方法 5Hz程度の頻度で試験刺激を行い，被検筋のぴくつきを確認した後，記録電極を刺入する．多数の電位が記録されることが多く，複数の電位が複合したcomposite potentialになりやすいので，針先を動かして慎重に単一筋線維電位を分離する．至適刺激強度は個々の単一筋線維電位によって異なるため，目的の単一筋線維電位をみつけたら，その電位の発火閾値の20％以上の強度刺激で記録する（個々の単一筋線維電位の発火は全か無かの法則に従うので，「最大上刺激」ではない）．

- 刺激強度不足によるjitterやimpulse blockingは検査後に見分けることが困難なので，刺激不足に十分注意する．記録時の刺激頻度は原則として10Hzとする．

針電極が細いため刺入そのものの痛みは強くないが，探索には痛みを伴う．患者の協力が不可欠で，弱収縮がうまく出来ない患者もいる．上達するまでは20ペアに拘らず，「30分まで」等と時間を決めて行った方が患者負担が少ない．

❹ 前頭筋の stimulated SFEMG 記録法

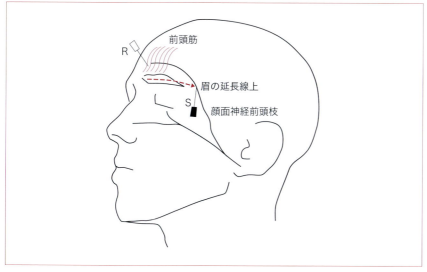

単極針電極（S）を眉の外側に刺入し顔面神経前頭枝を刺激する．記録は前頭筋から行う（R）．この方法では筋線維の直接刺激は起こらない．

- 十分な刺激強度で得られた複数の単一筋線維電位が一度に記録出来た場合は，分離し得たそれぞれの電位に再分析を行い jitter の測定を行うことが出来る．しかし，全ての電位が十分な刺激強度であったかどうかは，慎重な判断が必要である（❷A）．
- 指伸筋では，刺激電極を筋内に刺入するために筋線維が直接刺激され，極端に短い jitter が記録されることがある．これを除外するために MCD 値＜6 µs の jitter が記録された場合は採用しない．50 回以上の安定した電位が得られたものを計測する．1 つの被検筋につき 20 個以上の単一筋線維電位を得ることを目指す．

異常波形の生じる原因

- jitter の延長は，①神経筋接合部伝達時間の変動，②末梢運動神経の伝導時間の変動，③筋線維伝播速度の変動による可能性がある．
- ①の神経筋接合部伝達時間の変動の病態については前述したので，ここでは②，③について述べる．
- jitter は末梢神経疾患，運動ニューロン疾患やミオパチーでも異常を呈しうるが，これらは針筋電図や末梢神経伝導検査などで診断が行われることがほとんどで，SFEMG が先行して行われる機会はあまりない．しかし，そうした病態の神経筋伝達の状態を調べる目的で行うことはある．
- 運動ニューロン疾患では，針筋電図においてしばしば unstable MUP が記録される．同一と考えられる MUP の波形や振幅が発火毎に微妙に異なる現象である．これは，変性に至る過程の運動神経軸索の機能異常，あるいは神経

再支配過程の未熟な分枝の伝導速度の変動を反映している.

● 再生軸索と未完成な終板における神経筋伝達の異常もこれに含まれる. こうした状態に SFEMG を行えば①と②による jitter の増大が起こる.

● ミオパチーにおける, 変性やその後の再生を繰り返した筋線維は, 筋線維伝播(伝導)速度回復機能(velocity recovery function: VRF)の差に起因して③が大きくなりやすい.

● VRF は先行する発火と次の発火の間隔(inter discharge interval: IDI)が大きくなる(発火頻度が落ちる)と筋線維伝播速度が遅くなる現象で, 発火頻度を一定に保つことが難しい voluntary SFEMG では, VRF の差が大きくなると IPI の変動が大きくなり MCD 値が大きくなる.

● しかしながら, 発火間隔順にソートし, 隣接の電位間の IPI を MCD 同様に計算する mean sorted difference(MSD)値をみると正常で, 神経筋接合部異常はないことがわかる. このような jitter を IDI dependent jitter(またはVRF jitter)と呼ぶ.

● MCD/MSD 比が 1.25 を超える場合は, MCD 値の替わりに MSD 値を採用する方法もある. 逆に, MSD ≫ MCD となる状態は trend と呼ばれ, 病的意義はない.

● IDI dependent jitter は筋疾患で起こりやすくなるが, これをもって筋疾患の証拠となるわけではない.

● 尚, 発火頻度を固定して行う stimulated SFEMG では IDI dependent jitter は生じない.

異常があったときに疑われる病態

● SFEMG の異常は, ①正常範囲を超える jitter の延長が 10% を超える単一筋線維電位(ペア)でみられること, ② impulse blocking がみられること, ③ mean MCD 値が正常範囲を逸脱することで判定される[2].

● つまり, 20 個(ペア)の電位のうち, 2 個(ペア)までは異常 jitter が含まれても異常とはみなさない.

● impulse blocking も同様と考えて良いが, 通常 impulse blocking は jitter なしには起こらないので, 異常 jitter なしに impulse blocking のみがみられた場合は, 再考を要する.

● mean MCD 値に関しても同様で, mean MCD 値が正常範囲を逸脱していても個々の MCD 値が全て正常ということは理論上起こりにくい.

● その上で明らかな異常がみられた場合には, ①神経筋接合部, ②末梢運動神経, および③筋線維のいずれかに異常がある病態と考えることが出来る.

変動の範囲や誤差の考え方と正常値

● SFEMG には上述のような pitfall がある. 異常電位(ペア)を認めた場合

38 ■針筋電図検査

❺ 健常人による MCD 値の分布

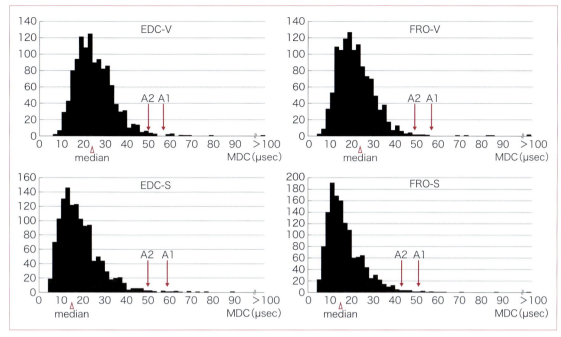

指伸筋（EDC）と前頭筋（FRO）における voluntary（V）SFEMG および stimulated（S）SFEMG で記録された MCD 値のヒストグラム．>50 µs の MCD 値をとる電位がわずかながらみられる裾野の広い分布を示す．特に S ではその傾向が強い．その結果 MCD の中央値は，S は V の 7 割程度と理論通りの値を示すが，上限値に大きな差はなくなる．
（Kokubun N, et al. Clin Neurophysiol 2012[3]より）

は，その電位が一定の基準を満たしていたか，特に composite potential ではないか，波形ならびに MSD 値と MCD 値の関係をもう一度見直して，確実な異常 jitter だけを捉えることが出来るようにしたい．
● 一方で，jitter は健常人においても高齢になると大きくなる傾向がある[2]．
● さらに，健常人においても異常 jitter や impulse blocking はわずかながらみられる（❺）[3]．
● 特に stimulated SFEMG では，MCD 値の範囲が広い傾向があり，これが voluntary SFEMG と stimulated SFEMG の正常値上限の差が理論値ほど大きくない原因となっている．

SFEMG の習得

● SFEMG は細かな技術を必要とし，多くの pitfall があることから習得が難しいと考えられがちである．各種筋電図セミナーやライブデモに参加してもすぐに身につくわけではない．しかし，ある程度の練習を積めば施行そのものはそれ程困難ではない．ただし，患者で練習を行うことは避けたい．
● voluntary SFEMG は自分の腕（指伸筋）で行うことが出来る．工夫すれば自分の指伸筋で stimulated SFEMG を行うことも可能である．
● 自分の腕は相手のスケジュールや身体的負担を考慮する必要がなく，同時に

Lecture 異常 jitter の定義

　異常 jitter が 10%を超える場合異常とみなしてよい，と述べたが，この「異常 jitter」の定義が定まっていない．これは，正常範囲の求め方，単一筋線維電位の採用基準だけでなく，単一筋線維電位を採用しない基準が検者によって異なることによると思われる．本邦と海外でそれぞれ行われた同芯針電極を用いた SFEMG の正常値研究では，MCD 値の上限に少なからず乖離がある（**3**）[3,4]．

　しかしながら，「正常と考えられる患者では異常 jitter の採用に消極的になり，重症筋無力症を疑う患者では積極的に異常 jitter を採用する」といった姿勢にならないよう注意しなければならない．概ね 50 µs を超える MCD は確実な異常と考えてよい．

3 正常範囲とされる MCD の上限値の乖離

	MCD の上限値	FRO	ED
voluntary SFEMG	Kokubun ら（2011）[3] Stålberg ら（2016）[4]	49.6 38	50.2 43
	mean MCD の上限値	FRO	ED
	Kokubun ら（2011）[3] Stålberg ら（2016）[4]	29.0 28	33.8 30
stimulated SFEMG	MCD の上限値	FRO	ED
	Kokubun ら（2011）[3] Stålberg ら（2016）[4]	43.6 28	50.1 35
	mean MCD の上限値	FRO	ED
	Kokubun ら（2011）[3] Stålberg ら（2016）[4]	26.7 21	28.6 24

MCD：mean consecutive difference, FRO：frontalis muscle, ED：extensor digitorum muscle.

患者の痛みや疲労，指示に従うことの難しさなども体験できる．こうした練習である程度単一筋線維電位の記録に慣れてから患者の検査を行い，検査を行ったらもう一度セミナーやライブデモに参加することをお勧めする．

（国分則人）

■引用文献

1) Chaudhry V, et al. *Muscle Nerve* 1991；14：1227-1230.
2) Ad Hoc Committee of the AAEM Special Interest Group on Single Fiber EMG. *Muscle Nerve* 1992；15：151-161.
3) Kokubun N, et al. *Clin Neurophysiol* 2012；123：613-620.
4) Stålberg E, et al. *Muscle Nerve* 2016；53：351-362.

神経伝導検査

神経伝導検査　nerve conduction study

運動神経伝導検査の基本

◆神経・筋疾患の診療における基礎的な検査．末梢運動神経の障害の有無・程度・性状を検出し，定量することができる．

検査所要時間	1神経あたり約5分
患者の負担	電気刺激による疼痛
対象となる症候	筋力低下，筋萎縮など
想定される疾患	神経・筋疾患など（末梢神経疾患，前角疾患に主に有用）

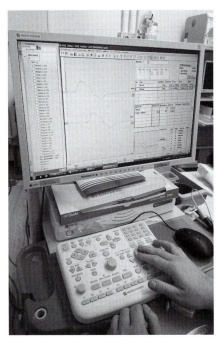 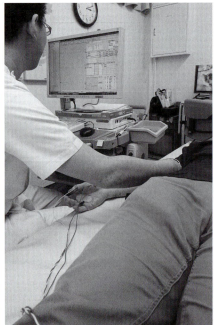

運動神経伝導検査とは

- 運動神経伝導検査は，神経・筋疾患の診療において基礎的かつ中心的な検査の一つであり，診断のみならず重症度評価，予後判定，治療効果判定等において有用である．
- 現在，一般的に普及している運動神経伝導検査は，筋に記録電極を貼付し，神経の走行に沿って数か所で電気刺激を行い，誘発された**複合筋活動電位**を記録することにより行われる．

❶ 複合筋活動電位

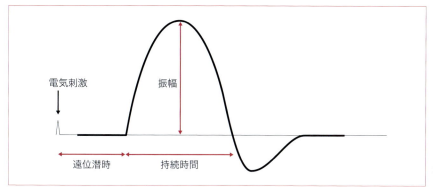

遠位潜時，持続時間，振幅を計測する．

❷ 筋腹・腱導出法（正中神経，手首部刺激）

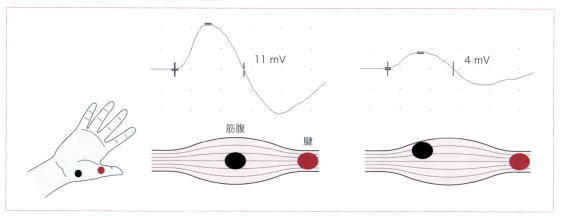

関電極（●）を筋腹に，不関電極（●）を腱上に配置する．関電極が筋腹からずれると最大の反応を記録することができない．見かけ上，振幅低下と記録してしまい，評価を誤る可能性がある．

- 刺激から複合筋活動電位発生までの**遠位潜時**，複合筋活動電位の**振幅・持続時間**，**伝導速度**が評価の主な対象となる．
- 本検査により，運動神経の異常の有無および重症度，パターン（軸索変性または脱髄）等を類推することが可能である．
- その他，遅発電位（F波，H波）の評価により神経根を含む近位部の障害や脊髄前角の興奮性を評価することができる．

複合筋活動電位・伝導速度の評価

- 複合筋活動電位・伝導速度は運動神経伝導検査の最も基本的な評価対象である．
- 手技の要点は，**筋腹・腱導出法**と**最大上刺激**である．
- 記録電極は，目的とする筋の筋腹に関電極，腱に不関電極を設置する．
- 筋腹には神経筋接合部が集中する筋運動点がある．
- 電気刺激により誘発された筋活動電位は，運動点より始まるため，陰性相から始まる二相性の波形が得られる（❶）．

運動神経伝導検査の基本 ■ 43

❸ 刺激強度と複合筋活動電位振幅

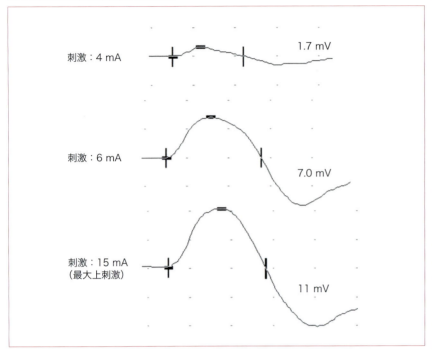

電気刺激は最大上刺激まで行う．刺激が不足していると，振幅が見かけ上，低下してしまうため，判定を誤る可能性がある．

- 関電極を筋腹から外して設置すると，最大の誘発電位を記録することができない（❷）．
- 刺激の強さは，最大の複合筋活動電位が得られる最大刺激から20〜30％強い，最大上刺激まで強度を上げて記録する．
- 最大上刺激により，刺激電極下の全ての神経線維を興奮させることが可能となり，最大の反応を記録することが可能となる（❸）．
- 以上の手技の標準化は，検査結果の解釈をする上で非常に重要である．通常の検査では，遠位部および近位部の2点以上で刺激し，それぞれで誘発反応を記録する．

遅発電位（F 波，H 波）の評価
- 評価の対象となるのは，F 波，H 波である．

F 波
- **F 波** の由来は，刺激部位から上行性に伝搬した電気刺激が脊髄前角細胞の一部を興奮させ，電位が発生することに由来する．
- 発生した電位は下行性に伝搬し，複合筋活動電位を生じる．これが F 波である．
- 前角では，motor neuron pool の 1〜5％が発火すると考えられている[1]．
- 刺激ごとに発火するニューロンの数・組み合わせは異なるため，F 波の波

正中神経での検査の場合は，手首部と肘，腋窩などで刺激し，短母指外転筋から記録する．

❹ F 波の記録（尺骨神経）

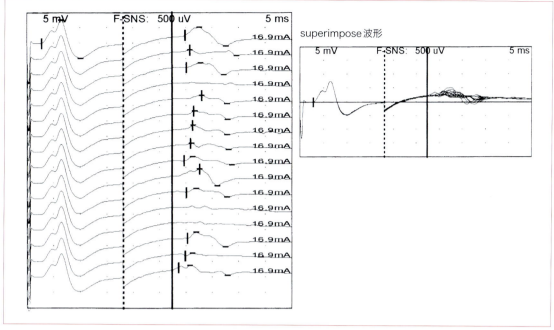

刺激ごとに F 波の波形・振幅は変化する．最小潜時・出現率の評価が日常的に良く評価されている．

形・振幅は刺激ごとに変化する（❹）．
- F 波は足筋から当初記録されたため，"foot wave" の意で F 波と名付けられたが[2]，全身の筋で記録することができる．
- F 波の導出時は，刺激電流の陽極下でのブロックを避けるため，刺激電極の陽極を遠位に陰極を近位に向けて刺激を行う．
- F 波は最大上刺激で最も良く出現する．

H 波

- **H 波**は深部腱反射に対応する電位である．その名は発見者の Hoffmann に由来する．
- 求心性感覚神経線維である Ia 線維を，**打鍵器**で叩打する代わりに，電気刺激により興奮を生じさせる．伝搬した電位が，脊髄でシナプスを介して前角ニューロンを興奮させることにより出現するのが，H 波である．
- 健常成人では，ヒラメ筋，大腿四頭筋，橈側手根屈筋等の筋紡錘の多い筋で導出可能である．
- H 波はシナプスを介した反応であるため，刺激頻度が高いと慣れの現象（habituation）を生じ，導出しにくくなる．1 Hz 以下の低頻度の刺激で検査を行う．
- F 波は最大上刺激で最も良く出現するが H 波は運動神経の閾値程度の刺激でも出現する．これは感覚神経線維の閾値が運動神経線維の閾値より低いためである．

ヒラメ筋では全例で誘発可能であるが，橈側手根屈筋で誘発できるのは約半数に留まる．

運動神経伝導検査の基本　45

- また，刺激強度を上げるにつれ，H波は小さくなる．これは，運動神経を逆行性に伝搬する刺激が，順行性のH波と衝突することや逆行性の刺激により運動神経軸索起始部が不応期になるためと考えられている．

必要な器材

- 運動神経伝導検査に必要な器材は**表面電極，接地電極，筋電計**である．
- またノイズの混入を避けるために，アルコール綿，ペースト，テープを使用する．
- 導出される電気信号は皮膚表面に設置された表面電極から記録される．そのため最適な測定条件のために，表面電極を貼付する前に，アルコール綿で皮膚をよく清拭する．
- 刺激電極の電場が皮膚表面を伝播してしまうため，記録電極の貼付部位のみならず，刺激部位までの皮膚表面も清拭することが望ましい．測定の妨げとなる皮脂を除去したうえで，さらにペーストをつけることで皮膚面のインピーダンスを下げる．
- 電流のショートを避けるため，関電極と不関電極間に連続的にペーストがつかないように注意する．
- 接地電極は刺激部位と記録電極の間に設置する．また電極のずれはアーチファクトや測定誤差の原因となるため，電極を皮膚にテープで固定する．
- 筋電計は，入力部，アナログ・デジタル変換器，デジタルシグナルプロセッサー，フィルター等から構成される．
- 電気刺激により惹起された複合筋活動電位は，表面電極・入力部を介し，筋電計に入力され，アナログ・デジタル変換器を介してデジタル信号に変換される．また，筋活動電位を構成する正弦波の振動数は$1\,Hz$から$10\,kHz$の間に含まれる．
- 低周波フィルターを下げすぎると基線の揺れに，高周波フィルターを上げすぎると雑音の混入につながる．神経伝導検査では$20\,Hz$から$5\,kHz$の範囲に絞ることが多い．
- 外部からの交流電源等のノイズの混入は正確な測定の妨げになるため，検査は原則としてシールドされた検査室で行う．
- 時に，記録電極や接地電極のリード線の断線も生じ得ることに留意する．リード線は通常コーティングされているため明らかなものでなければ肉眼的に断線していることはわからない．部分的であれば，さらにわかりづらい．その際，筋収縮に伴う導線の動きにより，刺激に同期したアーチファクトを生じ，筋電位と区別しにくいことがあり得るため注意が必要である．
- 周囲の測定環境を確認し，アーチファクトの原因となりうるものがない場合は，電極の交換も考慮する．

筋電計の性能の向上により，しっかり接地されていれば，運動神経伝導検査はシールドされていない空間でも，通常は検査可能である．しかし，周囲に通電している電気器具があると，アーチファクトが混入する原因となる．集中治療室での検査時などでは特に，電動ベッド，輸液ポンプ，モニターなどに留意し，可能な範囲で機器の電源を切るなどの工夫を講じる．検査器具のメインテナンスも盲点となることがある．

46 ■神経伝導検査

検査の禁忌・患者の負荷

- 日常的に行っている運動神経伝導検査で用いる強度の電気刺激では，通常危険を伴うことはない．しかし，心臓ペースメーカー使用者では，その機能が瞬間的に抑制される可能性があり，注意が必要である．
- また，カテーテル等が心臓内に直接挿入されている場合は，外部からの電気刺激が心筋に伝搬するため，禁忌となる．
- 検査に際しての患者の負荷は，電気刺激による疼痛が主なものとなる．電気刺激の強度が高く，頻度が速く，回数が多くなるほど，患者の苦痛は強くなる．一方で，最大上刺激を行わなければ，正確な検査結果は得られず，検査を行った意義が失われる．したがって，いくつかの工夫を行い，可能な限り苦痛の軽減に努める．
- 患者の負荷を軽減し，かつ正確な検査を行うためには，基本的な前提として神経の解剖学的な位置を把握することは非常に重要である．
- 正確な位置の刺激により，刺激強度を最小限に抑えることが可能となる．
- 実際の手順としては，解剖学的に想定される部位で，電気刺激をまず開始する．
- 10 mA 前後の弱刺激で，目的とする筋が最も収縮し，筋活動電位が最大に記録される刺激部位を同定する．その部位が定まったら，そこで最大上刺激まで，刺激強度を上げる．
- 刺激頻度が高くなると苦痛が増すため，頻度を下げるなど，適宜調節する．
- 末梢神経疾患の患者では，時に刺激閾値が高く，最大上刺激を得ることに，非常に苦労することがある．特に脱髄性疾患において，その傾向は顕著である．
- 刺激の持続時間を延長させることにより，必要な刺激強度を下げることができる．強い刺激強度が必要な場合は，刺激の頻度を最小限に留められるよう配慮する．しかし繰り返しになるが，最大上刺激が担保できるよう十分に留意する．

複合筋活動電位・伝導速度・遅発電位の計測の実際

- 複合筋活動電位・伝導速度・遅発電位の計測は，以下のように，一定のルールに従い行う．
- 複合筋活動電位は関電極直下の筋運動点から始まる．そのため，陰性相から始まる二相性の波形になる．❶に示すように，複合筋活動電位は，潜時，振幅，持続時間を評価する．
- 最遠位の複合筋活動電位の潜時は，遠位潜時と呼ばれる．遠位潜時には，神経伝導時間，神経筋接合部の伝導時間，筋線維での活動電位発生時間の3つ

| Column | 正常値の考え方 |

運動神経伝導検査の結果の判定には正常値との比較が必要である.

電極の位置，刺激場所，筋電計の設定等は，施設毎に異なる．そのため，正常値は各検査室で独自に確立するのが理想ではある.

しかし，正常値の作成には一定数の健常者のデータが必要であるため，その作成は容易ではない．公表されている正常値を利用している施設も多く存在する．他施設の正常値を利用する場合は，測定条件を同様にするよう，留意が必要である.

日常的に検査することが少ない神経の評価時においては（外側前腕皮神経など），健常側との比較により異常を判定することもある.

また，小児の検査が必要になる場合も想定される．伝導速度は，新生児では成人の約半分であり，3～5歳で成人とほぼ同等になる[3,4,5].

正常か異常かの判定の際に留意すべきは，正常範囲にはかなりの幅が存在することである．また年齢の影響は感覚神経のほうが顕著に受けるが，運動神経にも生じる．したがって，測定値が正常範囲に入っていても，健康であった時と比較して実は低下している可能性も生じ得る．また超高齢者においては正常値を下回っていても，必ずしも異常と言い切れないことがある．正常値に基づく判定が原則であるが，上記のような限界があることも留意すべきである.

が含まれる.
- 振幅は陰性相の立ち上がりから活動電位の頂点までを計測することが多い.
- 持続時間は陰性相の基線が立ち上がる点から，立ち下がりが基線を横切るまでを計測することが多い.
- 伝導速度の計測には，神経に沿った2点の刺激が必要である．なぜなら1点のみの刺激で得られる遠位潜時には，上記のように，神経伝導時間以外の成分が含まれることに由来する．そのため，記録電極と刺激電極間の距離で遠位潜時を割っても，伝導速度は得られない．2点の刺激により得られた複合筋活動電位の潜時の差を求めることにより，神経筋接合部・筋の伝導時間が相殺されるため，純粋な神経伝導時間が得られる．したがって，2点間の潜時差と距離により，運動神経伝導速度を測定する.
- 伝導速度の正確な推定には，2点間の距離は10 cm以上あるのが望ましいとされる.
- F波は潜時と出現率の評価が主に行われる．F波潜時は刺激毎に異なる．そのため，16発もしくは，出現率が低い場合は32発刺激で評価されることが多い.
- 刺激の強度や患者の反応等に応じ，刺激回数を調整することは可能である．しかし，最小潜時の評価においては，最低10回以上の刺激を行い計測することが望ましいとされる.

❺ H 波の記録（脛骨神経）

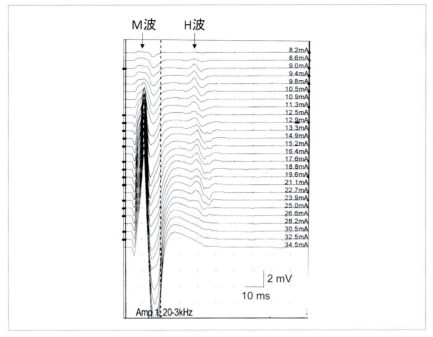

ヒラメ筋での記録．最大の H 波と最大の M 波の振幅の比，H/M 比を計算し，評価する．

- 計測時には振幅の小さい F 波を見逃さないよう，適宜感度を上げて評価する．
- F 波潜時は肢長の影響を受けるため，計測時には身長を記録する．出現率は鎮静剤や長期安静等による影響を受ける．
- 評価に際して，内服薬の確認が必要になることもある．
- H 波の検査においては，**最大 H 波**と**最大 M 波**の振幅比，すなわち H/M 比と潜時を評価することが多い（❺）．
- H 波の振幅は導出された最大の振幅を採用する．M 波の振幅は最大上刺激で得られた振幅を採用する．両者により，H/M 比を計測する．
- H 波の潜時は刺激から H 波の起始までを計測する．
- H 波の初期相は陰性または陽性を問わない．

運動神経伝導検査によりわかること

- 複合筋活動電位・伝導速度・遅発電位の評価により，末梢神経障害の有無や性状，程度を評価することができる．
- 複合筋活動電位・伝導速度の検査により，刺激部位より遠位の神経の評価が可能になる．
- また，遅発電位の評価により，刺激部位より近位の病変が評価できる．
- しかし，F 波・H 波とも，その導出は前角の興奮性にも左右されるため，中枢神経病変の影響も受けうることに留意する．

M 波とは対象となる筋の複合筋活動電位に相当する．

- 運動神経伝導検査で測定する項目により，伝導速度，伝導ブロック，軸索数，前角の興奮性の評価が可能である．
- 具体的には，遠位潜時，伝導速度，F波潜時は伝導速度を評価する項目である．脱髄により伝導速度は低下する．また，軸索変性によっても，太い線維の脱落により伝導速度は軽度低下する．しかし，正常の70％以上の低下になることはないとされる．
- 一方，複合筋活動電位振幅は伝導している運動神経軸索の本数を主に反映する．しかし，伝導速度遅延による神経伝達の同期性低下や筋そのもののボリューム低下（筋原性変化，廃用性萎縮）によっても減少することに，留意が必要である．
- その他，F波の出現率は近位部の伝導障害や前角の興奮性に影響される．近位部の伝導ブロックにより，F波の出現率は減少する．また前角の興奮性の上昇によりF波出現率は増加し，低下により減少する．
- H波の測定はヒラメ筋で行うことが，日常臨床では多い．H/M比は脊髄前角の興奮性を反映する．またH波潜時はS1神経根障害の検出に用いられる．

運動神経伝導検査の適応・目的

- 検査の適応は広く，**末梢神経疾患**，**前角疾患**，**絞扼性障害**，**神経根障害**，**神経叢障害**等が疑われる際に，積極的に検査を行う．
- 検査の主要な目的は，**診断**，**重症度判定**，**予後予測**，**経過観察**である．
- 診断を目的とする場合は，末梢運動神経障害の有無，分布，性状を評価し，診断の一助とする．
- 具体的には，神経障害が存在するか，その分布はびまん性か限局性か，病因は脱髄主体か軸索変性主体かなどを評価する．つまり，臨床所見を裏付ける所見を得るとともに，神経学的評価のみではカバーできない潜在性病変の有無の検出や，病因の推定に，本検査は威力を発揮する．
- また，神経伝導検査の優れた点は定量的な評価が可能なことである．定量的な評価は，重症度の客観的な判定や経過観察において，非常に有用である．
- 一方，多発ニューロパチーにおいては，検査を実施しているのはごく一部の神経であることに留意が必要である．つまり，臨床症状の改善・悪化の要因となっている神経や部位を必ずしも評価できない限界がある．
- 臨床症状の改善・悪化は多くの場合，神経伝導検査の改善より鋭敏である．検査所見は検査間の誤差もあり，臨床所見の裏付けと言う位置づけに過ぎないことを心に留める必要がある．
- 予後予測は橈骨神経や腓骨神経麻痺等の絞扼性神経障害の際に，特に有用である．この際は，正常値に基づく判定よりも，健常側との比較の方が得られる情報が多い．どのぐらいの軸索変性が生じたかを類推でき，大まかな予後を予測することが可能となる．

- 予後判定は絞扼が生じた時点から2週後以降に行う．なぜなら絞扼で生じた障害より遠位の神経線維のワーラー変性が生じるのに約2週を要するためである．この期間より前に検査すると，実際の重症度よりも軽度と判定してしまう可能性がある．

検査計画の立案

- 検査に際しては，いずれの神経を検査するかについての計画立案が，非常に重要である．検査の実施により何を明らかにしたいのか，明確な目的を持って検査に臨む．
- 検査計画立案の要は病歴聴取と神経学的所見である．診断を目的とした場合，病歴と診察所見で，診断に8～9割は確信を持つことを目標とする．想定した診断に基づき，所見を予測し，その裏付けを取る目的で検査を行う．
- その他，様々な状況が想定されるが，例として，**手根管症候群**や**肘部管症候群**など絞扼性神経障害で，外科的治療の可能性がある疾患では，手術適応の判定と絞扼部位の同定が目的となる．
- また，**血管炎性ニューロパチー**の再発を疑う際には，再発が疑われる神経を臨床的に明確にして，検査を行い，再発の有無と重症度を判定する．
- **運動ニューロン疾患**を疑う際にも，運動神経のみならず感覚神経障害の有無を検索し，病変の広がりを確定させる．**球脊髄性筋萎縮症**では比較的高度の感覚神経障害を伴う．
- 以上のように，目的を明確にした，計画立案を行う．漫然と検査を実施すると，正確な診断・評価はできない．もちろん，検査中に想定外の所見が得られ，軌道修正が必要になる場合も生じ得る．その際も，得られた所見に基づき，新しく候補とすべき診断を明確に想定して，検査計画を修正する．
- また，多くの症例の検査に従事していると，診断をどうしても確定できない症例に遭遇することがある．そのような場合は，プラクティカルな視点に立ち戻り，病歴や臨床・検査所見上，治療機会を逸したり，重症化したりする可能性があるか等について考える．
- 治療可能もしくは重篤な疾患の可能性がある場合は，進行速度に応じて再検を予定する．そうでない場合は臨床的な悪化が認められた際に再検するなど，実際的なマネジメントを行うことも時に有用である．

> 本検査は疼痛を伴うため，全ての症例に同じ検査項目を行うなど，漫然とした姿勢は慎むべきである．技師に検査を依頼する際にも，検査項目は明確に指示するよう心がける．

ピットフォール

- 運動神経伝導検査には幾つかのピットフォールが存在する．的確な検査に際して，留意すべきピットフォールについて，概説する．

温度管理

- 測定時の温度は検査結果に影響する．伝導速度への影響が大きいが，振幅に

❻ 強刺激の隣接神経への伝搬

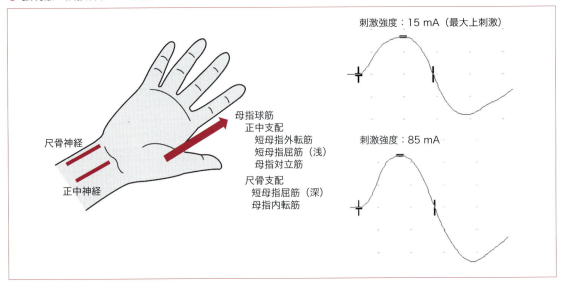

刺激強度を上げ過ぎることで，隣接神経へ刺激が波及し，活動電位記録に影響することがある．
正中神経の運動神経伝導速度検査では，記録電極を設置している母指球筋に尺骨神経支配筋が共存すること，刺激を行う手首部で正中神経と尺骨神経が伴走していることから，しばしばこの現象が生じうる．

も影響する．
- 温度の上昇により，伝導速度は直線的に上昇し，29～38℃の範囲では1℃の変化で約5％の変化が生じるとされる[5]．これは，低温によりNaチャネルの開閉が緩徐となることに基づく．また，チャネルの開口時間が延びることで活動電位の振幅も増大する．
- 正確には組織温に依存するが，検査時には皮膚温を指標として，コントロールする．上肢は32～33℃以上，下肢は30～31℃以上が望ましい．
- 特に冬期は手足が冷えていることが多く，遠位潜時の延長と誤診しやすい．検査前に皮膚温をチェックし，必要に応じて，温水や赤外線ヒーター等で温めてから，検査を実施する．

刺激強度

- 検査を実施する際，筋電計のモニター上の複合筋活動電位ばかりを注視していると，目的ではない神経を刺激したり，必要以上に強い刺激を行ったりしていることが生じうる．
- 必要以上に強い刺激により，隣接する神経に刺激が波及し，その影響を拾う場合もある（❻）．目的としている神経を刺激できているか，筋の動きにも注意を払いつつ，検査を行う．

再現性

- 運動神経伝導検査の各項目は，検査間・検者間で測定誤差が必ず生じる．そ

の程度は，パラメーターごとに異なるが，再現性についての限界があること
を知ることも，結果を解釈する上で重要である．

● 特に経時的な観察を行う際に留意が必要である．可能な限り再現性を高める
ためには，温度や刺激・記録電極の位置を一定にするなど，決められた測定
条件を毎回必ず守ることなどが非常に重要である．

● 検査によるばらつきの程度は，測定条件を厳格に統一しても，伝導速度で約
10％，振幅で30％程度変動することが報告されている[5,6]．

● F波の最小潜時の変動幅は約5％であり，最も小さい．脱髄疾患や糖尿病神
経障害等においては，経過観察を行う上で有用なパラメーターである．

（網野　寛，三澤園子）

■引用文献

1）Eisen A, Odusote K. *Neurology* 1979；29：1306-1309.
2）Magladery JW, McDougal DBJ. *Bull Johns Hopkins Hosp* 1950；86：265-290.
3）Thomas JE, Lambert EH. *J Appl Physiol* 1960；15：1-9.
4）Gamstorp I. *Acta Paediatr Suppl* 1963：（Suppl）146：68-76.
5）木村淳，幸原伸夫．神経伝導検査と筋電図を学ぶ人のために，第2版，医学書院；2010.
6）Kohara N, et al. *Diabetologia* 2000；43：915-921.

| 神経伝導検査 | nerve conduction study |

運動神経伝導検査での異常所見

運動神経伝導検査の異常は何を反映するのか

- 運動神経伝導検査の異常をきたす病態としては，障害される神経の分布で分類すると，**単神経障害**（mononeuropathy），**多発単神経障害**（multiple mononeuropathy），**多発神経障害**（polyneuropathy），**神経根障害**（radiculopathy），**ニューロノパチー**（neuronopathy），**神経叢障害**（plexopathy）に分類できる．

- また，障害される解剖学的部位で分類するならば，有髄線維の障害としては，**軸索変性**（axonal degeneration）と（節性）**脱髄**（demyelination）があげられる．

- 軸索変性や脱髄が純粋に生じていることもあるが，臨床現場ではいずれかのトーンが強いという場合が多く，代謝性変化と血管障害性変化の両者を併せ持つ糖尿病性ニューロパチーのように，脱髄と軸索障害が混在している場合も少なくない．

- 軸索変性と脱髄を鑑別するうえで重要なのは，末梢神経の電気刺激で得られる**複合筋活動電位**（compound muscle action potential；**M波**）の波形および時間的分散の有無，振幅，潜時，伝導速度である．

- ❶は，大脳運動野刺激から手首での末梢刺激までで得られるM波の波形を並べたものである．このうち，運動野，脳幹，神経根での刺激は磁気刺激により，Erb点から手首までの刺激で得られる波形は電気刺激で得られる波形である．

- 運動神経伝導検査は，この電気刺激で得られる情報である．

- 以下に述べる理論は，脊髄でのシナプスを介する運動野刺激，脳幹刺激には適応できず，一般的に行われている末梢神経刺激による反応についてである．

軸索変性と脱髄

- 運動神経伝導検査では，軸索変性と脱髄を区別することができる．

- 一般的に，軸索変性では，伝導速度遅延は正常下限の70％未満までと軽度にとどまり，M波の振幅低下が主体となる（❷）．

- 一方，脱髄では，M波の潜時延長や持続時間の延長（dispersion；時間的分散）がみられ，伝導速度の低下は正常下限の70％以下になり得る（❸）．

- ただし，軸索変性であっても，変性が高度になった際に，伝導速度が高度に

❶ 運動野から手首までの刺激により短母指外転筋で導出した筋活動電位（M波）

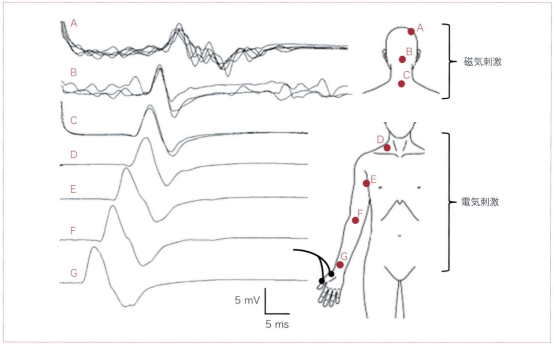

AからCは磁気刺激により，DからGは正中神経の電気刺激により導出された波形である．
A：大脳運動野，B：脳幹，C：神経根，D：Erb点，E：腋窩，F：肘，G：手首．

低下する場合はある．
- 例えば，強い萎縮を呈する筋萎縮性側索硬化症においては，M波の振幅低下のみならず，伝導速度も正常下限の70％以下になり得る．
- 通常，振幅低下は軸索変性を意味するが，刺激部位よりも遠位での伝導ブロック（後述）があれば，それが脱髄性変化の場合でも，遠位部刺激でのM波の振幅は低下する（❹）．
- 時間的分散は，伝導速度の遅い神経線維が増加した結果，1本1本の線維の伝導速度のばらつきが大きくなり，M波の持続時間が増大する現象である．
- 多くの場合には脱髄を示唆するが，伝導速度の遅い未熟な再生線維の増加でも時間的分散は増大する．
- 誘発筋電図の縦軸は振幅，横軸は時間を反映するわけだが，時間的分散は，M波が複合電位であるということに由来する．
- 1つの前角細胞と軸索に支配される筋線維をまとめて**運動単位**（motor unit）といい，M波は複数の運動単位より生じる小さな筋活動電位の総和である．
- 脱髄により，正常に近い伝導速度の線維と障害が強くかなり伝導速度の低下した線維が混在することになり，これらの筋収縮の合算が時間的分散を生じる．
- これに対して，軸索変性は伝導速度の変化が小さいため，時間的分散はほと

▶[針筋電図の基本]
Lecture「運動単位」
（p4）参照

❷ Guillain-Barré 症候群（acute motor axonal neuropathy〈AMAN〉タイプ）

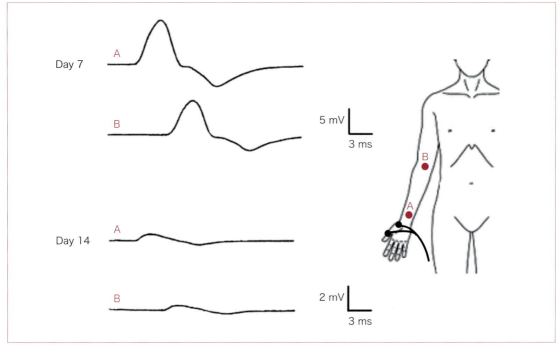

62 歳男性，正中神経（短母指外転筋より導出）
A：手首，B：肘．
上段：発症 7 日目（DAY 7），下段：発症 14 日目（DAY 14）
先行感染として 1 週間続く下痢があり，下痢がおさまってから約 1 週間後より筋力低下が出現した．治療後の筋力回復は悪く，被検筋の徒手筋力評価は，初診時の 2 レベルから 3 レベルにまでしか改善していない．抗 GM1 抗体が陽性．
初診時（DAY 7），被検筋の徒手筋力評価は 2 レベルだが，潜時の延長はなく，A-B 間の伝導速度（47.3 m/s）は保たれる．振幅も，やや振幅（A）＞振幅（B）ではあるが，比較的保たれている．しかし，DAY 14 にはワーラー変性によると思われる著明な振幅低下をきたした．潜時の延長や伝導速度の遅延は認めず，軸索型を示唆する．進行性の末梢神経障害では再検することも大切である．

んど生じない．
- 伝導ブロック（conduction block）は神経線維の限局性障害による伝導遮断であり，ブロック部の近位側刺激で生じる M 波の振幅が，遠位側刺激で生じる振幅に比して小さい現象である．
- 従来，伝導ブロックは脱髄所見とされていたが，初期の軸索障害の場合もあることがわかっており，再検による評価が必要である．

F 波

- F 波は末梢神経全体の機能を反映するため，以下の 2 つの利点がある．
  ①刺激部位よりも近位側に存在する障害を検出できる．
  ②末梢だけの評価では有意差を検出できないような軽い障害でも，末梢神経全体の伝導を反映する F 波では異常を検出できることがある．
- 例えば，早期の末梢神経障害では，M 波の振幅，潜時，伝導速度のいずれにも異常がない場合でも，F 波の出現率低下や潜時の延長を示すことがある．

❸ 慢性炎症性脱髄性多発根ニューロパチー（CIDP）

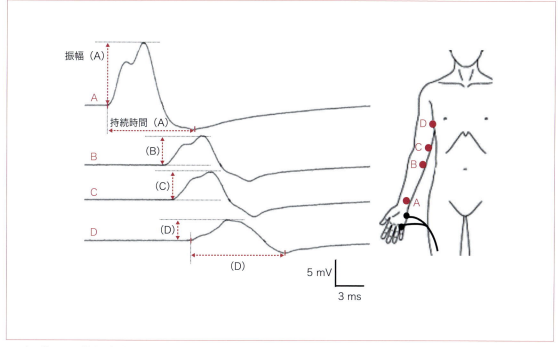

51 歳男性，尺骨神経（小指外転筋より導出）
A：手首，B：肘管遠位，C：肘管近位，D：腋窩．
European Federation of Neurological Societies / Peripheral Nerve Society（EFNS/PNS）ガイドラインによる CIDP の電気診断基準で definite に該当する症例．
振幅（A）＞振幅（B）＝振幅（C）＞振幅（D）であり，持続時間（A）＜持続時間（D）と時間的分散を認め，A-B 間の伝導速度（39.1 m/s）は遅延している．脱髄性変化を示唆する所見である．

❹ 軸索障害と脱髄の所見

	軸索障害	脱髄
遠位潜時	正常　または　軽度延長	延長　ときに正常（近位での脱髄）
波形	振幅低下，伝導ブロックを呈することもある	時間的分散，伝導ブロックを呈することもある
伝導速度	正常　または　軽度低下	強い低下

- 急性期の脱髄では，障害部位が刺激部位よりも近位に限局すると，M 波に異常がなくとも F 波のみに異常を呈する場合がある（❺）．
- F 波は M 波の評価に比して評価する神経長が長いため，軽い伝導速度の低下であっても差がつきやすく，F 波の潜時の延長として検出されやすい（❻）．
- 一般的に評価される正中神経，尺骨神経，脛骨神経，腓骨神経では，刺激回数の 8 割以上で認められるのが普通であり，尺骨神経と脛骨神経では，ほぼ 100％となる．

❺ Guillain-Barré 症候群

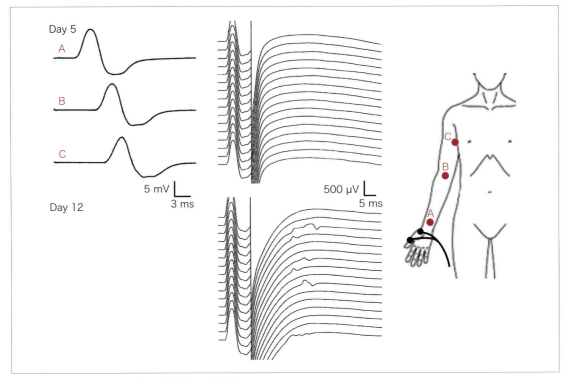

44歳男性，正中神経刺激（短母指外転筋より導出）
A：手首，B：肘，C：腋窩．
上段：発症5日目（DAY 5），下段：発症12日目（DAY 12）．
DAY 5 に腋窩刺激で得られる M 波の振幅は僅かに低下しているが，潜時，伝導速度のいずれにも異常はない．しかし，F 波は消失している．
経静脈的免疫グロブリン療法施行後の回復期（DAY 12）に再検した F 波は，潜時がやや遅く出現率も低いが，回復してきていることがわかる．

❻ F 波と M 波の考え方

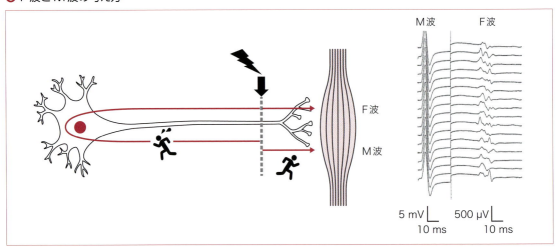

手首部で末梢神経を刺激した場合，M 波が発生するまでの順行性インパルスの走行距離に比べ，脊髄前角まで逆行した逆行性インパルスが前角細胞を再発火させ，順行性インパルスとなって生じる F 波の走行距離は長い．異常部位が前角細胞の近傍にある場合のみならず，複数の神経障害がある場合や，障害の程度が軽くても範囲が広い（長い）場合には，異常が重なることで F 波の異常として検出しやすい．

❼ 糖尿病性ニューロパチー

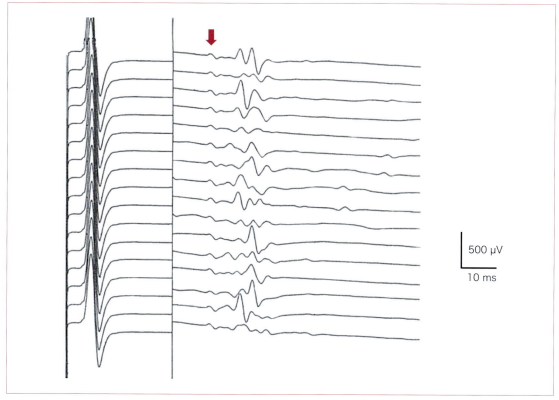

52 歳男性，脛骨神経刺激（母趾外転筋より導出）
同一波形の A 波（矢印）が等しい潜時で出現している．本例のように F 波の近くに出現すると，F 波の潜時を決めるのが難しくなる．

A 波

- F 波の手前に，潜時変化のない電位が認められる場合がある（❼）．
- 一般的に，A 波は軸索分岐の存在により出現する電位で，刺激による逆行性興奮伝導が分枝で別の軸索に順行性伝導して生じるとされている（❽ A）．
- 波形も潜時も変化しないが，刺激部位を変更した場合，軸索分岐よりも近位で刺激した際には出現しない（❽ B）．
- しかし，強刺激では，それぞれの軸索を逆行する興奮伝導が衝突することにより，A 波は消失する（❽ C）．
- 従来，健常者において A 波の出現は稀とされていたが，日本人は正座や胡坐による足首での潜在的な外傷性損傷を有し，健常成人であっても腓骨神経の A 波出現率の高いことが指摘されている．
- この場合の A 波は，上記のような中枢側での軸索分岐によるものではなく，足首での刺激部位よりも遠位に存在する脱髄あるいは再生神経由来の伝導遅延線維によるという．
- 同様に，脱髄または再生線維由来の，M 波から離れて出現する遅延電位を広義の A 波と捉える立場もある．

運動神経伝導検査での異常所見 ■ 59

❽ A 波の原理

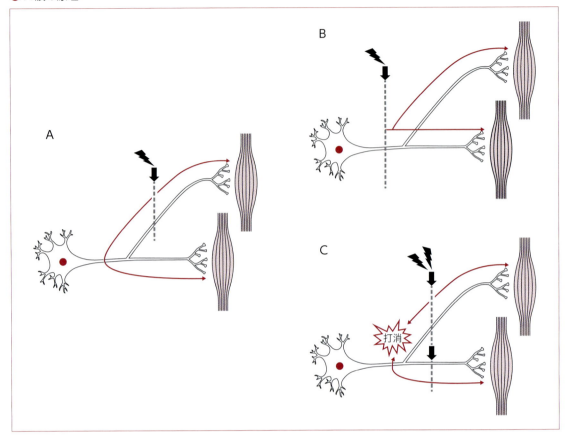

A 波は軸索分岐の存在により出現する電位で，刺激による逆行性興奮伝導が分枝で別の軸索に順行性伝導して生じるとされている（A）．
刺激部位を軸索分岐よりも近位にすると出現しない（B）．また，強刺激では，それぞれの軸索を逆行する興奮伝導が衝突することにより，A 波は消失する（C）．

末梢神経障害によらない異常所見

- 予想外の異常を認めた場合には，まず，技術面の問題を検討する．
- 刺激強度や記録電極の位置を正しく設定することは言うまでもない．
- また，皮膚温は伝導速度遅延に直結しており，皮膚温の低下で伝導速度は直線的に低下する．
- 皮膚温は局所の血流や発汗などの個体の内的要因および気温や湿度などの外的要因の影響を容易に受ける．
- 皮膚血流は自律神経系の血管運動神経に影響されるので，自律神経障害を有する患者の検査では特に注意が必要となる．
- また，M 波の波形は筋長の影響を受けるため，検査中は被検筋の肢位を等しく保つことも大切である．
- 伝導ブロックの所見が得られた場合には，Martin-Gruber 吻合のような神経走行の破格（anomaly）の可能性がないかどうかの検討も必要である．

❾ Charcot-Marie-Tooth 病（type 1 A）

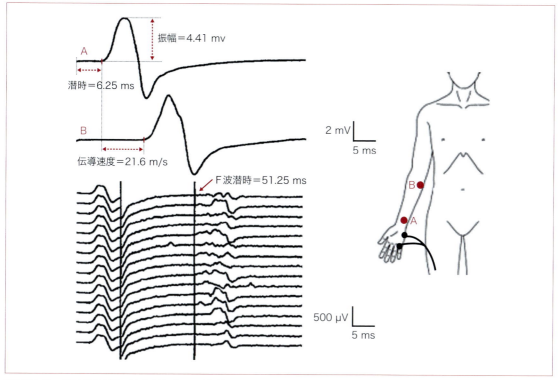

26 歳女性，尺骨神経刺激（小指外転筋より導出）
A：手首，B：肘管近位．
M 波および F 波の潜時延長と，M 波の振幅低下および伝導速度遅延を認める．手指に軽い力の入りづらさの自覚はあるが，徒手筋力テストでほとんど問題がない．

- M 波の振幅が低いのみという場合は，必ずしも末梢神経障害ではない．
- 生理的な現象としては，加齢の影響がある．
- 末梢神経は加齢に伴い軸索変性が進行し，その結果，若年に比してM 波の振幅低下が生じやすい．
- びまん性の軸索障害を示唆する結果の場合には，加齢の範疇なのか異常なのかを見極める必要がある．
- 低カリウム性周期性四肢麻痺の患者では，筋力低下のみられる時期にM 波の振幅が低下しており，筋力回復と共に振幅も改善する．
- 筋萎縮が目立たないのにもかかわらず振幅が著明に低い場合には，Lambert-Eaton 症候群の可能性があり，このような場合には反復刺激を追加したい．
- 脊柱管狭窄症や運動ニューロン疾患などで筋萎縮が生じている場合には，萎縮を反映したM 波の振幅低下を呈する．
- 大切なのは，M 波の振幅や面積と筋萎縮の程度や徒手筋力評価が見合っているかどうかである．
- 例えば，経過の長い末梢神経障害では，伝導速度遅延が著明であっても，M 波の振幅がある程度保たれていれば，筋力低下は生じない（❾）．
- 逆に，M 波の振幅が保たれているのにもかかわらず筋力が低い場合には，い

くつかの可能性が考えられる．刺激部位よりも近位側に異常がある末梢神経
障害の場合，脊髄前角よりも近位の脊髄や脳に障害がある場合（中枢性筋力
低下），さらには，心因性という可能性も考えられる．

● これらの場合には，F波や磁気刺激装置を用いた神経根刺激による近位側の
評価が有用である．

● また，心因性が疑われる場合には，筆者は末梢神経伝導検査によるM波や
F波の評価の次に，磁気刺激による大脳運動野刺激を加えている．

(榎本　雪，宇川義一)

■参考文献
● Kimura J. Electrodiagnosis in Diseases of Nerve and Muscle: Principles and Practice, 4 th edition, Oxford University Press, 2013
● 馬場正之ほか．臨床脳波 2007；49：369-372.

| 神経伝導検査 | nerve conduction study |

反復神経刺激検査 RNST

◆運動神経伝導検査と同様の手技を用い，神経刺激を反復して負荷をかけた際の神経筋伝導を評価する．

検査所要時間	15 分
患者の負担	連続電気刺激の痛みを伴う
対象となる症候	筋易疲労性，眼瞼下垂
想定される疾患	重症筋無力症，Lambert-Eaton 症候群

どのような検査か・なにが分かるか

- 反復神経刺激検査（repetitive nerve stimulation test：RNST）は神経筋接合部における神経筋伝導を評価する電気生理学的検査であり，運動神経を刺激して筋の活動電位を記録する．
- 運動神経伝導検査と同様の手技を用いるが，神経刺激を反復して行って負荷をかけた際の神経筋伝導を評価するものである．
- 神経筋接合部を侵す疾患が適応となるが，機能異常がシナプス前膜にあるか（Lambert-Eaton 症候群，ボツリヌス中毒など），シナプス後膜にあるか（重症筋無力症）によって異常所見のパターンが異なるため，神経筋伝導の生理について先に理解しておくと検査の全体像とそれぞれの病態を理解しやすい．
- ❶に神経筋伝導の概要を示す．神経筋伝導の第１段階は運動神経を伝わる電位（神経活動電位）が運動神経終末に到達することである．神経活動電位が神経終末に達すると，シナプス前膜 Ca チャネルが開口して，Ca イオンが流入する．この化学シグナルにより，シナプス小胞の貯蔵されていたアセチルコリンが一斉に放出される．このアセチルコリンがシナプス後膜の受容体（AChR：アセチルコリン受容体）に結合すると，受容器電位が発生する．この受容器電位の総和が閾値に達すると，筋膜の Na チャネルが開口して**複合筋活動電位**（compound muscle action potential：CMAP）が発生する．RNST ではこの CMAP を記録し，評価する．
- **Lambert-Eaton 症候群**は運動神経終末の Ca チャネルに対する自己抗体により，Ca イオンの軸索内流入（❶の②）が障害される疾患である．
- **ボツリヌス中毒**は毒素がシナプス小胞からのアセチルコリンの放出（❶の

❶ 神経筋接合部の構造と神経筋伝導

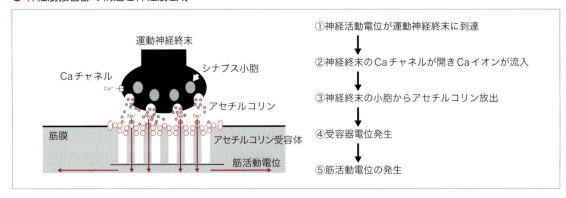

③）を阻害する疾患であり，シナプス前に病態がある点は共通している．
- 一方，**重症筋無力症**はシナプス後膜に存在するAChRに対する自己抗体により，AChRの数が減少し，その結果十分な受容器電位が発生しないためにCMAPが発生しないことになる．
- 重症筋無力症とLambert-Eaton症候群が代表的な神経筋接合部疾患であり，それぞれシナプス後膜，前膜に異常が生じることを理解し，さらにこれらの生理と病態を理解して検査を選択し，実施することが必要である．

重症筋無力症

- 重症筋無力症の診断は，日内変動を伴う眼瞼下垂などの典型的症状を有している場合には比較的容易であり，抗AChR抗体や抗筋特異的チロシンキナーゼ（muscle-specific tyrosinekinase：MuSK）抗体などの特異抗体が陽性の場合にはほぼ診断は決まるので，電気生理学的検査は診断を最終確認するために用いられる．
- しかし，両抗体が陰性の場合（double seronegative）には，神経筋接合部のシナプス後膜における機能異常を証明することが診断のためには必須となり，RNST，単一筋線維筋電図が必須となる．

低頻度刺激を用いるRNSTの手技
- 運動神経に連続して最大上の刺激を与え，CMAP振幅の変化を観察する．
- 重症筋無力症に対しては低頻度（2〜3 Hz）の刺激頻度を用いる点がポイントである．
- 末梢運動神経に二重刺激を加える場合に，刺激間隔が300〜500 ms（2〜3 Hz）では1発目の刺激により「動員可能なシナプス小胞」の数が減少し，かつシナプス小胞からのアセチルコリン補充が十分でないため，2発目に放出されるアセチルコリン量子数は減少し，受容器電位（終板電位）は低下する．

> もうひとつの重症筋無力症診断のための補助検査はテンシロンテストであるが，この結果判定は主観による．テンシロン投与で明確な改善が見られれば当然検査は陽性と判断されるが，改善度は必ずしも劇的でないことがあり，この場合には電気生理学的検査は必要となる．

- 連続刺激ではこれらの変化が重層していき4〜5発目の刺激で最小となる.
- AChRの数が減少していると，受容器電位が減少しているために，上記の影響を受けて一部の筋で活動電位が発生しなくなる（神経筋ブロック）．この現象を評価するのが低頻度刺激RNSTであり，重症筋無力症の診断に用いられる.
- 刺激間隔が15 ms以上100 ms未満（11〜70 Hz）になると，神経終末でのCaイオンの蓄積による小胞の放出確率の増加により，終板電位の増大（促通）が起こってしまう．そのために低頻度刺激（2〜3 Hz）のほうが，重症筋無力症の神経筋伝導障害をより鋭敏に検出することができる.
- 手技上，注意を要する点について以下に述べる.

経口抗コリンエステラーゼ薬の服薬を中止
- 当検査を行う際には検査12時間以上前から経口抗コリンエステラーゼ薬の服薬を中止しておく必要がある.

アーチファクトの影響
- 最も注意すべき点としては，筋収縮によるアーチファクトの影響がある.
- 当検査は神経を連続して刺激するため筋収縮が生じ，刺激を与える毎に刺激電極と記録電極のずれが生じる可能性がある．この動揺を最小限にするためには，被検筋を十分に固定する必要がある.
- 小手筋で行う場合には被検筋の関節運動を用手的に押さえて固定するのがよい．しかし僧帽筋や顔面筋の検査において用手固定は行えないため，電極の動揺による影響を考慮して結果判定を行う.

被検筋の温度
- 被検筋の温度はRNSTにおいて大切な要素であり，低温の際には偽陰性となる場合もあることが知られている．特に30℃以下であると，重症筋無力症患者であっても陰性と出る可能性が高いと言われている.
- これは，低温によりアセチルコリンエステラーゼ活性が低下することで微小終板電位（MEPP）が増大し，終盤電位（EPP）の振幅や持続時間が増大するためと考えられている.
- 特に遠位筋において検査を行う際には，温度に対する配慮が重要であり，表面温度をなるべく35℃に近い温度にすべきとされている.

RNSTを行う際の刺激強度
- RNSTを行う際の刺激強度は，神経伝導検査を行う際と同様に最大上刺激で行う必要があり，複合筋活動電位（CMAP）振幅が最大となる刺激強度の25％以上強い刺激強度で行う必要がある.
- 最大下刺激であるとそれだけでCMAP振幅が変動してしまうため，正確な結果判定が行えない.
- 刺激頻度としては，漸減現象（waning）を最も鋭敏にとらえられるのは2〜5 Hzとされており，それ以上であると漸減がかえって少なくなってしまう.
- 刺激回数は，漸減が4〜5発目まで生じることやJ-shapeあるいはU-shape

❷ **重症筋無力症症例の低頻度反復神経刺激検査**

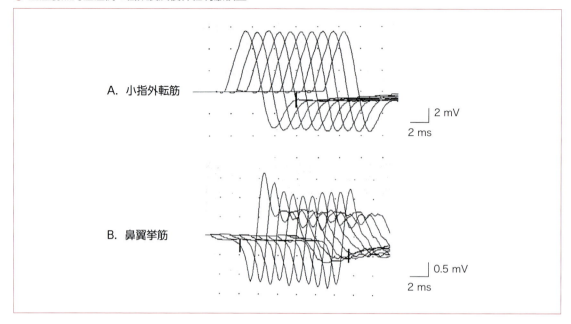

を確認するために,当院では10回の刺激をルーチンとして行っている.

同一筋で複数回検査を施行する際の注意
- 同一筋で複数回検査を施行する際には,AChのシナプス前膜貯留の回復を待つために十分な刺激間隔を確保する必要があり,検査間隔を30秒以上あけることが望ましい.

被検筋
- 被検筋としては,臨床的に近位筋や顔面筋がより侵されやすいことから,RNSTにおいて近位筋や顔面筋で検査を行ったほうが異常を検出しやすい.
- 神経筋伝導の異常を検出するためには,近位筋や顔面筋を含む複数の筋で検査を行うことが望ましい.鼻翼挙筋,僧帽筋,小指外転筋の3筋をルーチン検査とすることが多い.

正常波形と異常波形

- ❷に重症筋無力症患者における波形を示す.上記のように小手筋では異常検出率が低いので3Hzで10回刺激してもCMAP振幅の変化は認められず,波形は正常である.
- 鼻翼挙筋では減衰現象が認められており,4回目刺激で32%の振幅低下が認められた(正常<10%).
- 重症筋無力症において典型的な漸減は,2発目の刺激からCMAP振幅が減衰し始め,4あるいは5発目まで滑らかな減衰をとり,その後1発目の振幅に戻っていくU-shapeの形をとる(❷B).
- この他にも,4あるいは5発目で最低となり,その後一定となるJ-shapeの

形をとることがある.

- 減衰様に見える波形が神経筋伝導異常によるものかどうか判断に迷う場合,以下のことを参考にするとよいとされている.

再現性：30秒休息の後に同様に検査を行った際に,同様の減衰が見られる

減衰パターン：U-shapeあるいはJ-shapeの形をとり,急にCMAP振幅が低下したり,不規則な形をとることがない

筋収縮後の減衰率の改善：被検筋の強収縮を行った後にRNSTを行った際,重症筋無力症ではCMAP減衰率が一過性に改善し,数十秒でまた元の減衰率に戻っていく

テンシロンテスト：テンシロンの静注を行った際に,減衰が減少あるいは消失する

- 重症筋無力症におけるRNSTの感度は,全身型で約70～80％,眼筋型で約40％とされている.すなわち感度が十分に高いとは言えない.筋無力症が疑われて,RNSTで異常が検出されない際には,より感度の高い単一筋線維筋電図を行うべきである（感度＞90％）.

Lambert-Eaton 症候群

- Lambert-Eaton症候群では,下肢近位筋の脱力感を訴えることが多く,重症筋無力症とは臨床症状が異なる.また神経学的所見では徒手筋力テストで正常なことがあり,四肢腱反射が消失していることも大きな特徴である.
- これらは以下に述べる電気生理学検査所見とよく一致している.
- ❸にLambert-Eaton症候群患者における検査所見を示す.❸Aは慣習的に行われてきた高頻度刺激（20 Hz）における典型的漸増（waxing）現象である.この場合には振幅は10倍以上（1,000％ waxing）で明らかな陽性所見である.
- 異常のカットオフ値は25～100％のCMAP振幅増大とされており,200％以上では確実に陽性である.
- 1発目の刺激に対するCMAP振幅は非常に低下しており,臨床的に腱反射が消失することと合致している.
- 近年は高頻度電気刺激の代わりに,随意収縮負荷後にCMAP振幅増大が認められることで疼痛を伴う高頻度刺激による検査を避けることが推奨されている（❸B）.
- 最大随意収縮時の運動ニューロンの発射頻度は筋によって異なるが10～30 Hzとされており,小手筋支配の運動ニューロンでは約30 Hzであるため,これを高頻度刺激の代用とできる.
- 10秒間の被検筋の最大収縮によりCMAPが100％以上増大すれば,確実に陽性であると言ってよい.
- なお,Lambert-Eaton症候群では重症筋無力症と同様に低頻度刺激での減衰現象が認められることは知っておく必要がある.

反復神経刺激検査 ■ **67**

❸ Lambert-Eaton 症候群症例の高頻度反復刺激試験・随意収縮

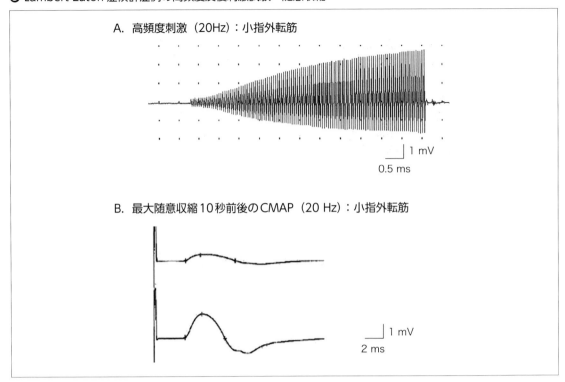

まとめ

- RNST の感度は十分とはいえないが，陽性であれば重症筋無力症の診断を支持する所見となる．また治療効果の判定において客観的・定量的評価となる．
- 臨床的に重症筋無力症が疑われて RNST が陰性の場合には，より感度の高い単一筋線維筋電図を行うべきである．
- Lambert-Eaton 症候群においては高頻度刺激 RNST よりも随意収縮負荷が主流となってきており，これが陰性であったり，随意収縮がしにくい場合には電気刺激を用いることになる．
- いずれの場合にも臨床症状との総合判断でどの検査法を選択するかを決めるとよい．

（桑原　聡）

■文献
1) Oh SJ, et al. *Muscle Nerve* 1992 ; 15 : 720-724.
2) AAEM Quality Assurance Committee. American Association of Electrodiagnostic Medicine. *Muscle Nerve* 2001 ; 24 : 1236-1238.

| 神経伝導検査 | nerve conduction study |

感覚神経伝導検査の基本

◆感覚神経線維に電気刺激を与え，順行性あるいは逆行性に伝導した活動電位を記録，評価する．

検査所要時間	1神経について10〜20分．刺激部位の数や被検神経の障害度によって増減する
患者の負担	電気刺激による痛み，至適検査姿勢の維持
対象となる症候	感覚低下，しびれ，痛み
想定される疾患	外傷，腫瘍，糖尿病，手根管症候群，Sjögren症候群，Charcot-Marie-Tooth病，薬物中毒

感覚神経伝導検査の適応

● 感覚神経伝導検査（sensory nerve conduction study: SNCS）は，患者の自覚症状や神経学的検査から感覚神経障害が疑われる場合に，その神経症状を客観的に評価するために行われる．

● SNCSによって，感覚神経障害の存在とその分布が明らかとなり，症例によっては臨床症状からは検出できなかった潜在性病変が検出されることもある．

● 病変の有無や局在だけでなく，その重症度や病理を推定することもできる．

● 治療介入した場合は，治療効果や予後予測にも役立てることができる．

検査機器と準備

筋電計

● **感覚神経活動電位**（sensory nerve action potential：SNAP）の記録は1940年頃から報告されている．当時は手指に巻いた電極で手指の神経を電気刺激し，皮膚表面に置いた電極からアナログデータとしてSNAPが記録された．

● 近年，コンピュータ技術の発展によってアナログデータであるSNAPはデジタル化されるようになったため，記録された電位の増幅，加算，表示，記録は筋電計内でデジタル化されて処理されるようになった．

● 現在，市販の筋電計は入力ボックス，電気刺激装置，スピーカなどを含めて電気生理学的検査に必要な装備が全て組み込まれた一体型になっている．

安全管理

● 筋電計は多くの電力を必要として稼働しているが，筋電計には接地（アース）電極が常設されているので，検査前に接地が行われているか確認するこ

とが重要である.

- 接地されていれば，筋電計に発生した余剰電流が生体に流れることはない.
- 生体に有害な過剰電流が流れる危険は，刺激装置から電流が流れる場合と筋電計から発生した電流が記録電極を通して流れる場合が考えられる. このため，刺激装置には一定の電流以上の電流が発生しないように上限が設けられている.
- 記録回路と刺激回路は直接的につながっていないため，仮に刺激回路で過剰電流が発生したとしても記録側から生体に過剰電流が流れない仕組みになっている.
- 通常の臨床検査で用いる刺激強度では生体に有害事象は起きないが，心臓ペースメーカーには影響を与えることがあるので注意を要する.
- 直接心臓に達する導線（カテーテル）が挿入されている症例では，導線近くで電気刺激を行った際に心臓を電気刺激してしまうかも知れないので注意が必要である.

温度管理

- 正確な所見を得るため被検肢の温度管理も重要である.
- 皮膚温が1℃変化すると，遠位潜時は0.2 ms，伝導速度は2～3 m/s（当該伝導速度の4%）変化すると考えられている.
- このため，非接触型の温度計などで検査部位の皮膚温をモニターする必要がある.
- 検査室温を調節し，皮膚温が低い時は，ブランケットで検査肢をくるんだり、ヒーターやドライヤーで検査部位を温める.
- 寒冷地では、局所の皮膚温低下を防ぐために全身を温めることもある.
- 手掌の皮膚温で33℃，足部外果で30℃以上が目標温度とされており，一般に検査部位にかかわらず皮膚温が32℃以上であれば低温による影響は考慮しなくてよいと考えられている.

刺激と記録

刺激電極

- 一般的には，陰極－陽極が2～3 cmの間隔で固定された双極刺激装置で被検神経を皮膚表面から電気刺激する.
- 刺激部位は水分を含ませたフェルトや金属製の突起になっている.
- 陰極を被検神経上に置き，陽極は陰極よりも記録電極から遠い部位に置く.
- 神経軸索の脱分極は陰極直下で生じ，そこから神経の興奮が始まる. 陽極は必ずしも神経走行上に置く必要はない.
- 電気刺激には通常持続時間0.1～0.2 msの矩形波を用い，最大のSNAPが導出できる電流値で刺激する.
- 現在市販されている筋電計には電流規定型の電気刺激装置が装備されてお

70 ■神経伝導検査

❶ 尺骨感覚神経活動電位の順行性記録と逆行性記録

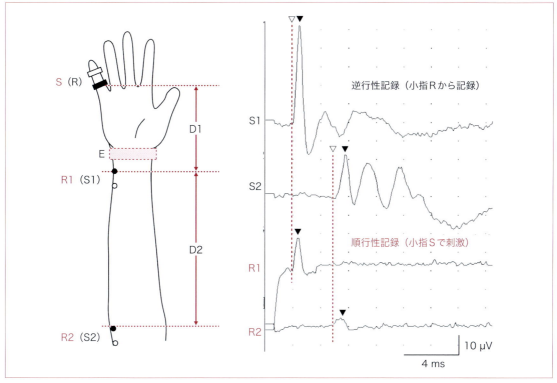

順行性記録では，小指（S）で尺骨神経を刺激し，手根部（R1）と肘部（R2）の表面電極から感覚神経活動電位（SNAP）を記録している．
逆行性記録では，手根部（S1）と肘部（S2）で尺骨神経を刺激することによって小指のリング電極（R）からSNAPを記録している．
どちらも平均加算は行っていない．
SNAPの立ち上がり潜時（▽）や頂点潜時（▼）に差はないが，SNAPの振幅は順行性の方が小さい．
D1，D2は電極間距離を表しており，それぞれの区間の伝導速度を計算する時に用いる（❼参照）．シグナルアース電極（E）は刺激電極と記録電極の間に設置することが望ましい．

り，興奮閾値や最大刺激強度を電流値でモニターできる．

記録電極
- SNAPは通常表面電極で記録する．
- 形状には指に巻き付ける型の**リング電極**と皮膚表面に付着させる**円板電極**がある．どちらも刺激電極あるいは記録電極として使用可能で，刺激電極として使用する場合も記録電極として使用する場合も，陰極と陽極の一対の電極として用いる．

順行性記録と逆行性記録
- 本来，感覚神経は末梢から中枢に向かって興奮を伝える役割を持っている．
- しかし，感覚神経線維を1か所で電気刺激した場合，軸索の興奮は両方向性に生理的な方向（順行性）にも非生理的な方向（逆行性）にも跳躍伝導する．
- ❶に両刺激法で記録した尺骨神経SNAPの例を示す．

感覚神経伝導検査の基本 ■ 71

❷ 感覚神経活動電位の平均加算

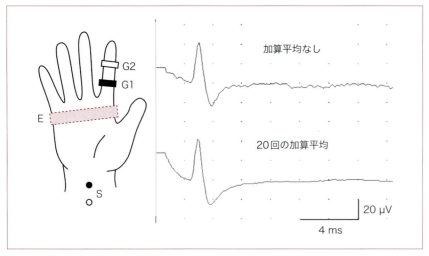

逆行性に記録した正中感覚神経活動電位（SNAP）を示す．
上段は加算平均なしで，下段は20回の加算平均を行っている．その他の刺激や記録条件は同一である．
10～20回の加算平均を行うと不要なノイズ（基線のゆれ）が軽減され，S/N比（本当のシグナルとノイズの比率）が改善される．
G1：探査電極，G2：基準電極，E：シグナルアース電極，S：刺激電極．

- 尺骨神経は運動線維と感覚線維の混合神経であるから，逆行性に刺激して手指からリング電極でSNAPを記録した場合はSNAPの後半に**複合筋活動電位**（compound muscle action potential：**CMAP**）が混入する．
- 順行性刺激であればCMAPの混入はなく，アーチファクトが少ないSNAPが導出できる．
- 逆行性記録時の刺激部位であった手根部のS1と肘部のS2は，順行性記録ではそれぞれ記録部位R1，R2となる．
- 前腕の皮膚上に設置された順行性記録の表面電極（❶のR1，R2）は手指に設置された逆行性記録時のリング電極（❶のR）に比べて尺骨神経までの距離があるため，順行性SNAPの方が逆行性SNAPよりも振幅が小さく導出される．
- 順行性でも逆行性でも，❷のように10～20回の加算平均を行うと不要なノイズが軽減され，S/N比（本当のシグナルとノイズの比率）が改善される．

正常記録

波形，潜時，振幅

- SNAPの波形は被検神経と記録電極の位置関係によって大きく変化する．
- 探査電極（G1）を神経上に，基準電極（G2）を2～3cm離して設置する順行性記録では，SNAPは陽性−陰性−陽性の三相波になる（❸）．
- 順行性SNAPの潜時は刺激から最初の陽性頂点までを測定する（❸のL）．

❸ 順行性感覚神経活動電位の波形，潜時，振幅

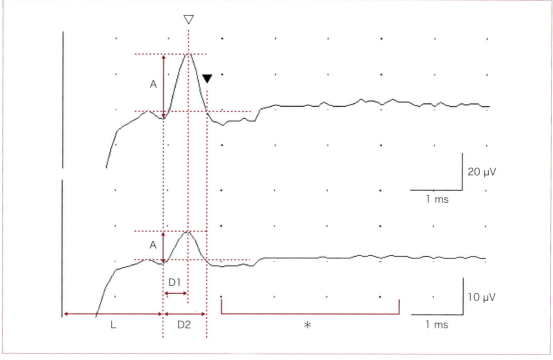

小指刺激によって順行性に手根部から記録した尺骨感覚神経活動電位（SNAP）を示す．
上段下段は表示感度を変えた同一波形であり，❹と同一神経である．
SNAP は陽性‐陰性‐陽性の三相波であり，潜時（L）は刺激から最初の陽性頂点までを測定する．
振幅（A）は最初の陽性頂点から次の陰性頂点までを測定する．
持続時間（D）は，SNAP の起始から陰性頂点（▽）まで（D1）か，陰性頂点から下降した電位が基線を横切る交点（▼）まで（D2）で計測する．
陰性頂点後の下降相以降は持続時間を計測するための基準点を設定しにくい（*）．

- 振幅は最初の陽性頂点から次の陰性頂点までを測定する（❸のA）．
- 持続時間は，SNAP の起始から陰性頂点（❸の▽）まで（❸のD1）か，陰性頂点から下降した電位が基線を横切る交点（❸の▼）まで（❸のD2）で計測する．
- 陰性頂点後の陽性頂点や最終的に波形が基線に復する点までを持続時間として計測することもあるが，しばしば同定しづらいことがある（❸の*）．
- 一対のリング電極を手指に巻いて記録する逆行性 SNAP は初期陰性の二相波になる（❹）．
- 逆行性 SNAP の潜時は刺激から SNAP の立ち上がりまでを測定する（❹のL）．
- 振幅は基線から陰性頂点までを測定する（❹のA）．
- 持続時間は，SNAP の起始から陰性頂点（❹の▽）まで（❹のD1）か，陰性頂点から下降した電位が基線を横切る交点（❹の▼）まで（❹のD2）で計測する．
- 陰性頂点後の下降相以降は筋電位の混入もあり，順行性記録と同様に持続時

❹ 逆行性感覚神経活動電位の波形，潜時，振幅

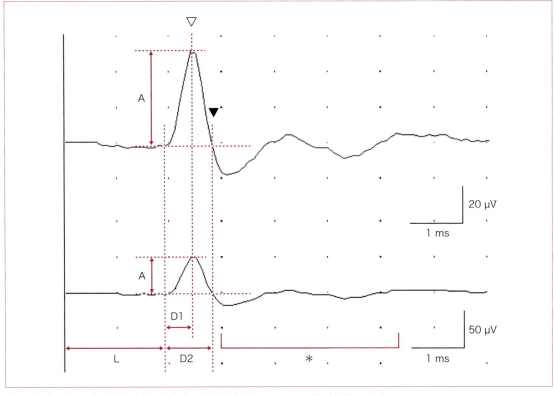

手根部刺激によって逆行性に小指から記録した尺骨感覚神経活動電位（SNAP）を示す．
上段下段は表示感度を変えた同一波形であり，❸と同一神経である．
逆行性 SNAP の潜時は刺激から SNAP の立ち上がりまでを測定する（L）．
振幅は基線から陰性頂点までを測定する（A）．
持続時間（D）は，SNAP の起始から陰性頂点（▽）まで（D1）か，陰性頂点から下降した電位が基線を横切る交点（▼）まで（D2）で計測する．
陰性頂点後の下降相以降は持続時間を計測するための基準点を設定しにくい（＊）．

間を計測するための基準点を設定しにくい（❹の＊）．
- G1とG2の電極間距離が短くなると，それに伴ってSNAPの振幅が低下する（❺）．
- 特に，リング電極を用いて逆行性SNAPを導出する場合は，検査中に手指が曲がってG1-G2の距離が短くなることがあるので注意を要する．

刺激の強さ
- SNAPの記録には最大上刺激を用いるが，通常SNAPの最大上刺激強度はCMAPのそれよりも低値である．
- したがって，逆行性にSNAPを記録する場合には，最大上の刺激強度から不必要に刺激強度を強めないことに留意する．
- ❻は手根部刺激によって小指から逆行性に記録された尺骨神経SNAP（▼）である．
- 上段から順に刺激が強くなっているが，最上段は尺骨神経支配筋の筋収縮閾

❺ 電極間距離の変化

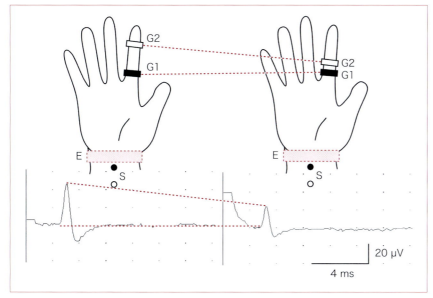

逆行性に示指から記録した正中感覚神経活動電位（SNAP）である．
左右は同じ最大上刺激であるが，右の方が電極間距離が短いために低振幅に記録されている．
記録中に指が曲がって電極間距離が短縮すると，同様の変化が起こる．
G1：探査電極，G2：基準電極，E：シグナルアース電極，S：刺激電極．

❻ 最大上刺激

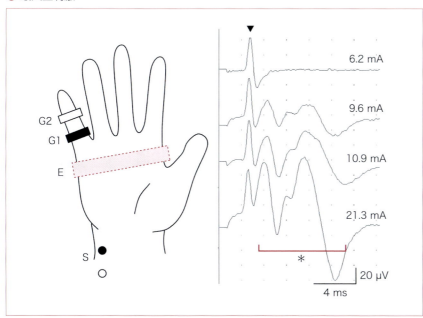

逆行性に記録された尺骨感覚神経活動電位（SNAP，▼）である．
上段から順に刺激が強くなっているが，最上段は尺骨神経支配筋の筋収縮閾値以下の刺激強度で，筋電位の混入はみられない．
2段目の刺激強度から筋電位の混入（＊）がみられ始め，再下段のように筋収縮が強く起こった場合は SNAP の後方に大きな筋電位が重畳している．
刺激強度を上げても振幅はほとんど増加しておらず，すでに最上段で最大上刺激になっていることがわかる．
G1：探査電極，G2：基準電極，E：シグナルアース電極，S：刺激電極．

❼ 感覚神経伝導速度の測定

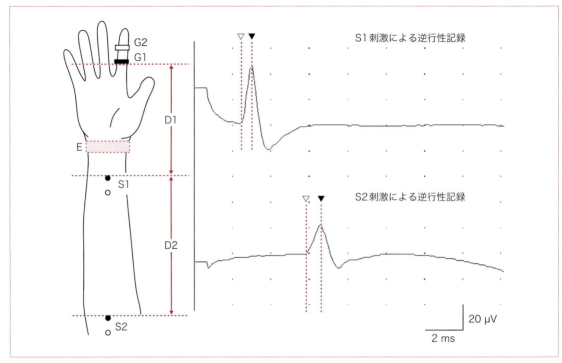

手根部刺激（S1）によって示指から逆行性に記録された二相性の正中感覚神経活動電位（SNAP）が上段に，肘部刺激（S2）によって記録されたSNAPが下段に示されている．
手根部から示指までの感覚神経伝導速度（SCV）を測定する場合は，S1からG1までの距離（D1）をS1刺激のSNAPの立ち上がり潜時（▽）で除して算出する．
肘部から手根部までのSCVを測定する場合は，S1からS2までの距離（D2）をS1刺激とS2刺激のSNAPの立ち上がり潜時（▽）の差で除して算出する．
もし陰性頂点（▼）を用いてSCVを算出すると，最大伝導速度が算出できない．
E：シグナルアース電極．

値以下の刺激強度で，筋電位の混入はみられない．
- 2段目の刺激強度から筋電位の混入（❻の＊）がみられ始め，再下段のように筋収縮が強く起こった場合はSNAPの後方に大きな筋電位が重畳する．
- 病的な状態でなければ，感覚神経の閾値は運動神経の閾値よりも低いので，筋電位が出現する前にSNAPはほぼ最大振幅になる．したがって，❻のように刺激強度を上げてもSNAP振幅は最上段の記録からほとんど増加しない．

感覚神経伝導速度の測定

- SNAPは記録電極直下での活動電位なので，潜時がそのまま刺激点からの伝導時間になる．したがって，1か所の刺激で伝導速度が計算できる．
- ❼に正中神経の逆行性SNAPの記録を示す．
- 手根部刺激（S1）によって示指から逆行性に記録された二相性のSNAPが上段に，肘部刺激（S2）によって記録されたSNAPが下段に示されている．
- 手根部から示指までの感覚神経伝導速度（sensory nerve conduction

❽ 手根部でのインチング法

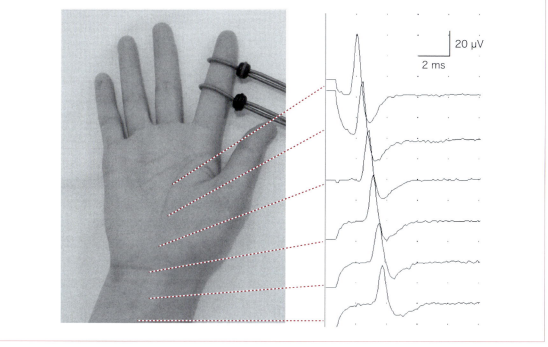

手根部でのしわを目印にして，それより遠位にあるいは近位に 2 cm ずつ正中神経の走行に沿って刺激点（点線）をずらしながら，示指に装着したリング電極から逆行性に正常の正中感覚神経活動電位（SNAP）を記録している．記録部位から刺激点が遠ざかるほど，SNAP の振幅は低下し，持続時間が延びる．

velocity：SCV）を測定する場合は，S 1 から G 1 までの距離（D 1）を S 1 刺激の SNAP の立ち上がり潜時（▽）で除して算出する．
- 肘部から手根部までの SCV を測定する場合は，S 1 から S 2 までの距離（D 2）を S 1 刺激と S 2 刺激の SNAP の立ち上がり潜時（▽）の差で除して算出する．
- SCV を算出する際に陰性頂点（▼）の潜時は通常用いない．なぜならば，SNAP の起源である感覚神経線維には，伝導の速い線維と遅い線維が混在しているので，刺激電極が記録電極から離れていくと，それに伴って SNAP の立ち上がり（▽）と陰性頂点（▼）の時間が広がるからである．
- もし陰性頂点を用いて SCV を算出すると，最大伝導速度が算出できない．これは順行性記録であっても同様である．

生理的な時間的分散
- SNAP は持続時間が数 ms であり，持続時間が 10 ms 以上になる CMAP とは大きく異なる．この持続時間の差は生理的な時間的分散の差に表れる．
- すなわち，SNAP は刺激電極と記録電極の距離が離れていくと，刺激された感覚神経線維毎の伝導のずれ（時間的分散）よって，SNAP の振幅が低下し，持続時間が延びていく（❽）．

❾ 生理的な時間的分散

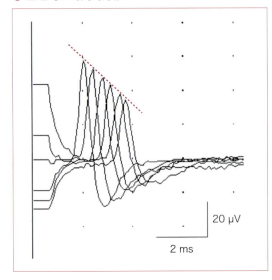

❽で記録された正中感覚神経活動電位（SNAP）のスーパーインポーズである．
点線で示すように，正常な神経でも記録電極から刺激点が離れるにしたがって SNAP の振幅は直線的に低下しているのがわかる．

- 生理的な状態では，刺激電極と記録電極の距離に比例して，電位低下の傾きが直線的である（❾）．
- 直線の傾き具合は異常判読の目安にはならない．
- たとえば，肘刺激の SNAP 振幅が手首刺激の SNAP 振幅の半分であるようなことは健常被検者でもしばしば経験する．しかしながら，この直線的な変化がくずれ，階段状に変化した場合は病的であると考えられ，階段状に変化した部位が病変部位であると特定できる．
- ❽や❿のように，一定の間隔で刺激部位をずらしていき，この直線的な SNAP の変化がくずれた部位を障害部位として特定する方法をインチング法と呼ぶ．
- 刺激電極と記録電極の距離によって，SNAP の波形が異なるため，それぞれの施設で当該距離を一定にし，潜時，振幅，持続時間の標準値を設定しなければならない（⓫）．

ルーチン検査の被検神経と標準的な電極配置

- 上肢では，正中神経，尺骨神経，橈骨神経が，下肢では，腓腹神経，浅腓骨神経が一般的な感覚神経伝導検査の被検神経となる．
- 以下に，標準的な電極配置を記載するが，SNAP を判読する際には，順行性記録と逆行性記録の差異を理解し，刺激法，記録電極の設置部位，加算平均回数を一定にした施設標準値を構築することが重要である．

①**正中神経**
仰臥位，前腕回外位
【逆行性（❷，❼）】

❿ 肘部でのインチング法

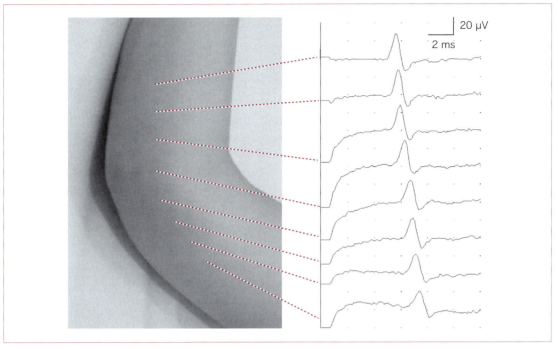

インチング法での正常な尺骨感覚神経活動電位（SNAP）の変化を示す．
上が前腕側で下が上腕側である．
点線は2cm間隔の刺激点を表している．
SNAPの振幅や持続時間が連続的に変化しているのは容易に判読できる．
個々のSNAPの立ち上がり潜時差と短い距離間隔から伝導速度を計算すると，大きな誤差を生じやすいので注意する必要がある．

　　　記録電極：示指．リング電極か皿電極．G1：基節骨近位；G2：中節骨中央
　　　　　　　　から遠位．
　　　刺激電極：手関節部，肘部
　　　【順行性】
　　　記録電極：手関節部（G1, G2双極）
　　　刺激電極：示指
②**尺骨神経**
　　　仰臥位，前腕回外位
　　　【逆行性（❶, ❻）】
　　　記録電極：小指．リング電極か皿電極．G1：基節骨近位；G2：中節骨中央
　　　　　　　　から遠位．
　　　刺激電極：手関節部，肘部
　　　【順行性（❶）】
　　　記録電極：手関節部（G1, G2双極）
　　　刺激電極：小指

感覚神経伝導検査の基本 ■ 79

❶ 腓腹感覚神経伝導検査

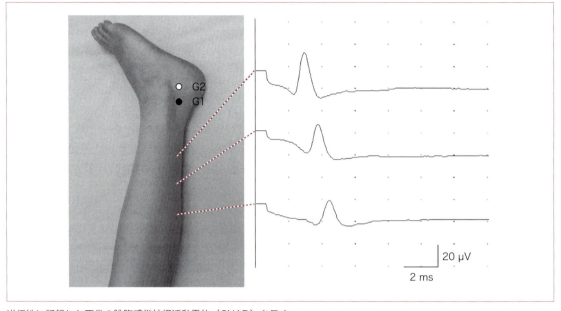

逆行性に記録した正常の腓腹感覚神経活動電位（SNAP）を示す．
記録電極（G1, G2）は 3 cm 間隔で外果後方に設置している．
点線は腓腹神経の走行に沿った刺激部位を表しており，上から順に G1 から 10 cm，14 cm，18 cm の部位である．
いずれも最大上刺激での SNAP であるが，G1 からの距離が延びると有意に振幅が低下している．

③ 橈骨神経

仰臥位，前腕回内位

【逆行性】

記録電極：G1：橈骨神経が解剖学的嗅ぎタバコ入れの長母指伸筋腱上を通る点；G2：G1 より 3 cm 遠位，または，母指リング電極装着（G1：母指基節骨近位；G2：G1 より 2 cm 遠位）

刺激電極：前腕部（G1 より 10～15 cm 近位の橈骨上），肘部

【順行性】

記録電極，刺激電極を逆行性記録と逆に設置する．

④ 腓腹神経

仰臥位，腹臥位

【逆行性（❶）】

記録電極：G1：外果後方；G2：G1 より 3 cm 遠位．

刺激電極：G1 より 14 cm 近位でアキレス腱外側縁．より近い位置から刺激すると，より大きな SNAP が記録される（❶）．

⑤ 浅腓骨神経

仰臥位

【逆行性】

記録電極：G1：内果と外果と結ぶ線の中点；G2：G1 より 3 cm 遠位．

刺激電極：G 1 より 12 cm 近位で腓骨前面.

● 感覚神経伝導検査の適応となる疾患は多く，確定診断に至る過程で必須の臨床神経生理検査となることも多い．一般に検査所要時間は短く，患者負担も少ない検査だが，正確な検査を行うために，温度管理の重要性，至適な電極配置と刺激条件，順行性記録と逆行性記録の利点・欠点，正常波形の特徴について理解する必要がある.

（今井富裕）

■**参考文献**
● 馬場正之. 神経電気診断の実際（園生雅弘，馬場正之編），星和書店；2004. pp 1-31.
● 木村淳，幸原伸夫. 神経伝導検査と筋電図を学ぶ人のために　第 2 版，医学書院；2010. pp 53-200.
● 橋本修治. 臨床電気神経生理学の基本，診断と治療社；2013. pp 108-127.

感覚神経伝導検査の基本 ■ 81

神経伝導検査　nerve conduction study

感覚神経伝導検査での異常所見

- 感覚神経伝導検査はニューロパチーの診断や評価において重要であるが，運動神経に比べ振幅や形態の分析が難しい．
- これは電位が小さいため記録が運動神経ほど容易でないからである．
- 脱髄があれば時間的分散が大きくなり伝導速度は低下する，軸索変性が主体なら振幅は小さくなるが伝導速度は比較的保たれる，という原則は同じであるが，感覚神経には運動神経の伝導検査とは異なる特徴がある．
- 本稿では病態理解に必要な複合感覚神経電位記録の基礎的な原理を示し，診断上陥りやすい間違いや注意点について述べる．

Lecture　末梢神経障害の分類と神経伝導検査

　末梢神経障害の病態は大きくいって二つに分類される．
　一つは脱髄あるいは髄鞘形成不全でもう一つは軸索変性である．
　感覚神経の脱髄ではしびれや異常感覚，高度であると感覚脱失を生じる．軸索変性を生じると感覚神経では感覚低下を来たし，運動神経では筋萎縮を生じる．軸索変性はさらに軸索そのものが障害されるものと，ニューロンの細胞体が障害された結果として軸索変性を生じる場合がある（❶）．実際の病態では両者が混じりあっていることも多い．
　末梢神経障害を障害の分布からみると単神経障害，ポリニューロパチー，多発性単神経障害に分けられる（❷）．
　単神経障害は単一の神経のみが障害されるもので，手根管症候群やBell麻痺はその代表である．
　日常遭遇することの多いポリニューロパチーとしては，糖尿病性ポリニューロパチー（DPN），Guillain-Barré症候群（GBS）や慢性炎症性脱髄性ポリニューロパチー（CIDP）といった脱髄性のニューロパチー，さらにアルコールや尿毒症，薬剤にともなう軸索変性によるポリニューロパチーがある．これらはいずれも多少の左右差はあるとしても比較的左右対称のものが多い．
　ポリニューロパチーと鑑別が必要なニューロパチーとしては多発性単神経障害がある．これは血管炎などを背景として，いくつかの末梢神経が個別に障害される形の神経障害で血管炎の場合は軸索障害パターンをとることが多い．
　DPNでは下肢の末梢から始まる感覚運動神経障害を示すことが多く，伝導検査でも腓腹神経や脛骨神経の障害が先ず出現する．腓腹神経のSNAPは容易に低振幅になる．
　神経伝導検査はその病態が局所的か，びまん性か，障害の性質が軸索変性か脱髄か，その分布はどうかなどの情報を得ることにより診断に役立てることが目的である．

❶ 障害機序による末梢神経障害の分類とその代表的疾患

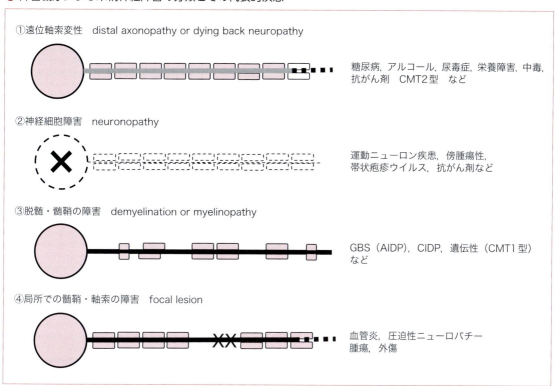

❷ 障害の分布からみた末梢神経障害の分類

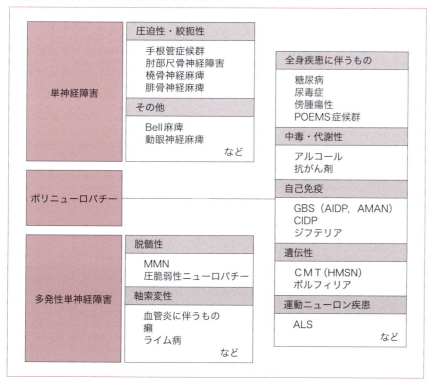

感覚神経伝導検査での異常所見 ■ 83

感覚神経の複合活動電位は
どのような病態を反映しているか

- 通常の神経伝導検査で記録している感覚電位は大径有髄線維であり小径有髄線維や無髄線維は記録できない.
- これは電位が小さくまた伝導速度が遅いため時間的な分散が大きく, 表面からでは記録が不可能なためである. したがって温痛覚に関わるような細い感覚線維の情報を直接神経伝導検査で知ることはできず, 大径有髄線維の障害から間接的に推定するにとどまる.
- ジンジンする, しびれる, 痛みといった陽性症状（刺激症状）は神経の過興奮を示しており, 必ずしも神経伝導の障害を反映しているわけではない.
- SNAP異常が直接的な関連をもつのは検査する神経の領域の末梢神経障害に起因する深部感覚や触覚の低下, 腱反射の低下である.

感覚神経伝導検査は
複合神経活動電位を記録している

- 運動神経伝導検査では神経筋接合部を介して生じた複合筋活動電位を記録しているが, 感覚神経では神経の活動電位を直接記録している（❸）.
- 1本の大径有髄神経に由来する電位は小さいため, 皮膚表面から記録することは不可能であるが, 数百本の神経線維が束になり, 同期した活動電位が発生すると, 表面電極や皮下に置いた針電極から複合神経活動電位を記録することが可能となる.
- なお小径有髄線維や無髄線維の場合は, 電位が小さいことと伝導速度が遅いことによる伝導時間のばらつき（時間的分散）が大きいことの二つの理由で表面電極では記録できない.
- ❹に正中神経の運動神経刺激による複合筋活動電位（CMAP）と逆行性感覚（混合）神経刺激による複合感覚神経電位（SNAP）を示す.
- 振幅のスケールの違いに注意してみてみるとCMAPは, 振幅がSNAPの100倍以上, 持続時間が5倍位であることがわかる. この結果CMAPは記録が容易だがSNAPは刺激アーチファクトやノイズが相対的に大きくなり記録が難しくなる. ではなぜこのように振幅に大きな違いが出るのだろうか.
- 「複合」とは, たくさんの神経を同時に刺激して生じる総和のことで, 原理的には個々の神経で生じる電位（unit potential）の単純加算波形となる.
- 感覚神経の場合は, 神経線維の電位を直接表面電極で記録しているので, 1本1本の感覚神経活動電位の総和となる（❸）.
- 1本1本の感覚神経活動電位を表面電極で記録してもあまりに小さいためにノイズに隠れてしまいわからないが, 伝導速度や近接記録のデータから持続

❸ 複合感覚神経活動電位（SNAP）

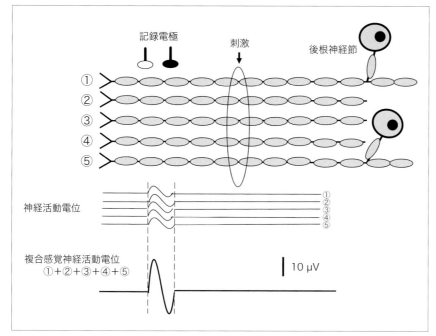

感覚神経は，運動神経と異なり神経の活動電位が直接反映される．電気刺激により発生した，よく同期した各神経線維の活動電位の総和を複合感覚神経活動電位として記録している．したがって運動神経での複合筋活動電位に比べ数百分の一程度の振幅となる．

❹ CMAP と SNAP

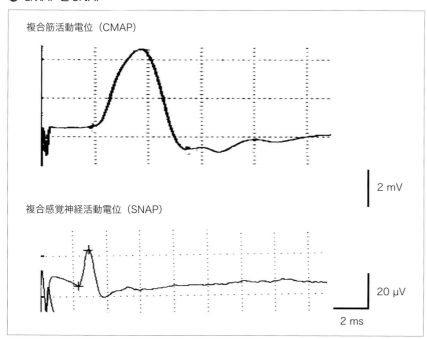

SNAP は CMAP に比べ振幅は数百分の一，持続時間も五分の一程度である．

感覚神経伝導検査での異常所見 85

時間は 1 ms 程度のきわめて短い電位と推定されている.

- 一方, 筋を支配する神経を 1 本刺激すると, これによって生じる電位は 1 本の神経が筋内で枝分かれの末に支配する筋線維の個々の電位の総和となる.

- すなわち軸索を 1 本刺激すると, 多数の筋線維が同時に興奮することになる.

- 筋線維の筋膜上で発生する活動電位は伝導速度が 3～5 m/s 程度と, 神経線維に比べて 10 分の 1 以下と遅く, したがって電極で記録される活動電位の持続時間は長くなる.

- これらの結果, 1 本の軸索刺激による誘発電位, すなわち運動単位電位は 0.1 mV 程度と大きく, 持続時間も長くなる.

- この運動単位電位が数個から数百個複合したものが CMAP である.

感覚神経では時間的分散の影響を大きく受ける

- ❺は運動神経と感覚神経を手掌, 手首, 肘, 腋窩で刺激した誘発電位であるが CMAP は刺激部位により電位の振幅や形にほとんど変化がないのに, SNAP は近位で刺激するにつれて小さくなる[1]. なぜだろうか. 刺激と記録電極の距離が長くなるとどうなるかを考えてみる.

- 神経伝導検査では電気刺激により神経線維束をすべて一斉に興奮させ, 活動電位を発生させる. 各線維の伝導速度にはかなりのばらつきがあり 40 m/s から 70 m/s 位まで分布するため, 神経を伝導するとたとえば一番速い線維と一番遅い線維の時間差は伝導距離が 5 cm では 0.5 ms であるが 20 cm では 2.1 ms となる. この差は運動神経でも感覚神経でもほとんど変わらない.

- 神経伝導検査で記録しているのは複合活動電位であり, ❸で示したように個々の神経線維あるいは筋線維の電位の和である.

- 潜時のばらつきの絶対時間が同一でも, 運動神経（筋線維）と感覚神経では個々の電位の持続時間が異なるため, ばらつきの影響が大きく異なってくる.

- ❻は筋電位と感覚神経電位が形成する複合電位を, 3 本の電位に単純化して少しずつ潜時のばらつきを大きくして比較したものである. このシミュレーションから筋線維では 0.5 ms 程度の潜時のずれは電位の大きさにほとんど影響しないが, 感覚神経では電位の持続が短いためにお互いの位相がずれてしまい, 相殺し合ってわずかの潜時のずれでも振幅が極端に小さくなることがわかる[1,2].

- このとき持続時間も延長する. ❺でみられる健常者の SNAP の振幅減少と持続時間の延長はこの原理によって説明できる[3].

- この結果, 健常者では肘関節刺激の SNAP 振幅は手首刺激の約半分になることは目安として覚えておくとよい.

- では脱髄の場合の SNAP への影響はどうなるのだろうか.

- 健常者のシミュレーションで示したように, 最終的に複合活動電位の波形を決めているのは, 測定点（記録電極）で生じる個々の神経の活動電位の数とその潜時の時間的なばらつきである. また潜時を決定しているのは, 刺激部

❺ 刺激部位による振幅の変化

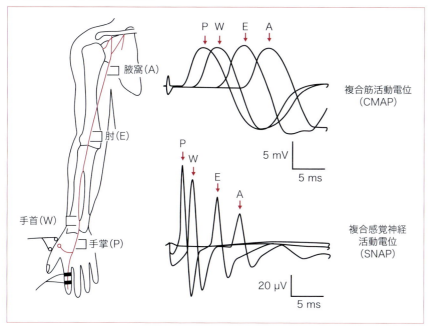

CMAP は刺激部位により振幅に大きな変化はないが SNAP では刺激部位と記録電極の距離が離れると次第に振幅が小さくなる．よく見ると持続時間も延長しているのがわかる．

❻ CMAP と SNAP の簡単なシミュレーション

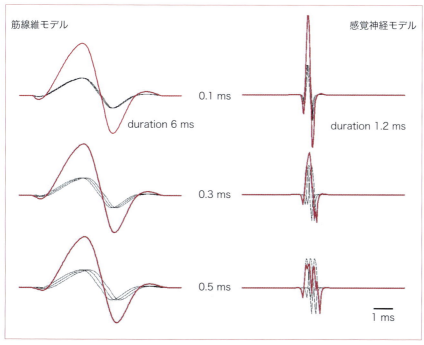

ここでは 3 本の神経線維で最速と最遅の時間差を 0.1 ms，0.3 ms，0.5 ms と変化させている．赤線が複合電位波形．筋線維モデル（左）では 0.5 ms 程度の潜時のずれは複合電位の大きさにほとんど影響しないが，感覚神経モデル（右）では電位の持続が短いためにお互いの位相がずれて相殺し合い，わずかの潜時のずれでも合成波形の振幅が極端に小さくなることがわかる．

位と記録部位の間の距離と脱髄の程度である．
- これまでに考察したように，たとえ伝導ブロックや軸索変性がなくとも記録部位で各神経線維の潜時が少しずれればSNAP振幅は大きく低下する．
- したがってSNAPが低下した場合にそれが脱髄によるものか軸索変性によるかの鑑別は難しいが[3,4]，データの解釈で大切なことは振幅が大幅に低下しても伝導ブロックがない限り感覚神経の情報は上位に伝わる，ということである．
- 言い換えれば触覚や深部感覚がそれほど障害されていないのに，障害に対応する部位のSNAPが消失しているかきわめて低振幅の場合は脱髄を意味している．
- 軸索変性によるSNAP消失ではその部の感覚低下も顕著である．

加齢による影響，測定誤差

- SNAPの振幅の正常値は年齢で大きく変化し，高齢者は若年者にくらべ大きく減衰するので注意する必要がある（❼）[2]．
- これは加齢に伴う生理的な節性脱髄による時間的分散の増大に伴う現象と推定される．
- またSNAPは技術的な問題もあり振幅には測定誤差がかなりある．
- 細心の注意を払えばこの誤差を小さくする事はできるが，それでも20～30％の変動は容易に生じる．
- 神経伝導検査をフォローして振幅の経時的変化について述べる場合には，測定誤差が大きいことを十分理解したうえで判断することが大切である．
- 実際には経時的に何度か測定して一定の傾向があるかどうかで判断すると良い．

筆者らの健常人の検討では，同一検者による2回のSNAP検査の変動上限は，2回の測定平均値の40％程度であった[5]．

❼ **正中神経と腓腹神経SNAPの加齢に伴う振幅の変化**

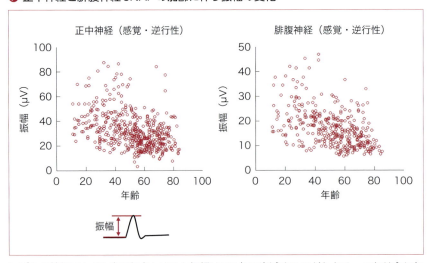

いずれの神経でも20歳を起点とすると振幅は50年で半減するのがわかる．これは主に加齢に伴う生理的な時間的分散の影響のためと考えられる．

局所的脱髄とびまん性脱髄

- 脱髄には大きく分けて局所的な脱髄とびまん性の脱髄がある.
- 局所的な脱髄には手根管症候群のような圧迫性神経障害や椎間板ヘルニアなどによる神経根障害, あるいは免疫異常による局所的な障害などがある.
- びまん性のものには, 遺伝性運動感覚性ニューロパチー (HMSN) のような先天性の髄鞘形成障害や脱髄性 GBS (AIDP), CIDP などの免疫原性のポリニューロパチー, DPN などがあげられる.
- 実際には両者が混合していることも多いが, とりあえず2つのパターンに単純化して考えてみると, ❽に示すように局所的脱髄では軸索変性のない限り病変部より遠位で刺激した場合のSNAPは正常であり, 病変部を境に振幅と波形が大きく変化する.
- 感覚神経では運動神経よりも脱髄による影響が大きいため運動神経に比べ量的判定が困難であるが, この原理は頭に入れておくと異常所見の解釈に役立つ.

❽ 局所的脱髄とびまん性脱髄の SNAP 変化

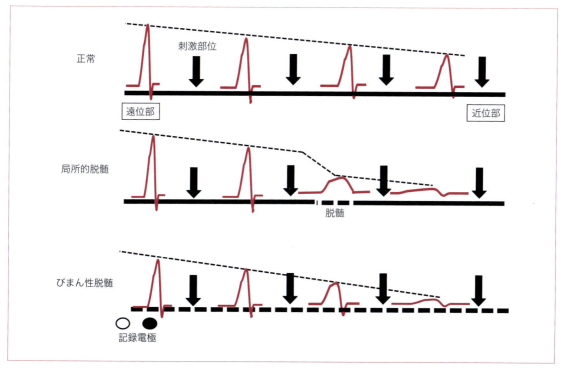

SNAP（逆行性刺激）の刺激部位と波形の関係をみた模式図. 刺激部位を遠位から近位（図の左から右）に移動すると正常（上段）では直線的に SNAP 振幅は小さくなるが, 局所的脱髄があると（中段）その前後で SNAP 波形は大きく変化し, 伝導も遅延, 時間的分散も大きくなる. この場合, 病変部より遠位の刺激では正常である. 一方びまん性に脱髄がある場合（下段）には遠位部刺激でもすでに振幅が小さく持続も長く, 近位に刺激部位を移動させると徐々にその変化が大きくなる.

感覚神経伝導検査での異常所見 ■ 89

❾ DM患者の腓腹神経 SNAP 記録

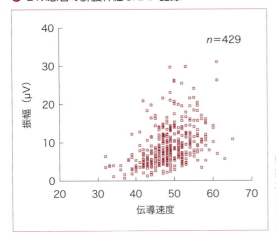

教育入院で検査した DM 患者 429 人の SNAP の伝導速度と振幅の関係を示す．伝導速度が低下すると振幅が減少するが，30 m/s 以下では電位が記録できない．重症例では軸索変性が多くなることもあるが，主な要因は伝導している神経線維数はある程度保たれていても，時間的分散のために記録感度以下となるためと思われる．

臨床応用

糖尿病患者の腓腹神経 SNAP

- ❾は筆者の施設における DM 教育入院患者（ニューロパチーの有無は問わない）の 429 例の腓腹神経 SNAP 記録で，横軸は伝導速度，縦軸は振幅を表している．
- びまん性の節性脱髄による伝導速度の低下に伴い振幅は低下し，伝導速度 30 m/s 以下では電位の記録ができないことがわかる．
- 伝導速度が 30 m/s 以下になるような場合には軸索障害も加わっていることもあるが，主因は伝導はしていても時間的分散のために SNAP としては表面電極ではもはや記録できなくなるためと推定される．
- 実際 SNAP がほとんど記録されない場合でも足の感覚低下は軽度である症例も多い．
- 伝導速度が 30 m/s 以下であるのに腓腹神経の電位がはっきりと記録されるように見える場合は，その電位は SNAP ではなくアーチファクト（筋電位など）である．
- 糖尿病性ポリニューロパチーは長い神経の遠位部から次第に近位に障害が拡がる，長さに依存したニューロパチーを示す．したがって足の障害より手の障害が先行することはない．もし手のしびれが目立つならば，それは合併した手根管症候群や頸椎症性神経根症である．

Guillain-Barré 症候群（GBS）患者の SNAP

- ❿は急性期脱髄型 GBS（AIDP）患者の正中神経および腓腹神経の SNAP 記録である．このとき軽微な手足のしびれを訴えていたが明らかな感覚低下や失調はみられなかった．
- 入院時の正中神経の SNAP は年齢を考慮すると明らかな振幅低下と持続時

❿ GBS（AIDP）患者の SNAP 記録

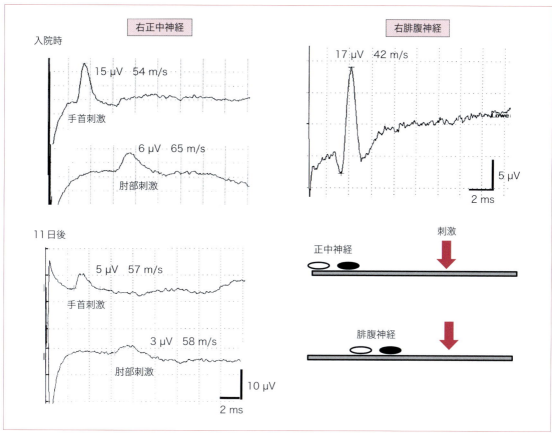

入院時の正中神経 SNAP はすでに振幅の低下と波形の後期成分がだらだらと低下して持続時間が延長している．正中神経末端における一部の神経線維の時間的分散の増大を反映している．このとき腓腹神経の SNAP は正常で，正中神経よりも高振幅となっている（正常ではこのようなことはない）．これは腓腹神経と正中神経の記録部位の違いを反映しているものと考えられている．すなわち，正中神経記録が神経末端（指）で行われるのに対し腓腹神経では比較的近位（踝）で記録しているため，神経末端に脱髄が強い病態では異常が出にくいと考えられている．

間の延長が見られる．ただし刺激閾値は正常，潜時・伝導速度も正常である．
● このことは記録電極直下の部分に障害部位が比較的限定していることを推定させる．もしそれより近位にも脱髄があれば伝導速度の低下がみられるはずだからである．
● さらに SNAP の前半部の立ち上がりに比して後半部の波形がだらだらと下降していることは，一部の線維の伝導は保たれ，一部の線維が遅くなっていることを示唆している．
● この時点での腓腹神経 SNAP の振幅，伝導速度は正常である．
● この現象は腓腹神経にニューロパチーがないと考えるよりも，腓腹神経 SNAP の記録部位が最末端ではなくやや近位部であるために，最末端に限局する病変部に記録電極が至っていないためと推定されている．
● これは **abnormal median and normal sural SNAP** と呼ばれ，GBS（AIDP）の初期にしばしばみられる所見で，診断的価値が高い[6]．病状が進行し障害

が近位に及ぶと腓腹神経のSNAPも小さくなる．

手根管症候群などの圧迫性ニューロパチー

- 手根管症候群（CTS）のもっとも簡単な診断方法は，正中神経各分枝の手根管を挟む通常の伝導検査，すなわち，①手関節刺激を行い短母指屈筋で記録した運動神経複合筋電位（CMAP）記録の末端潜時と振幅，②手関節刺激，第Ⅱ指記録の逆行性感覚神経活動電位（SNAP）記録の潜時・伝導速度である．
- この場合，正常か異常かの判定には一般的な正常値を用いる．
- たとえば正中神経のCMAPの末端潜時が4.2 ms以上あり尺骨神経の末端潜時が正常であればこれだけでも大多数の例でCTSの診断は可能であるが，より精度を上げるために，比較対象を同じ正中神経の手根管を挟まない分節と比較する方法や，同じ手の別の神経（尺骨神経，橈骨神経）と比較する方法が行われている．
- 同じ手の神経を用いることで個体差や皮膚温の影響などによる誤差を低減できるためである．
- その中でも最も良く行われ感度が高いのが**環指試験**（ring finger test）である．
- 環指（第4指）は正中神経と尺骨神経の2重支配であり，刺激距離を一定にして両者を比較するとCTSの場合は正中神経のみ潜時の遅延，振幅の低下が認められる．

⓫ 環指試験の記録（左：健常者，右：CTS患者）

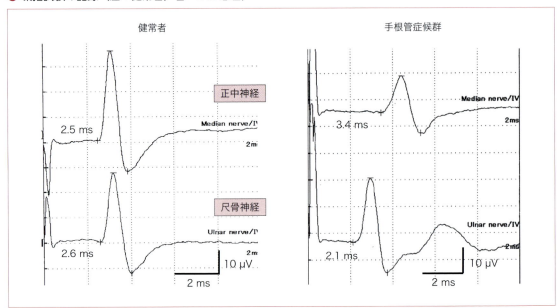

いずれも上段は正中神経刺激，下段は尺骨神経刺激．両神経とも記録電極から12 cmの距離で記録している．正常ではほとんど潜時の差は見られず振幅は尺骨神経が少し小さい程度である．右は手根管症候群患者の記録であるが正中神経のSNAPの潜時の遅延（伝導速度の低下），振幅の低下，持続時間の延長をみとめる．

Lecture 正中神経における逆行性 SNAP の末端潜時と振幅

さきに脱髄により感覚神経は大きな影響を受けると述べたが，手根管症候群では限局された髄鞘の障害（高度になると軸索変性を伴う）のためその関係がよくわかる．

❶❷は筆者の施設における手のしびれ（CTS 疑い）で検査を行った患者 279 手の正中神経における逆行性 SNAP の末端潜時と振幅の関係を示した図である．

両者はきわめて良い負の相関を示している．

正中神経 SNAP の末端潜時が 4.0 ms を超えると逆行性の SNAP 振幅が 10 μV を超えることは少ないことは覚えておいてよい指標である．

❶❷ 正中神経逆行性 SNAP における末端潜時と振幅の関係

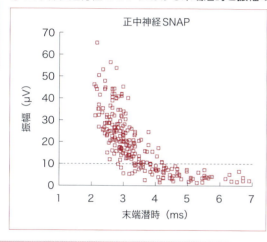

筆者の施設における手のしびれ患者 279 手（CTS 疑い例の検査）の第 2 指での逆行性 SNAP 記録．指神経の逆行性 SNAP は個人差が大きいが，多数例でみると末端潜時と振幅はきわめて良い負の相関を示す．これをみると末端潜時 4.0 ms では 10 μV 以上になることも稀なことがわかる．

- 環指に電極をおいて，正中神経と尺骨神経を等距離から刺激すると，正中神経と尺骨神経 SNAP の正常潜時差は 0.5 ms 以下である．
- 正中神経 SNAP 振幅は尺骨神経と同じかやや大きいが，手根管部の圧迫による時間的分散の影響で CTS では潜時の延長とともに振幅の低下も認める（❶❶）．
- なおポリニューロパチーのような両神経が遅延する場合や CTS に Guyon 管症候群を合併する場合には差がなくなるが，その場合は絶対潜時が延長し振幅も低下するので間違うことはない．逆にこれらの診断，鑑別にも役立つ．
- 同様の原理に基づき，母指にリング電極をおいて正中神経と橈骨神経を等距離で刺激して SNAP を比較する方法もある．
- この場合も両者の潜時差は 0.5 ms を上限とする．

⓭ 抗がん剤（パクリタキセル）によるニューロパチーの SNAP 記録

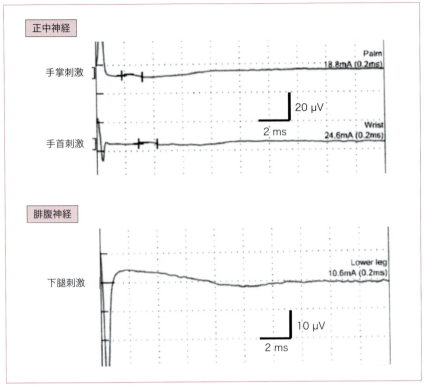

59 歳女性．乳癌のためにパクリタキセル（アバスチン併用）を使用．手の強いしびれと痛みのために途中で化学療法を中止した．その後も症状は進行し，手の全感覚低下，深部感覚失調による歩行障害も合併した．

抗がん剤によるニューロパチー

- 多くの抗がん剤は微小管の障害（タキサン系，ビンカアルカロイド系）あるいは神経細胞体の障害（プラチナ製剤）の結果，軸索変性を生じる．
- 一般にしびれ，痛み，失調といった感覚神経症状が運動神経症状よりも顕著である場合が多い．
- ⓭は乳癌に対しパクリタキセルとアバスチンの併用療法を受け，著明な感覚低下，異常感覚をきたした例であるが，正中神経では手首刺激の SNAP は著明な振幅低下を認めるが末端潜時は 2.4 ms と正常範囲で手根管部での遅延も認めておらず，典型的な軸索変性の所見である．
- 腓腹神経では SNAP は消失しており，臨床的な深部感覚失調と対応する軸索変性の所見である．

引き抜き損傷と神経根障害

- 感覚神経の SNAP の解釈で間違うことの一つに神経根障害がある．
- ⓮はバイクの転倒による右頸髄下部神経根の引き抜き損傷の例であるが，検査した手には全く感覚がないにもかかわらず SNAP は正常に記録できる．

⑭ 頸髄の引き抜き損傷患者の SNAP 記録

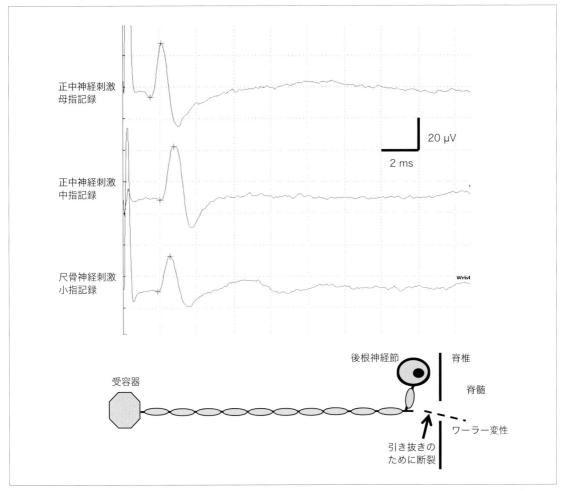

20年前にバイクに乗車中の事故で右上肢はC5以下の引き抜き損傷で完全麻痺，全感覚脱失状態である．母指（C6），中指（C7），小指（C8）のいずれの刺激でもSNAPを正常に記録することができる．これは後根神経節よりも中枢側が引き抜きによって断裂しても，神経細胞体とその末梢は保たれているためである（下図）．因みに前腕以下の筋はすべて完全に萎縮していた．運動神経では障害部が脊髄運動ニューロンよりも末梢の軸索になるためである．

- これは感覚神経細胞体が後根神経節内の双極性ニューロンであるために，引き抜き損傷では中枢側の軸索が障害されても，細胞体から末梢部は保たれており変性が生じないためである．
- もちろん中枢への情報伝達は行われないので感覚は脱失している．これを客観的に証明するにはSEP記録を併用し，SEPが消失していることを確かめるとよい．
- 同様に足の感覚低下が明らかにあるにもかかわらず腓腹神経のSNAPが正常な場合は馬尾を含むS1神経根の障害と考えられる．
- もちろん脊髄障害ではSNAPは障害されない．

すべての検査について同じだが，何をみているのかを理解していないと検査

結果の過大評価や誤解を生む．間違いに陥らないためには原理原則の十分な知識と症状とを常に対比するという態度が大切である．症状を見ずして正しい検査は行えない．

（幸原伸夫）

■引用文献

1) Kimura J, et al. *Neurology* 1986 ; 36 : 647- 652.
2) 木村淳，幸原伸夫．神経伝導検査と筋電図を学ぶ人のために，第2版，医学書院；2010.
3) Krarup C. *Muscle Nerve* 2004 ; 29 : 465- 483.
4) Lesser EA, et al. *Muscle Nerve* 1995 ; 18 : 503- 507.
5) Kohara N, et al. *Diabetologia* 2000 ; 43 : 915- 921.
6) Bromberg MB, Albers JW. *Muscle Nerve* 1993 ; 16 : 262- 266.

脳波検査

electroencephalography

脳波検査 electroencephalography

脳波波形の基本

◆大脳の神経細胞が出す微弱な電流を増幅して波形として記録する検査．覚醒度や脳障害の程度により脳波波形は変化する．周波数分析によりα，β，θ，δ波に分類され，波形分析により突発波と非突発波が区別される．

検査所要時間	電極装着にかかる時間を除くと計測時間は20〜30分程度
患者の負担	身体的な負担はないが，過呼吸や光刺激でてんかん発作が誘発されることがある
対象となる症候	意識消失発作，意識障害，記憶・認知障害，睡眠時無呼吸など
想定される疾患	てんかん，意識障害（代謝性脳症，無酸素性脳症，脳炎など），認知症，睡眠障害など

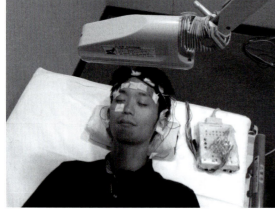 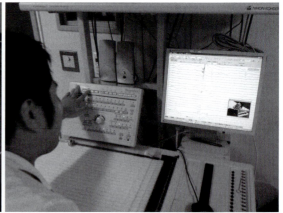

ベッドに横になって安静閉眼状態で脳波を記録する．Fpz（前頭極正中部）にはアース電極，右眼の下には眼球運動用の電極，左鎖骨下には心電図用の電極を置いている（左）．検査技師は，患者の様子を観察しながら適宜開閉眼などの指示を与える（右）．

はじめに

- 脳波所見は疾患特異的所見に乏しいが，画像（MRI，CT）として捉えられることの少ない機能的神経疾患群（特にてんかん），代謝性脳症，意識障害の診断に必要不可欠な検査法である[1,2]．
- 本稿では，脳波波形の基本的事項を解説する．

脳波の分類（❶）

α波
- α波は，8〜13 Hz の周波数で安静，覚醒，閉眼状態で健常人の後頭部優位に出現する．
- 振幅は個人差もあるがおよそ 50 μV 前後である．
- α波は 1929 年にドイツの Hans Berger によってβ波とともに命名され，脳波の中で最も知られた成分である．

速波（β波・γ波）
- 速波はα波よりも周波数が速い波を総括したものである．
- β波（14〜30 Hz）とγ波（30 Hz 以上）があるが，γ波は通常の脳波判読では解析の対象になっていない．
- β波の振幅はおよそ 20 μV 位であり，振幅が 50 μV 以上大きい場合には異常と見なされる．
- 速波は健常成人の覚醒時に見られるほか入眠時，薬物使用時にも見られ，病的な場合としては，精神遅滞，頭部外傷，脳手術後などに見られる．

徐波（θ波・δ波）
- 徐波はα波より周波数が低いという意味で，θ波（4〜7 Hz）とδ波（0.5〜3 Hz）に分けられる．

❶ 脳波の分類

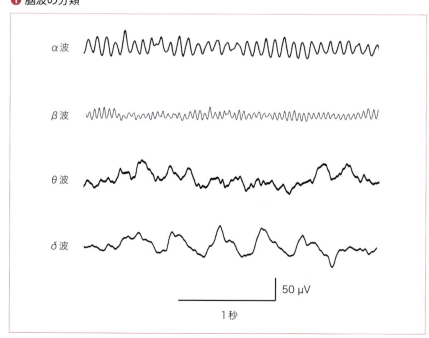

周波数によりα〜δ波の 4 つの成分に分けられる．よく見るとθ波やδ波には他の周波数成分も重畳していることがわかる．

脳波波形の基本 ■ 99

- 両者とも覚醒状態にある健常成人の安静閉眼時には，ほとんど出現しない．
- 徐波は生理的には，幼小児の脳波，睡眠時の脳波にみられ，病的状態としては，てんかん，脳腫瘍，脳血管障害などの器質脳疾患，意識障害，低酸素状態，低血糖状態など種々の脳機能障害の際に出現する．

脳波の発生機序

脳電位の発生機序[1-3]

上行性網様体賦活系の意義
- 意識の維持には，中脳にある**上部脳幹網様体**，視床非特殊核，広汎視床投射系からなる上行性網様体賦活系が重要である．
- 実験的に中脳の部分で脳幹を切断したネコは昏睡状態となり，脳波は高振幅の徐波となる．
- 逆に中脳網様体に反復電気刺激を加えると睡眠中または浅い麻酔中の動物は，その行動面からも覚醒し，脳波も低振幅の速波となる．

大脳皮質大錐体細胞とシナプス後電位
- 脳波は脳の電位変動（交流成分）を表しており，この電位変動に大きな役割を果たしているのはニューロン活動である（❷）．
- 直径1 cmの皿電極から記録される脳波は，数百万個（約6 cm²）の神経細

❷ 脳波の発生機序

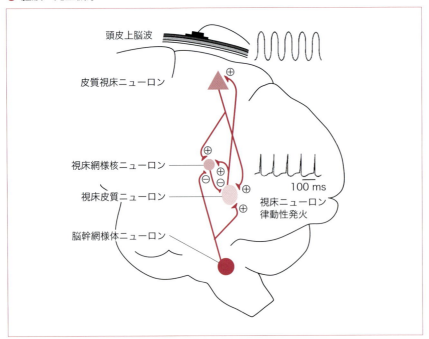

上行性網様体賦活系，視床および大脳皮質ニューロンの機能が統合されて正常脳波が発生する．

（飛松省三〈編著〉，ここが知りたい！ 臨床神経生理，2016[3]より）

胞の集合電位と推定されている.

● 脳波の発生源は，視床非特殊核のインパルスにより大脳皮質 V 層にある大錐体細胞に生じるシナプス後電位であり，電位的には深部の細胞体と表層の尖端樹状突起とで**電流双極子**（current dipole）を形成している.

● 多数の錐体細胞が同期して生じる電場変化（**興奮性シナプス後電位**〈EPSP〉と**抑制性シナプス後電位**〈IPSP〉）の総和が脳波の主成分であるが，EPSP の関与が大きいと考えられている.

正常脳波リズムの発生機序[1-3]

律動性振動

● 脳波は 10 Hz 前後の α 波を代表とする律動性を呈するのが特徴である.

● 脳波のリズムは視床で形成され，視床は脳幹網様体賦活系の影響を受けるため，脳波は覚醒・睡眠状態や意識レベルにより変化する.

● 脳波律動の周波数は視床ニューロンの膜電位水準に依存しており，脱分極状態では速波（β 波）帯域，中等度の過分極状態では睡眠紡錘波，深い過分極では δ 波帯域の周波数を示す.

● 視床ニューロンの膜電位水準は，覚醒レベルを調節する脳幹網様体ニューロンの活動性によって制御されている.

● 病的状態においても大脳皮質や視床，その他の脳構造のニューロン機能障害によって変化する.

リズム発生に関与する脳構造とニューロン回路

● 大脳皮質大錐体細胞と視床ニューロン間には相互の線維連絡（反響回路）がある.

● 大脳皮質大錐体細胞に投射する視床皮質ニューロンには視床網様核ニューロンから GABA を伝達物質とする抑制性入力が送られる.

● 大脳皮質大錐体細胞からは軸索側枝が視床皮質ニューロンおよび視床網様核ニューロンへ伸びてグルタミン酸を伝達物質とする興奮性投射がある.

● 視床皮質ニューロンは視床網様核ニューロンへ軸索側枝を出して興奮性入力を送っている.

● この回路には脳幹（中脳・橋）網様体によってアセチルコリンを伝達物質とする活動性制御が行われている.

● すなわち脳幹網様体ニューロンからは視床皮質ニューロンへは興奮性，視床網様核ニューロンへは抑制性の制御が行われている（❷）.

脳波計の基礎

アナログ脳波計（❸）

● アナログ脳波計は頭部においた**脳波記録電極**とそれを入力する**電極箱**と**脳波計**本体から構成され，ペンにより脳波が記録される.

● アナログ脳波計はチャネルごとに増幅器があり，**較正**（calibration）を描く

脳波波形の基本　101

❸ アナログ脳波計とデジタル脳波計の違い

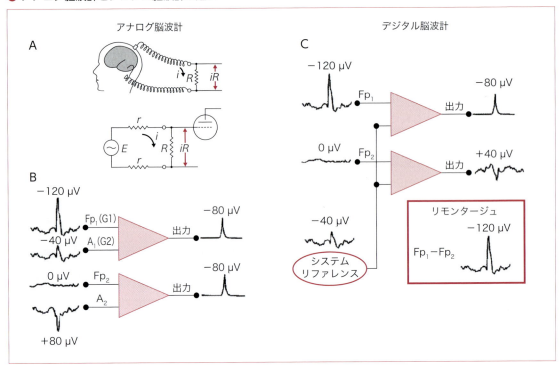

アナログ脳波計では出力チャネルごとに増幅器があり，後からモンタージュを変更できない（A）．
振幅と極性は相対的であり，グリッド1の電位が－120 μV，グリッド2の電位が－40 μV なら脳波計には－120 μV －（－40 μV）＝－80 μV，すなわち陰性の上向きの振れとして記録される（B）．
同じ－80 μV の振れは，グリッド1の電位が0 μV，グリッド2の電位が＋80 μV でも起こり得る．
デジタル脳波計では，システムリファレンスを基準とした各チャネルの電位が記録されており，脳波再生時にリモンタージュが可能となる（C）．

（飛松省三．*Medical Technology* 2014[4] より）

ことで，記録条件の均一性を確認している．

- 1頁目に較正信号が入力されているので，次の7つの項目を必ずチェックする[1]．

　①**紙送りスピード**（paper speed）：通常は3 cm/sec である（❹①）．睡眠ポリグラフ検査の時は1.5 cm/sec になる．

　②**基線**（baseline）：基線の揺れがないかどうかをみる（❹②）．

　③**ペンの配列**（pen alignment）：ペンは等間隔に配置され，すべてのペンの配列が頭から揃っているかどうかをみる（❹③）．

　④**ペンの慣性**（damping）：ペン圧が低いとオーバーシュート（ヒゲのように跳ねる），高いとアンダーシュート（先が丸くなる）となる（❹④）．

　⑤**感度**（sensitivity）：振幅は50 μV/5 mm だが，脳死の判定の時は4倍以上に感度を上げる．実際的には10 μV/5 mm にすれば問題ない（❹⑤）．

　⑥**時定数**（time constant：TC）：低周波数フィルタである．入力信号が1/e（自然対数の底）すなわち約1/3 に減衰する時間を指す．時定数が0.3秒の時 0.53 Hz，0.1秒の時 1.59 Hz 以下の波がカットされる（TC＝1/2πF

❹ 脳波の較正

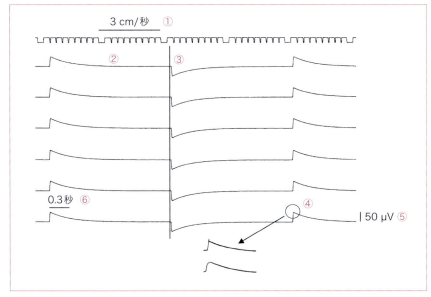

記録の1頁目と最後の頁に各チャネルの校正波形を描くことになっている．
①〜⑥に関しての説明は本文参照．
（飛松省三〈編著〉，ここが知りたい！ 臨床神経生理，2016[3]）より）

〈F：周波数〉）（❹⑥）．
⑦**高周波数フィルタ**：60 Hz ないし 30 Hz を入れた場合は記載がある．

デジタル脳波計
- デジタル脳波計はアナログ脳波計と異なる発想で設計されているので，その違いを簡単に述べる（❸）[3]．

A/D 変換
- A/D 変換はアナログ信号からデジタル信号への変換を意味する．
- 一定間隔の時刻に，アナログ量を取り込むことを標本化（サンプリング）という．
- 時間間隔が短い（サンプリング周波数〈Hz〉が高い）ほど，厳密な波形再現が可能になる．
- 臨床脳波では 200 Hz 以上のサンプリング周波数を用いる必要がある．

システムリファレンス
- アナログ脳波計はチャネルごとに増幅器があったが，デジタル脳波計は電極の数だけ増幅器がある．
- 増幅器の基準は，システムリファレンスとよばれ，機種により例えば C 3，C 4 の平均電位，Cz，A 1 などが用いられる（❸）．ここを基準とした測定により，**リモンタージュ**が可能になる．

ビューア
- 判読時，波形はビューア（液晶画面）に呈示されるため，アナログ脳波計で

大事な基線，ペンの配列，ペンの慣性は気にする必要はない．
- しかし，紙送りスピード，感度，時定数，高周波数フィルタは必ずチェックしなければならない．

脳波の導出法

電極の配置法

- 電極配置には国際的取り決めがあり，**国際 10－20 法**とよばれている．
- ❺に示すように，頭皮上に 19 個の電極と両側耳朶の前面に 2 個，計 21 個の電極を装着する．
- 10－20 法には下記の利点がある．
  ①頭囲の大きさに関係なく，左右差なく一定の部位に電極配置ができる．
  ②何度検査しても同一部位に配置できる．
  ③電極に対応する大脳の解剖学的部位の対応が確認されている．
- ❻に電極装着の際の計測手順を示す．

❺ 国際 10－20 法による電極配置，電極番号および部位名称

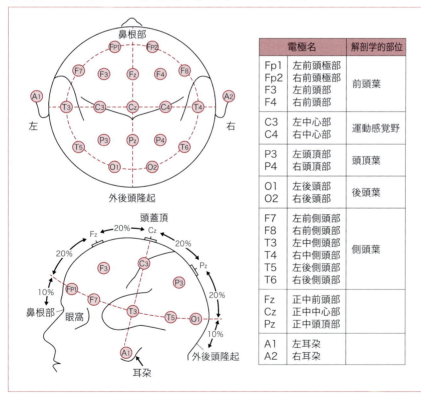

前後方向は鼻根部（nasion）と外後頭隆起（inion），横方向は左右の耳介前点を結び，それぞれを 10 等分し，計 19 個の電極を頭皮上に配置する．奇数は左側，偶数は右側を表し，A は耳朶を示す．

（飛松省三．臨床神経内科学 改訂 6 版，2016[2]）より）

❻ 電極配置の実際

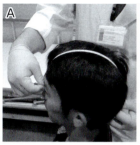 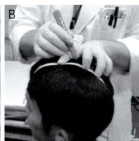 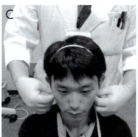 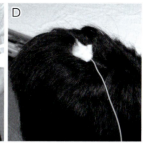

A：鼻根部と外後頭隆起にメジャーをあて，前後方向の長さを計測する．
B：前後方向の真ん中をCzとし，マーカーで印をつける．
C：Czを通るように左右の耳介前点にメジャーをあて，左右方向の長さを計測する．
D：頭皮をかき分けて，アルコール綿で皮脂や汚れを取り除き，Czに電極を装着する．その際，頭皮上に電極ペーストをピラミッド状に塗布し，電極を薄い脱脂綿で圧着・固定する．

差動増幅と極性

- 脳波はグリッド1（G1）の電極とグリッド2（G2）の電極の電位差（差分）を測定する．
- これにより同相信号（交流雑音）は相殺され，異相信号（脳波）が検出される．
- 脳波計では上向きの振れが陰性で，下向きが陽性である．
- 脳波はグリッド1とグリッド2の電位差（引き算）をみているので，陰性か陽性かは相対的なものである（❸B）．
- 振幅と極性は相対的であると肝に銘じておかなければならない．

導出法と電位分布[1,2]

基準電極導出（referential derivation）

- 耳朶を基準とするので，左右差，半球性の異常を見つけやすい特徴がある．ただし，必ずしも耳朶の電位は0ではなく（**活性化**），正確な電位分布を示さないことがある（❼）．
- したがって，単極（monopolar）導出という言葉は出来る限り避け，基準電極導出とよぶほうが良い．
- 側頭葉てんかんでは耳朶の活性化が起こりやすいので，要注意である．

双極導出（bipolar derivation）

- 2つの電極間の電位差をみる（相対振幅）ので，位相逆転（phase reversal）により局在性の異常を見出しやすい利点がある（❼）．
- 注意しなければならないのは，2つの電極の電位差が小さいと，振幅が低下し，平坦に見えることである．
- 平坦なら2つの電極が等電位ということを頭に入れておかなければならない．

脳波の局在決定法

- ❼を例にとって説明する．今，てんかん焦点がDの電極を最大とする電位分布を取ったとする（❼A）．基準電極導出法（❼B左）では耳朶（R1）の電位がほぼゼロならば，最大振幅を示す導出（D-R1）によりDが焦点だ

❼ 基準電極導出法と双極導出法の特徴

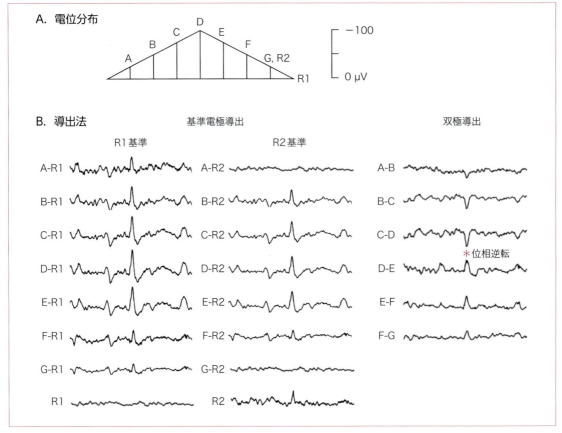

棘波の最大がDの電極にあったとすると（A），その局在決定には，基準電極導出法（B左）では最大電位，双極導出（B右）では位相逆転が指標となる．

（飛松省三．臨床神経内科学 改訂6版，2016[2] より）

- と判定できる．
- しかし，耳朶の活性化が起こり，耳朶に電位が生じR2レベルになると波形が影響を受ける（D-R2）．その結果，視察分析では判定が難しくなる．
- この欠点を補うのが双極導出法である．
- 位相逆転（＊）により，最大電位の場所（D）が決まる（❼B右）．
- 一つ忘れてはならないのは，脳波所見は導出方法に関わらず一致するということである．モンタージュが変わったら，必ず所見の再確認を行う．
- 所見が一致しない，あるいはモンタージュを変えた時にその所見が認められない場合は，デジタル脳波計で記録していればリモンタージュして再検討する．

脳波活動

背景活動

- 脳波は覚醒度により時々刻々と変化し，正常または異常な波形（全汎性ない

❽ α波の反応性

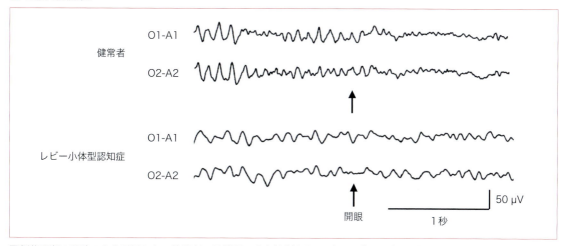

両側後頭部の脳波のみを呈示した．健常者では開眼により抑制されるが，レビー小体型認知症では抑制が不良である．また，α波も徐波化し，組織化も不良である．

（飛松省三〈編著〉，ここが知りたい！ 臨床神経生理，2016[3]）より）

し局在性）がその中に現れ，そのような波形が背景から浮き立つことにより視察的に判読される．
- このような脳波活動を背景活動（background activity）という．
- 後頭部に出現する優位律動（基礎律動ともよばれる）とそれ以外の周波数成分である非突発性異常（非生理的徐波）から成る．
- 一過性現象である突発性異常（てんかん原性）は，背景活動から分けて記載される．
- 安静・覚醒・閉眼時での正常脳波は，後頭部優位のα波を主体として前頭部に低振幅β波の混入を認める．
- 正常ではウトウト状態（drowsy）にならない限り，徐波はほとんど出現しない．ただし，加齢の影響で側頭部にθ波が10％程度出現することはある．

▶非突発性異常に関しては，「てんかん以外の異常波形」の項（p 123）を参照

優位律動
- 優位律動とは脳波のすべての背景活動を構成する各種の周波数成分のうち，いちばん時間的に多く出現している周波数成分のことである．
- 通常，後頭部優位に出現するα波が優位律動となる．
- その周波数（Hz），振幅（μV），頭皮上分布，左右差の有無，出現量，刺激（開閉眼）や各種賦活法による変動性を注意深く観察する．
- 健常成人（25～65歳）では，9～11 Hzのα波が後頭部優位に左右対称性に出現し，漸増・漸減（modulation）が見られる．
- 周波数の変動は1 Hz以内で，それを超すと不規則で非律動的に見える．この時，組織化（organization）が不良という．
- 開眼，光，音刺激などで抑制され，α抑制（α-blocking）とよばれる（❽）．
- これは，大脳皮質の活動が高まると，シナプス後電位の分散性が高くなり，

同期性が低下するためである（脱同期）．この抑制は優位律動の特徴であり，逆に抑制が不十分であることは，脳機能障害が予想され，脳波診断上重要である（**❽**）．

突発性活動
- てんかん原性を示す棘波，鋭波，棘徐波複合などである．

▶「てんかん波形」の項（p 114）を参照

覚醒時脳波[1-3]

健常成人
- 覚醒，安静時の成人（25〜65歳）の脳波所見の特徴を以下に示す．
  ①閉眼状態で左右対称性のα波（10 Hz前後，30〜50 μV）が後頭部優位（優位律動）に出現する．
  ②優位律動は開眼，音，痛み刺激，精神活動により減衰し（**❽**），睡眠期には減少・消失する．
  ③左右対称部位でのα波の振幅差は50 %以内，周波数差は1 Hz以内である．
  ④低振幅β波（10〜20 μV）が前頭部優位に認められる．
  ⑤てんかん発作波や徐波などの異常波形を認めない．
- 正常特殊型として数 %に低振幅速波波形がある．

高齢者
- ここでは「高齢者の脳波」を65歳以上の脳波とするが，45歳以降には側頭部に少量の低振幅θ（特に左）が出現するようになる．
- 高齢者の脳波の特徴は，優位律動の周波数が加齢と共に遅くなり，8〜9 Hzとなることである．

小児
- 3か月で後頭部に律動性θが出始める．
- 1〜1.5歳でα波が出現し，5〜6歳でα波とθ波の量がほぼ等しくなる．
- 8歳では8〜9 Hzのα波が優位となる．前頭・側頭部にはかなりのθ波があっても異常とみなされない．
- 12歳でも，側頭部にθ波があっても問題はない．
- 15〜25歳では，ほぼ成人と同じ9〜11 Hzのα波となるが，若年者後頭部徐波（posterior slow waves of youth）や，徐アルファ異型律動（slow α variants）がみられることがある．時に側頭部にθ波が出現しても構わない．

健常成人の脳波の特徴
覚醒度の影響[4]
- 脳波検査を受ける患者は緊張しており，安静閉眼の状態では記録の1頁目からα波が出現する（**❾A**）．

❾ 覚醒度によるα波の変化

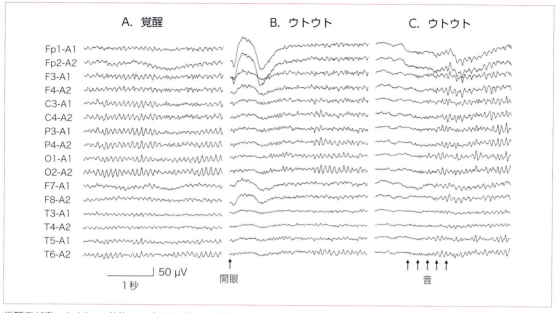

覚醒度が高いと10Hz前後のα波が出現する（A）．
しかし，ウトウトしやすく，開眼（B）や音刺激（C）を与えないと優位律動が持続して出現しない．
（飛松省三．*Medical Technology* 2014[4]）より）

- しかし，暗い部屋で横になっているので，覚醒度（vigilance）が低下し易くなる（ウトウト状態，❾B，C）．
- 1頁目でα波がみられない場合は，病的な意識障害か正常であれば覚醒度が低下しているので，開閉眼をさせた頁をみる（❾B）．音刺激により覚醒度を上げた頁でも構わない（❾C）．
- 優位律動は脳機能，とくに皮質の機能を表すので，覚醒度が高い状態できちんと評価しなければならない．

優位律動の分析[1,4]
- **基準電極導出**でのO1，O2のチャネルを中心にみる（❾，❿）．
- 振幅，周波数，左右差，振幅の変動，組織化をチェックする．
- 振幅は右の方が左に比べやや大きい傾向があるが，50％以上の左右差がある場合，異常と判定する．
- 周波数の左右差は，1Hz以上違わないと視察的には分からない．
- 次に**双極導出**で優位律動の電位分布をみる．
- 基準電極導出では，耳朶の活性化が起こることがあり，分布を正確に評価できない（❿左）．
- 基準電極導出で「びまん性α（diffuse α）」という表現は，双極導出で分布に前頭部まで拡がりがない限り，極力避ける．
- 健常人での分布は側頭部ではT5，T6，頭頂部ではP3，P4までである（❿右）．

> つまり，脳波を1頁目から順を追って時系列的に読み進めて行く必要はない．

❿ 優位律動の頭皮上分布

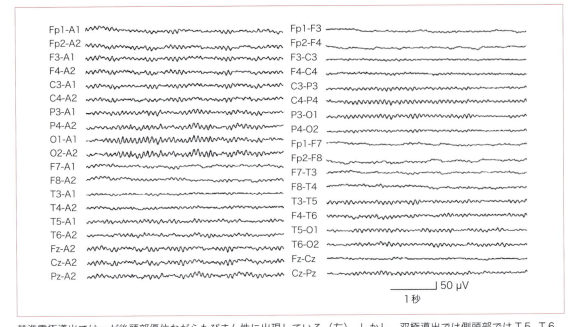

基準電極導出ではαが後頭部優位ながらもびまん性に出現している（左）．しかし，双極導出では側頭部ではＴ５，Ｔ６，頭頂部ではＰ３，Ｐ４までの拡がりしかないことが分かる．
このように基準電極導出では，耳朶の活性化によりα波が前頭部まで拡がっているように見えることがあるので，要注意である．

- Ｔ３，Ｔ４，Ｃ３，Ｃ４まで分布が広くなっていると脳機能低下が示唆される．

脳波の反応性[1,4]
- 開眼により優位律動（α波）は抑制される．これは，視床－皮質反響回路間の脱同期によるものである．
- 一側で開眼によるα波の抑制が欠如する場合（**Bancaud現象**）は，その半球の機能異常が示唆される（❽）．
- ウトウト状態の時に，開眼させると覚醒度があがり，逆にα波が出現することがある（**paradoxical α**，❾Ｂ）．

睡眠脳波[1,2]

健常成人
- 国際分類ではノンレム睡眠を４つの段階に分けている（⓫）．
- ノンレム睡眠とレム睡眠は平均90分程度で交代を繰り返す．
- 20歳代では，第Ⅰ段階5～10％，第Ⅱ段階30～50％，第Ⅲ／第Ⅳ段階20～40％で，レム睡眠が25％程度である．

第Ⅰ段階（入眠期）：ウトウトした状態で，軽い刺激で覚醒状態に戻る．α波の周波数が遅くなって消失し，θ波が出現する．第Ⅱ段階に移行する時期には頭蓋頂鋭波（vertex sharp transient）が出現する．

⓫ 脳波による睡眠段階の分類

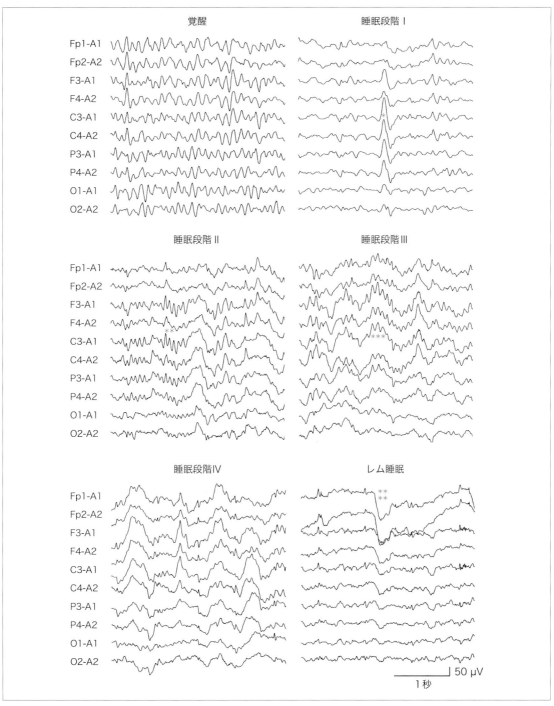

安静閉眼時はα波が主体となる（左上段）．
第Ⅰ段階ではα波の振幅が低下し，比較的低振幅で種々の周波数（2～7 Hz）の波が混じる．第Ⅱ段階に移行する時期には頭蓋頂鋭波（*）が出現する．
第Ⅱ段階では紡錘波（14 Hz, **），第Ⅲ段階では 2 Hz 以下で振幅が 75 μV 以上の徐波（***）が記録の 20～50％を占める．
第Ⅳ段階では 2 Hz 以下で振幅が 75 μV 以上の徐波が記録の 50％以上を占める．
レム睡眠は急速眼球運動（**）が出現する．

（飛松省三．臨床神経内科学 改訂 6 版，2016[2]）より）

第Ⅱ段階（軽睡眠期）：浅い眠りで寝息をたてる状態で，強い刺激を与えないと覚醒しない．θ波と同程度の周波数であるが，振幅は増加し，ときどき紡錘波（sleep spindle）が見られる．

第Ⅲ，Ⅳ段階（深睡眠期）：深い眠りで，ゆり動かさなければ覚醒しない．高振幅δ波が見られる．第Ⅲ段階では2 Hz以下で振幅が75 μV以上の徐波が記録の20～50％を占める．第Ⅳ段階では2 Hz以下で振幅が75 μV以上の徐波が記録の50％以上を占める．

レム睡眠：第Ⅰ期に近い脳波を呈する．急速眼球運動が起こり，筋緊張の消失がみられ，夢をみている．

高齢者

● レム睡眠は加齢に伴い減少し，50歳代では20％，60～70歳代では15％程度となる．

小児

● 3か月で紡錘波，5～6か月で頭蓋頂鋭波が出現する．
● 小児では覚醒～睡眠に至る変化が急で，予測不可能なことがある．
● 睡眠時に，異常と間違いやすい生理的リズムが出現するので，覚醒度の変化に気をつけて脳波を読む必要がある．次の所見を異常と見誤らないようにしなければならない．

入眠時過同期（hypnagogic hypersynchrony）

● ウトウト状態で4か月頃から11歳頃まで中心頭頂部優位に全般性に3，4～6 Hzの高振幅徐波が律動的に出現する．
● 時に棘波を混じることがあり，てんかん性の異常波と見誤ることがある．よく見られるのは4～9歳の年齢である．

頭蓋頂鋭波（vertex sharp transients）

● 2～4歳では高振幅で連続的に出現することがあり，突発波との鑑別が大事である．

紡錘波（spindle）

● 12～14 Hzの紡錘波は前頭・中心部優位であるが，精神遅滞，脳性麻痺などでは，広汎かつ持続的に出現することがあり，extreme spindleとよばれている．

後頭部陽性鋭一過波（positive occipital sharp transients of sleep：POSTS）

● 4～5 Hzの陽性鋭波で睡眠時後頭部に出現し，時に非対称性である．15～35歳でよく認められる．
● 双極導出では，Ｏ1，Ｏ2の陽性電位がみかけ上陰性電位となって見えるので，棘波・鋭波と見誤ることがある．

出眠時過同期（postarousal hypersynchrony）

● 乳児期では2～4 Hzの広汎性高振幅徐波が律動的，持続的に出現する．

112 ■脳波検査

●5〜6歳になると振幅が低下し，4〜8 Hz の律動性徐波となる.

まとめ

● 脳波判読時には，波の周波数分析と波形分析を行って，異常の有無を判定している．次の点に留意する必要がある[5].

①臨床脳波で重要な構成成分は，α波（8〜13 Hz），β波（14〜30 Hz），θ波（4〜7 Hz），δ波（0.5〜3 Hz）である.

②健常人のα波は安静・覚醒・閉眼時で後頭部優位に出現し，優位律動を成し，開眼により抑制される.

③θ，δ波は，覚醒状態にある健常人の安静閉眼時には，ほとんど出現しない．周波数が遅いほど，振幅が高いほど病的意義が強くなる.

④β波は健常成人の覚醒時に見られるほか入眠時，薬物使用時にもみられる.

⑤差動増幅しているので，「振幅と極性は相対的」であり，波形も導出法により変化する.

⑥背景活動の優位律動の出現の仕方，分布，反応性などをみた上で，非突発性異常（徐波）や突発性異常の有無を検討する.

（飛松省三）

■引用文献

1）飛松省三．ここに目をつける！ 脳波判読ナビ，南山堂；2016.
2）飛松省三．臨床神経内科学 改訂6版（平山恵造〈監〉，廣瀬源二郎ほか〈編〉），電気生理学的検査—脳波と脳磁図，南山堂；2016. pp 771-782.
3）飛松省三（編著）．ここが知りたい！ 臨床神経生理，中外医学社；2016.
4）飛松省三．*Medical Technology* 2014；42：530-536.
5）飛松省三．神経内科 2016；85：337-344.

■参考文献

● 日本臨床神経生理学会（編）．デジタル脳波の記録・判読の手引き，診断と治療社；2015.
● 大熊輝雄ほか（編）．臨床脳波学 第6版，医学書院；2016.
● Ebersole JS, Pedley TA（eds）. Current Practice of Clinical Electroencephalography 3 rd ed, Lippincott Williams & Wilkins; 2003.

てんかん波形

脳波検査　electroencephalography

てんかん性放電とは

- 頭皮上脳波検査は，てんかんの診断において最も重要な検査である．
- てんかん患者にみられ，正常では通常みられないてんかんの診断を支持する波形が，**てんかん性放電**（epileptiform discharges）である．
- 発作間欠期にてんかん性放電を記録することができるので，診断に寄与することが大きい．
- 発作間欠期脳波のてんかん性放電には，**棘波**（spike），**鋭波**（sharp wave），**（多）棘徐波複合**（〈poly-〉spike and wave complexes），**律動性てんかん発作パターン**（rhythmic seizure pattern）がある．
- ルーチン脳波の発作間欠期棘波・鋭波は，一定の脳領域の神経細胞が同期して放電を生じることによって頭皮上電極で記録されるものである．
- 頭皮上電極で棘波・鋭波として記録されるためには少なくとも約 $6\,\mathrm{cm}^2$ 以上の脳領域が同期して過剰興奮する必要がある．
- 多くの脳波の波形はシナプス後電位の加重によって生じるとされているが，棘波・鋭波は持続性脱分極シフトによる活動電位および後シナプス電位が寄与していると考えられている．
- 棘徐波複合の徐波成分は，細胞レベルでは脱分極後の過分極を反映すると考えられている．
- 棘波は，脳波の背景活動から浮き立つ（stand out），目立つ波形であり，持続時間が 80 ms 以下のものである．
- 波形が上向きの振れとして観察される誘導では，上行成分と下行成分が先端で融合しているのが棘波とよばれ，上行・下行脚が分離している波形が鋭波と呼ばれている．
- 鋭波は通常持続が 200 ms 以下とされている．
- 棘波に引き続いて徐波を伴う場合，棘徐波複合と呼ばれる．
- 棘波は 1 回のみではなく，2 回以上連続して出現する場合があり**多棘波**と呼ばれる．

てんかん性放電には，てんかん型放電，てんかん波という呼称もある．

棘波　spike

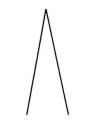

鋭波　sharp wave

頭皮上脳波の有用性

- てんかん患者でルーチン脳波検査を行った際にてんかん性放電が捕捉される率は，30〜90％と報告により差がある．

- これは，調査・研究対象のてんかん患者が異なる，脳波記録条件が様々であるなどの理由が考えられる．
- 一般的には，てんかん診断における脳波検査の感度は70%位と考えられている．
- 一方，脳波検査の特異度はかなり高く，90%以上と考えてよい．
- つまり，てんかんの診断に見合う病歴のある患者において，脳波検査でてんかん性放電が認められれば，てんかんの確率が高い．
- 脳波検査でてんかん性放電がない場合は，てんかん診断を否定する強い根拠にはならない．
- てんかん発作頻度も脳波のてんかん性放電出現率に影響する．
- 例えば，特発性全般てんかんで発作頻度が10年に1回といった患者では脳波でてんかん波は出にくい．
- 一方，側頭葉てんかんで意識減損発作が週に5〜6回あるといった患者ではてんかん波出現率が高いことは容易に理解できる．
- 脳波の結果解釈にはこのような検査が陽性になる事前確率も考慮する必要がある．
- てんかんの診断は，病歴，身体所見，脳波，頭部画像検査，その他の検査所見を総合して行う．多くの症例では病歴から発作型が明らかになり，てんかんの診断は難しくない．
- 一方，目撃情報が得られない場合など，診断が必ずしも容易ではない場合がある．
- 例えば，患者本人はボーっとしていたとしかわからない場合，複雑部分発作と欠神発作が発作型として鑑別になる．
- 脳波で側頭部棘波が認められれば複雑部分発作の診断が確実となる．
- 発作型の診断には，病歴と脳波を総合して判断すると診断が確かなものとなることが多い．
- 全身けいれん発作の場合も，焦点性棘波・鋭波が認められれば二次性全般化発作であり**焦点てんかん**の診断となり，全般性棘徐波複合が認められれば**全般てんかん**の全般性強直間代発作の診断となる．

てんかん性放電とモンタージュ

- てんかん性放電を脳波で視察判定する際には，全般性のてんかん性放電は耳朶基準電極モンタージュを，焦点性てんかんのてんかん性放電は双極導出モンタージュを用いることが多い．
- 広範囲に分布する活動は基準電極導出法が観察しやすく，焦点性の活動の観察には位相逆転を利用して出現している棘波・鋭波の焦点を決めるので双極導出法が適している．
- 側頭葉てんかんにおいては，側頭部棘波・鋭波は耳朶電極活性化をきたすことが多いので注意を要する．

耳朶電極の活性化をきたした波形を，「広範な半球性の陽性棘波がみられる」と間違った解釈をしないようにする．

てんかん波形 ■ 115

全般てんかんおよび小児のてんかん症候群

- 小児のてんかん症候群において，**大田原症候群**では，**群発抑圧交代**（burst-suppression）がみられる．
- **West 症候群**では**ヒプサリズミア**（hypsarrhythmia）が特徴的な所見である．
- **Lennox-Gastaut 症候群**では，緩徐棘徐波複合および睡眠中の突発性速波（paroxysmal fast, rapid rhythm）が特徴的な所見であり，脱力発作時には全般性電気抑圧（electrical decremental pattern）がみられる．
- 小児欠神てんかん，若年欠神てんかんでは，3 Hz 全般性棘徐波複合（❶）が特徴的な所見である．
- 棘徐波複合においては 3 Hz が標準で，3 Hz より高い周波数を「速い」，3 Hz より低周波を「遅い」と表現する（❷）．
- 若年ミオクロニーてんかんでは，全般性多棘徐波複合（❸）が特徴的である．
- 覚醒時大発作てんかんでは，全般性棘徐波複合（❹）がみられる．

▶群発抑圧交代については p 134 も参照

焦点てんかん

- 良性小児部分てんかん（Rolando 溝てんかん：RE）では，中心側頭部鋭波を認める（❺）．
- RE の脳波の特徴は，背景脳波が正常（覚醒時に正常の α 波がみられる）で，睡眠中に高振幅の中心側頭部鋭波を認めることである．
- Panayiotopoulos 症候群では，焦点性鋭波を認め，側頭部，後頭部に多い．
- 側頭葉てんかんでは，側頭部棘波・鋭波を認める（❻）．
- 内側側頭葉てんかんでは，前側頭部棘波・鋭波が特徴的である．
- 新皮質側頭葉てんかんでは，中側頭部もしくは後側頭部棘波・鋭波が特徴的である．
- 徐波は通常てんかん性放電とはみなされないが，側頭部間欠性律動性 δ 波（TIRDA，❼），後頭部間欠性律動性 δ 波（OIRDA），てんかん発作時律動性徐波パターンはてんかん性放電であるとされている．
- 前頭葉てんかんの発作間欠期脳波では，前頭極部，前頭部，中心部に発作間欠期棘波・鋭波をみとめることが特徴である（❽，❾）．
- 前頭葉底部に発作焦点のある前頭葉性複雑部分発作では焦点部位が底部にあるので間欠期脳波では必ずしもてんかん性放電がみとめられない．
- 補足運動野発作は前頭葉内側面にてんかん原性があるため，頭皮上脳波では Cz, Fz に棘波・鋭波を認める場合もあるが，頭皮上脳波では記録できないこともよくある．
- 後頭葉てんかんでは，後頭部の棘波・鋭波が特徴である．
- 頭頂葉てんかんは，稀なてんかん症候群であり，頭頂部に棘波・鋭波を認める場合診断は比較的容易であるが，てんかん活動が側頭葉に波及し，側頭葉

F 7 /F 8, T 1 /T 2 が前側頭部電極で，T 3 /T 4 が中側頭部，T 5 /T 6 が後側頭部電極である．
F 7 /F 8 は前頭葉の棘波を記録することがあるので注意を要する．

116 ■脳波検査

❶ 3 Hz 全般性棘徐波複合

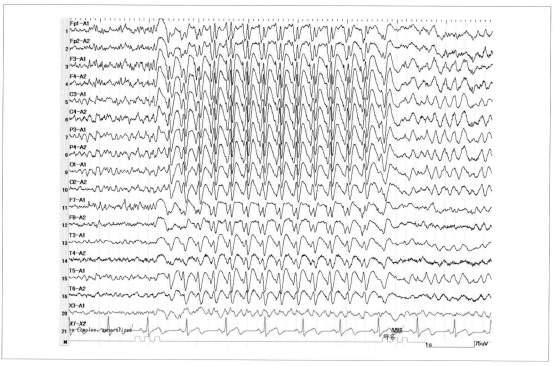

10歳女児，小児欠神てんかん．
3 Hz 全般性棘徐波複合を認める．過呼吸負荷で誘発される．

❷ 4 Hz 全般性棘徐波複合，光突発反応

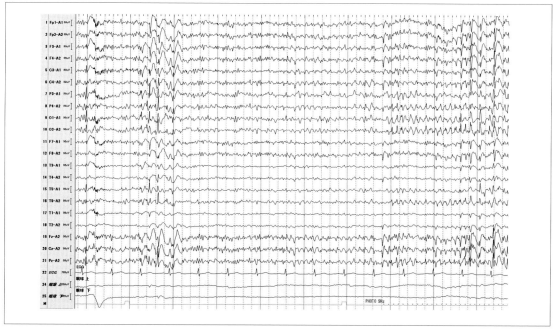

42歳男性，良性成人家族性ミオクローヌスてんかん．
断片化した（棘波が部分的に出現，右半球であったり，左半球であったりする）4 Hz 全般性棘徐波複合を認める．閃光刺激で全般性棘徐波複合が出現しており，光突発反応がみられている．

❸ 全般性多棘徐波複合

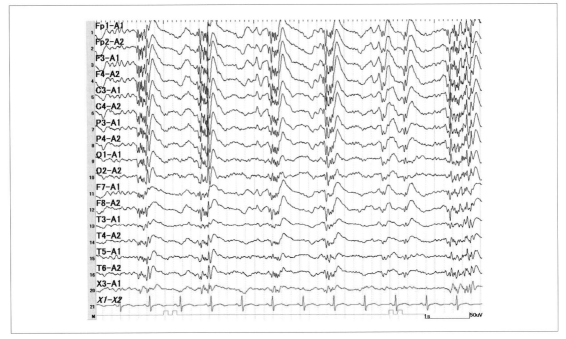

20 歳女性，若年ミオクロニーてんかん．
前頭部優位に両側同期した全般性多棘徐波複合を認める．

❹ 全般性棘徐波複合

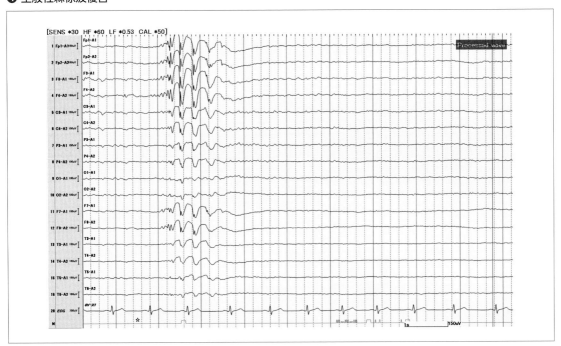

22 歳男性，大発作てんかん．
前頭部優位に両側同期した棘徐波複合を認める．成人の全般性棘徐波複合では最高電位は前頭部に分布することが多い．

❺ 両側中心側頭部鋭波

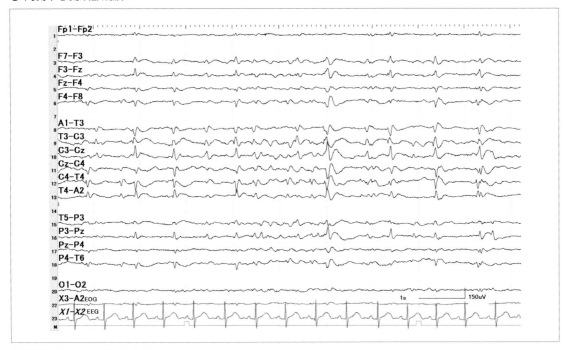

9歳男児，Rolando溝てんかん．
両側の中心側頭部に鋭波が頻発しており，本例では両側同期して出現している．一部は片側性に出現している．

❻ 左前側頭部鋭波

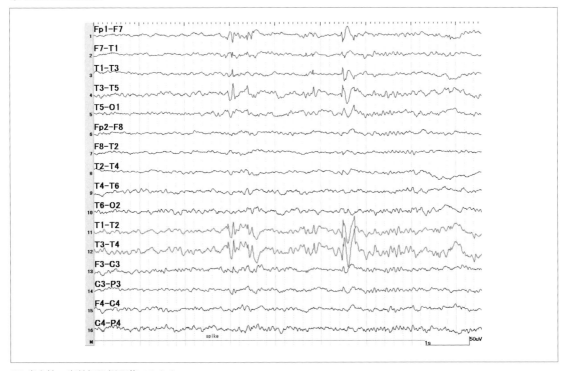

65歳女性，高齢初発側頭葉てんかん．
左前側頭部鋭波を認める．

❼ 右側頭部間欠性律動性デルタ活動 (TIRDA)

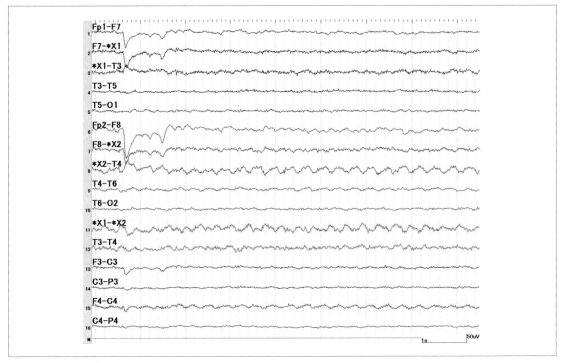

44 歳女性，右側頭葉てんかん．
律動性δ波が右側頭部に出現している．

❽ 左前頭部鋭波（F 3），左前頭極部鋭波（Fp 1）

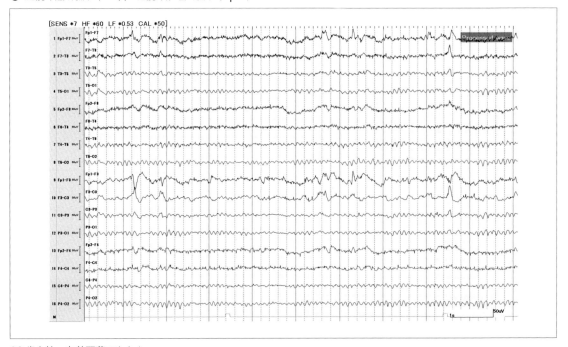

32 歳女性，左前頭葉てんかん．
F 3，および Fp 1 に鋭波を認める．左前頭部にはθ，δ帯域の徐波も認める．

❾ 右中心部鋭波

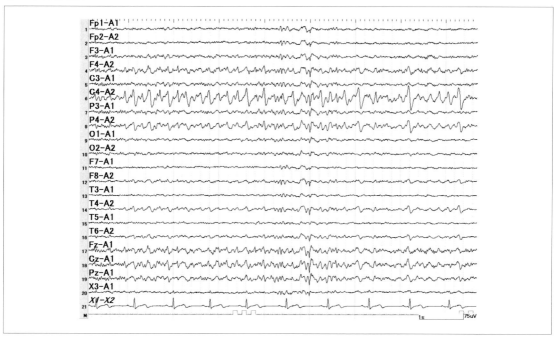

20歳女性，左上肢持続部分運動発作，持続性部分てんかん（Kozhevnikov syndrome）．
右中心部C4に連続して出現する鋭波をみとめる．患者は左手の持続するけいれんをきたしている．

❿ 左側頭部てんかん発作時脳波パターン

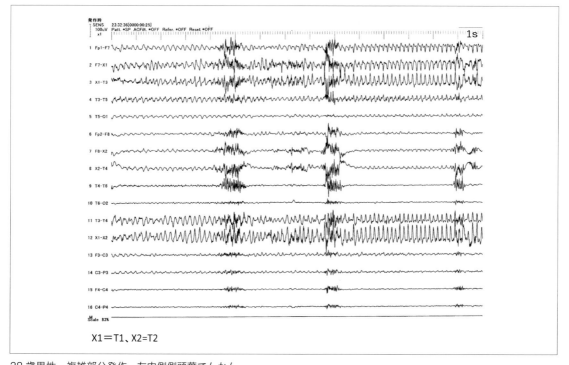

28歳男性，複雑部分発作，左内側側頭葉てんかん．
左側頭部に律動性θ活動を認める．振幅は徐々に増高している．複雑部分発作の発作時脳波である．

⓫ てんかん発作時脳波パターン

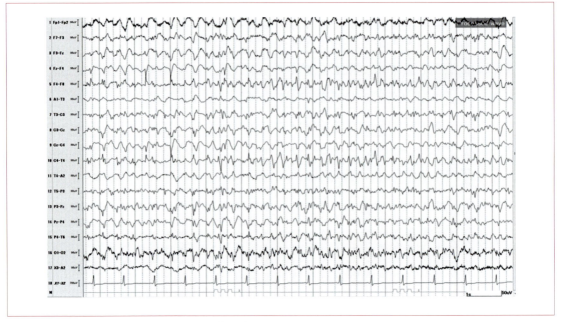

78歳男性，昏睡状態，非けいれん性てんかん重積状態．
右半球に頻発する棘波と律動性δ波を広範にみとめている．

てんかんとの鑑別が問題となることもある．

てんかん発作時脳波

- てんかん発作時脳波は多くは長時間持続ビデオ脳波モニタ検査で記録される．
- 外来のルーチン脳波検査中に発作が出現すれば発作時脳波が記録できるが，実際には稀である．
- 発作時脳波は，**発作時脳波パターン**と呼ばれ多くの波形が知られているが，基本的には律動性波形である．棘波・鋭波が律動性に出現する場合や徐波が律動性に出現する場合もある．
- さらに，発作の初期では脳波の脱同期化による抑圧パターン（electrodecremental pattern）を呈することもある．
- 律動性活動が，周波数と振幅を変化させながら進展（evolution）していくことがてんかん発作時脳波の一つの特徴である（⓾）．
- 非けいれん性てんかん重積状態は，脳波所見が通常診断の決め手となる．てんかん性放電が持続的に出現しているのが特徴的であるが（⓫），重積状態が長時間持続すると脳波のてんかん波形も鈍化することがあり，脳症による全般性持続性徐波との鑑別が容易でない場合がある．

（赤松直樹）

てんかん以外の異常波形

脳波検査 electroencephalography

非てんかん性の異常脳波の分類[1,2]

- 一般的には，異常脳波を分類するには時間的な分類と空間的な分類に分けられる（❶）．
- 時間的異常では非突発性（non-paroxysmal）か突発性（paroxysmal）かに大別され，突発性異常は「突然始まり，急速に最大に達して，突然終わる現象で背景と区別できる」[3] 活動であり，通常てんかん性異常を意味する．本稿ではてんかん性異常波以外の異常脳波，すなわち非突発性異常脳波について概説する．
- 脳波では見出すべき特異度の高い所見（❷）として，てんかん性放電の他にも多くの非てんかん性の異常波形があり，これらは背景疾患の病態生理を反映していることがあるため病態診断に有用である[4]．
- 非突発性異常をさらに時間的に分類した時，記録中に同じ所見が占める割合から「連続性（continuous）か間欠性（intermittent）か」，また異常所見のリズムの律動性の視点から「不規則（irregular）か律動性（rhythmic）か」に分けられる．
- ある電極で全記録中の70％以上連続して出現し，しかも外的刺激などに対する反応性が乏しく抑制されないような所見は連続性とし，臨床的には記録部位の器質性病変の存在を示唆する．
- 異常波形が途切れることなく規則的に出現しているときには**律動性**（rhythmic）と呼ぶ．波形の連続性が見られないものは，**不規則**（irregular）とする．後述するように，異常所見が背景活動の出現のために一旦途切れながらも反復性に出現している時には，**周期性**（periodic）と称する．

❶ 異常脳波の分類

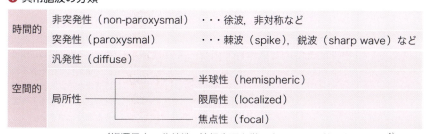

（柳澤信夫，柴崎浩．神経生理を学ぶ人のために 第2版，1997[1] より）

❷ 見つける意義（特異度）が高い所見とその臨床的相関

てんかん性放電	各所見に応じたてんかん発作型，あるいはてんかん症候群を示唆する．
連続性不規則性徐波（局所性）	当該領域における器質的な障害を示唆する．
連続性不規則性徐波（びまん性）（δ昏睡，θ昏睡，α昏睡，β昏睡，紡錘波昏睡）	臨床的に急性期の昏睡状態でこの所見を得た場合は，急性の高度の脳機能障害を示唆する．α昏睡は無酸素性脳症や橋病変，β昏睡は薬物昏睡との関連あり，紡錘波昏睡は比較的予後良好とみなされる．
速波の局所性の振幅低下	該当部位の皮質の器質的障害を示唆する．
三相波（triphasic wave）	軽度から中等度の代謝性脳症で出現，特に肝不全での出現率が高い．10歳以下では出現せず．
周期性同期性放電（periodic synchronous discharges）	Creutzfeld-Jacob病（CJD）や，亜急性硬化性全脳炎（SSPE）において，短周期および長周期放電として認めることが多いが，急性無酸素脳症，稀にBinswanger病でも出現する．
周期性一側性てんかん形発射（放電）PLEDs（periodic lateralized epileptiform discharges）	急性の皮質および白質の破壊性病変，あるいは部分てんかん重積状態を反映する．
群発抑圧交代（burst-suppression）	高度の急性無酸素脳症あるいは中毒性脳症を反映し，通常は少なくとも機能予後不良のことが多い．
全般性の振幅低下（background suppression）	臨床的に昏睡・深昏睡状態の患者においては，高度のびまん性脳障害を反映して，通常は予後不良のことが多い．
電気的大脳無活動（electrocerebral inactivity）	臨床的に脳死の状態に対応する．

（池田昭夫．モノグラフ 臨床脳波を基礎から学ぶ人のために，2008[14]より抜粋）

- 空間的な分類では，まず**汎発性**（diffuse）と**局所性**に分けられる．
- 局所性の異常はさらに波形が出現する領域の大きさから**半球性**（hemispheric）・**限局性**（regional）*，さらに狭い範囲（10-20法を用いた頭皮上記録での一電極）では焦点性（focal）に分けることができる．
- 以上のように，異常脳波は出現部位（汎発性-局所性）と時間的出現様式（非突発性-突発性）により，大きく4群に分けられる．

*例：前頭部（frontal）/側頭部（temporal）/中心部（central）/頭頂部（parietal）/後頭部（occipital）．
脳波を記録する電極の位置に対応しており，脳葉のことではない

意識障害と脳波

- 汎発性の異常は特に意識障害の評価に関連する（❸）．
- 最も軽度の異常は基礎律動の徐波化であり，続いて不規則徐波が出現する．
- 現れる徐波は間欠性よりも連続性でより重症度が高い．徐々に意識障害の程度の悪化に伴い周期性放電を認めるようになる．
- ただし三相波はむしろ軽度あるいは中等度までの意識障害で出現して高度障害では出現しない．

❸で示す異常所見は明確に分離されて出現するわけではなく，一部は重複しながら出現すると考えると理解しやすい．

❸ 意識障害の程度と脳波の相関

障害の程度	脳波所見	
	反応性	基本所見
軽度 (傾眠)	あり	正常優位律動あり
	自発的変動およ び外部刺激に対 する反応性	徐波化
		びまん性間欠性徐波の出現
		IRDA (intermittent rhythmic delta activity)
		三相波
		びまん性持続多形性徐波
		周期性パターン
		α昏睡
高度 (深昏睡)		低振幅持続性徐波
		burst-suppression
		background suprression pattern (< 10 μV)
脳死	消失	電気的大脳無活動 (< 2 μV)
		ECI (electrocerebral inactivity)

(三枝隆博, 池田昭夫. 検査診断学への展望, 2013[15] より)

汎発性異常脳波と局所性異常脳波

汎発性異常

- 記録電極全体から記録される脳波異常で, 病態としては, 大脳皮質の広汎な障害 (脳炎・無酸素脳症・代謝性脳症など), 大脳皮質および白質の広汎な障害 (Creutzfeldt-Jakob 病：CJD など), 大脳白質の広汎な障害 (白質ジストロフィー, 進行性多巣性白質脳症など) や大脳深部正中構造の障害および内脳水腫 (第三脳室周辺の病変や水頭症など) に分けられる[1].

間欠性汎発性不規則徐波

- 生理的な出現状態では説明できない徐波で, 覚醒が良好な中でみられるδ帯域の徐波は通常異常と解釈してよい (例えば, 開眼時).
- 基礎律動は良好に保たれることも多いが, 徐波化していることもある.
- 特異性の高い所見ではなく, 通常軽度でびまん性の皮質あるいは皮質下の機能異常を反映している.

間欠性汎発性律動性徐波 (generalized rhythmic delta activity：GRDA, ❹)

- 汎発性の徐波が律動的に出現しているときは, 後述する非けいれん性てんかん重積状態 (nonconvulsive status epilepticus：NCSE) の病態[5]を想定する必要がある.

持続性汎発性徐波

- 多形性の律動性δ波が連続的に出現し, 意識障害が高度ではない時には, 外的刺激によって減弱する.
- 1〜2 Hz で不揃いな周波数で高振幅徐波が全般性に持続する場合は広汎な中

てんかん以外の異常波形 ■ 125

❹ 間欠性汎発性律動性徐波の例

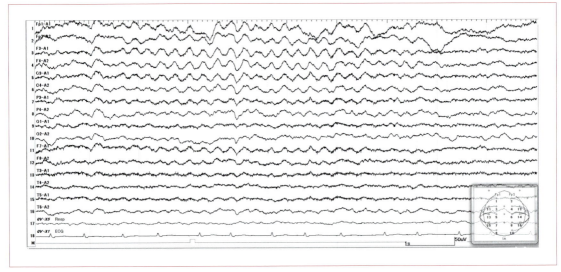

91歳男性．全身けいれん重積後の意識障害持続時（JCS I-3）．
δ帯域の律動性徐波の short run（短時間持続出現）が見られる．

等度異常の脳機能障害を示唆し，音，光，痛み刺激への脳波の反応不良はより高度な障害を示す．
- 皮質の障害が顕著である部位では低振幅で電気的活動の乏しい領域となり，波形が目立たなくなることがある[6]．

局所性異常
- 病態としては皮質に限局性病変がある場合と大脳半球深部に限局性病変がある場合とに分けられる（❺）．

皮質に限局性病変がある場合
- 皮質に限局した病変がある場合は，障害のある部位で速波の振幅と出現量が減少する．
- さらに同部位に代わって徐波が出現する場合もある．
- この徐波は開眼によって抑制されず，睡眠中にもみられることがある．

大脳半球深部に病変がある場合
- 大脳半球深部に病変がある場合は，比較的高振幅で律動性・単律動性（monorhythmic）の徐波が比較的広範に出現する．
- 皮質由来の速波は保たれており重畳してみられる．

- このように，徐波が出現している時には徐波の他に速波の出現の有無を観察することが重要である．また，病変の位置がより深部となるほど，影響を受ける皮質の範囲は広くなる（❻）．

間欠性局所性不規則徐波（intermittent irregular slow：IIS，❼）
- 通常，記録される部位での局所性機能異常を示唆する．

❺ 病変の部位による脳波異常

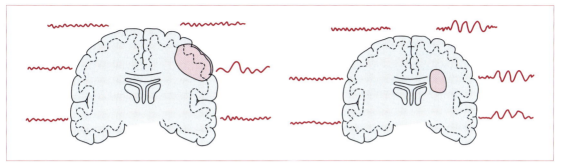

左：皮質を含む限局性表在性病変による脳波異常を示す模式図．
徐波は焦点性あるいは限局性で，皮質を含む病変の場合速波の重畳が見られない．不規則な徐波は，記録電極下皮質の局所性機能異常を示唆する（また，一般的には，単なる持続性の徐波は，皮質と白質の関与の程度は特異的に言及できないが器質性病変を示唆する）．
右：大脳半球深部の限局性病変による脳波異常を示す模式図．
徐波は比較的高振幅で広範囲に分布し，不規則，あるいは単律動性（monorhythmic）に出現することがある．皮質が保たれていることを反映して速波は残存する．

（柳澤信夫，柴崎浩．神経生理を学ぶ人のために 第2版, 1997[1] より）

❻ 皮質電位発生とその頭皮上分布

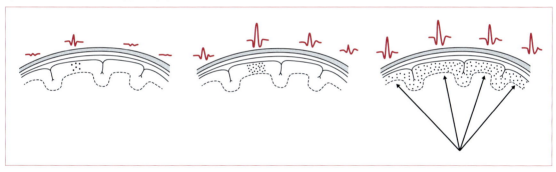

波形は棘波を例にとっているが他の電気的活動でも同様の分布を示す．
左：焦点性異常の模式図．記録電極直下の皮質で発生した電位は，頭皮上では限局して記録される．ただしあまりその発生源の表面積が狭いと（6 cm^2 以下），頭蓋の皮質骨での減衰のために，単一放電では頭皮上からは記録されない．平均加算するとその限りではない．
中：限局性異常の模式図．発生源が限局していても，高電位である場合は同部位を中心とした電位勾配に従って，頭皮上では広い範囲で記録されうる．
右：深部構造の影響を受けて広範囲に皮質で電位が発生した場合は，頭皮上の各部位での波形分布が中図と異なり比較的同様に広く分布する．

（柳澤信夫，柴崎浩．神経生理を学ぶ人のために 第2版, 1997[1] より）

間欠性局所性律動性徐波（intermittent rhythmic slow：IRS, ❽）
- 一般には記録される部位の局所性機能異常を示唆するが，特定の波形ではびまん性脳機能障害を示唆する場合や，棘波が見られない形でのてんかん性放電との関連を示唆する場合がある．

▶間欠性律動性デルタ活動（p 129）参照

持続性局所性徐波（continuous slow wave：CS）
- 同一電極にて記録中約70％以上持続して徐波が出現している場合には，同部位での器質性病変の存在を示唆し，開閉眼で異常脳波が抑制されるという反応性が乏しい．

❼ 間欠性局所性不規則〜律動性徐波の例

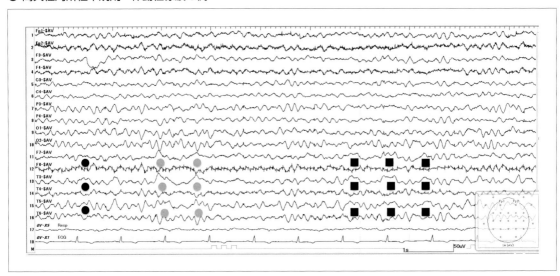

72歳男性．左中大脳動脈領域出血性脳梗塞．平均電極誘導．
左前側頭部に限局した不規則性（●）・律動性徐波（■）を認める．明瞭な律動性ではないが，断片化した律動性をうかがわせる波形については，semirhythmic, quasirhythmic と称することがある（●）．

❽ 間欠性局所性律動性徐波の例

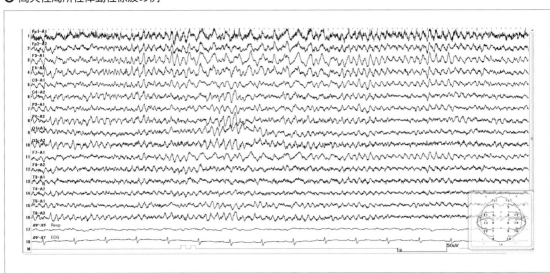

88歳男性．左中大脳動脈狭窄症による左半球低灌流，意識障害（JCS I-3）で搬送時．
左前頭部に 4 Hz 強の律動性徐波を間欠的に認める．MRI 上新規梗塞病変は認めていない．
（大津赤十字病院神経内科・石本智之先生より提供）

Lecture　見つけにくい徐波を見つけやすくする方法

2 Hz に満たない徐波は通常の時間軸で視認しにくいことも少なくない．

疑わしい波形については，デジタル脳波では通常の 3 cm/s の表記から約 1〜1.5 cm/s あるいはそれ以下に表示時間を変更し，波形を横方向に圧縮して観察することで同定しやすくなる．

この方法は低周波数の律動性徐波のほか周期性放電の同定にも利用できる（❾）．

❾ 間欠性汎発性律動性徐波の例

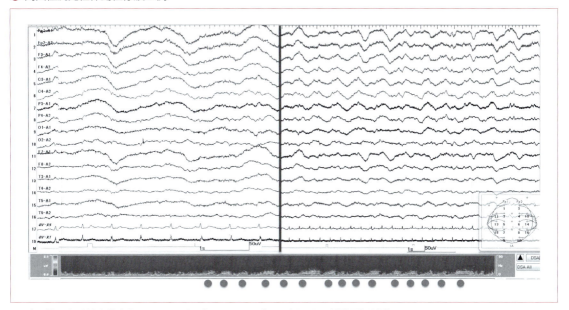

84 歳男性．心肺停止蘇生後 26 日目記録（JCS III- 300）．同側耳朶の基準電極誘導．
1 Hz 未満の前頭部最大の全般性徐波が出現しており（左），時間表示変更により律動性であることがわかる（右）．さらに全電極を対象とした DSA（density modulated spectral array）表示機能により，この徐波が繰り返し short run として出現していることが示される（●）．

（大津赤十字病院神経内科・石本智之先生より提供）

特異度の高い異常脳波所見

間欠性律動性デルタ活動
- 間欠性律動性デルタ活動（intermittent rhythmic delta activity：IRDA）は，多くは軽度の意識障害にみられる高振幅の律動性正弦波様徐波で，2〜3 Hz の周波数で数回の波が群発する．
- 成人ではよく前頭部優位に出現し，FIRDA（frontal intermittent rhythmic delta activity）と呼ばれ，一般に非特異的びまん性脳機能障害を示唆する．
- それ以外に上部脳幹・間脳・視床正中部の病変，前頭部の皮質および皮質下灰白質の異常，脳圧亢進，さらには代謝性脳症でも認める．

てんかん以外の異常波形 ■ 129

- 同様の IRDA が後頭部に出現した時には OIRDA（occipital IRDA）と呼ばれ，主に小児で認められ欠神発作との相関が示唆されている．
- また，側頭部で見られる TIRDA（temporal IRDA）は，内側側頭葉てんかんと関連し，てんかん性放電としての意義を持つ．

▶ p 120 ❼ 参照

三相波

- $100 \sim 300 \, \mu\text{V}$ の高振幅の陰性－陽性－陰性の三相からなる．
- 最初の陰性成分は通常高くなく，第二相の陽性成分が高振幅で通常の耳朶基準電極導出では下向きの高振幅の波形を示す．第三相は緩徐に上昇する陰性波である．
- 通常 $1.5 \sim 2.5 \, \text{Hz}$ で反復性に出現する．
- 前頭部優位に出現することがむしろ定義となっており，全般性に出現する場合でも前頭部から後頭部にかけて出現の時間差（$25 \sim 140 \, \text{ms}$）が認められる．
- 肝性脳症が代表的だが，尿毒症など他の代謝性脳症でも見られ，単一の病態を反映するものではない．
- また，肝性脳症での高アンモニア血症とその出現が必ずしも相関するわけではなく，白質病変や脳萎縮などの器質的病変の修飾が示唆されている[7]．
- 三相波は成人の所見であり，高度の急性意識障害では認めない[8]．

周期性一側性てんかん形放電

- 周期性一側性てんかん形放電（periodic lateralized epileptiform discharges：PLEDs；lateralized periodic discharges：LPDs）は，高振幅の鋭波や棘波あるいは徐波速波の複合体が，多くは $1 \sim 2$ 秒の周期（$0.2 \sim 3 \, \text{Hz}$）で，半球あるいは焦点性に出現する（❿）．
- 一側性，あるいは両側性に出現する．両側性の場合，それぞれ独立して出現しているものは BIPLEDs（bilateral independent periodic lateralized epileptic discharges）と呼ぶ（⓫）．
- 急性・亜急性の重篤な局所の破壊性病変（急性の脳血管障害，急激に増大する脳腫瘍，単純ヘルペス脳炎など）や，あるいは焦点性の強い重積に準じるてんかん性活動（この場合は急性の破壊性病変は必ずしも伴わない）で認める．
- この状態では全般性の脳機能障害を通常伴う．
- Reiher らは周期性放電の間に低振幅の律動性放電を伴った PLEDs を "PLEDs plus（＋）" と称し，従前の PLEDs を PLEDs proper として区別した（後述）．
- PLEDs plus を示す患者は，PLEDs proper を示す患者よりも発作の出現が優位に多くなる[9]．
- BIPLEDs は脳炎・脳症の重症例で見られることが多く，原則予後不良である．

❿ 周期性一側性てんかん形放電の例

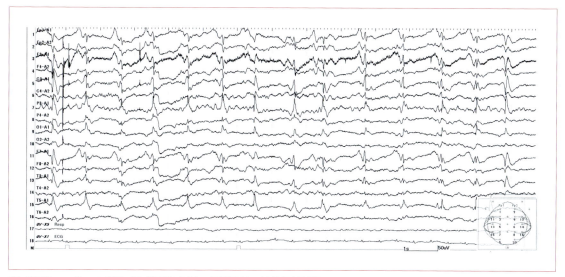

67歳男性．ヘルペス脳炎（左側頭葉病変）．同側耳朶の基準電極誘導．
左半球に周期性放電を認める．

⓫ 周期性両側性てんかん形放電の例

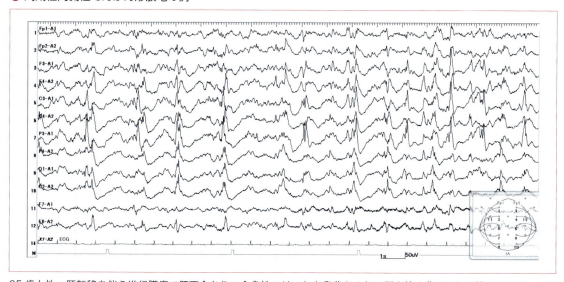

65歳女性．肝転移を伴う進行膵癌で肝不全あり．全身性のけいれん発作とそれに引き続く非けいれん性てんかん発作重
積状態による遷延性意識障害．同側耳朶の基準電極誘導．
両側半球からそれぞれ起始する周期性放電を認める．

（大津赤十字病院神経内科・石本智之先生より提供）

非けいれん性てんかん重積状態

- 脳波検査をする臨床的意義の高い病態の一つは意識障害であるが，「原因不明」とされていた意識障害の原因の中には，非けいれん性てんかん重積状態（nonconvulsive status epilepticus：NCSE）がある．

⑫ American Clinical Neurophysiology Society's Standardized Critical Care EEG Terminology：2012 version での旧用語と提唱新用語の対応表

旧用語	提唱新用語
triphasic waves, most of record	continuous 2/s GPDs（generalized periodic discharges）（with triphasic morphology）
PLEDs（periodic lateralized epileptiform discharges）	LPDs（lateralized periodic discharges）
BIPLEDs（bilateral independent periodic lateralized epileptiform discharges）	BIPDs（bilateral independent periodic discharges）
GPEDs/PEDs（generalized periodic epileptiform discharges/periodic epileptiform discharges）	GPDs（generalized periodic discharges）
FIRDA（frontal intermittent rhythmic delta activity）	occasional frontally predominant brief 2/s GRDA（generalized rhythmic delta activity）（if 1 - 10 % of record）
PLEDs +	LPD +
SIRPIDs（stimulus-induced rhythmic, periodic, or ictal discharges）with focal evolving RDA（rhythmic delta activity）	SI-evolving LRDA（lateralized rhythmic delta activity）
lateralized seizure, delta frequency	evolving LRDA
semirhythmic delta	quasi-RDA

（Hirsch LJ, et al. *J Clin Neurophysiol* 2013[13] より）

- 通常の採血検査や頭部 CT/MRI 検査により説明がつかない意識障害・意識変動・精神変容をきたしている場合には，次に「脳波を測定する」発想が必要である.

- 特徴的な周期性放電や発作時脳波パターンを示している場合，正常脳波所見との相違は明瞭である（⑩，⑪）.

- 特に，周期性発射に律動性の速波を伴うもの*では，発作の関連を考慮した抗てんかん薬の治療介入が奏効する期待があり，より早期に NCSE を治療することで予後の改善が期待される[10].

- PLEDs proper, PLEDs plus を含め，発作間欠期から発作時までのいずれの状態を反映するかという点と異常波形の発現病態の神経細胞群への障害の影響を二軸として相関を表す考え方があり[11]（⑬），PLEDs plus は発作間欠期の周期性放電と発作時脳波所見の間に出現する移行状態の異常所見と考えられる.

- 神経救急や集中治療の領域などでは，症候性発作やその重積状態でこのような脳波所見が見られる. これらは反復する発作をきたす慢性疾患であるてんかんとは異なる病態である.

＊ PLEDs plus（PLEDs ＋）. 片側性周期性発射である従来の PLEDs proper と対比して考える. 最近は用語に関してはてんかん性放電の解釈の要素を排し，周期性のみに着眼した lateralized periodic discharge（LPDs）が使用されることも多い. 双方の呼称の違いについては⑫に示す.

132 ■脳波検査

⓭ 発作時・発作間欠期脳波所見と神経細胞損傷の相関図

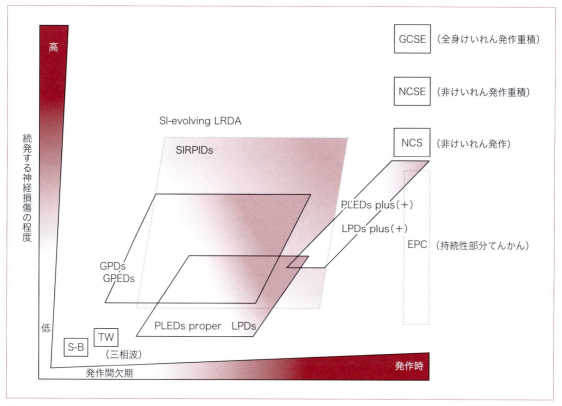

S-B：suppression-burst（=burst-suppression），TW：triphasic wave, GPDs：generalized periodic discharges, GPEDs：generalized periodic epileptiform discharges, LRDA：lateralized rhythmic delta activity, SIRPIDs：stimulus-induced rhythmic, periodic, or ictal discharges, PLEDs：periodic lateralized epileptiform discharges, LPDs：lateralized periodic discharges, GCSE：generalized convulsive status epilepticus, NCSE：nonconvulsive status epilepticus, NCS：nonconvulsive seizures, EPC：epilepsia partialis continua

（Chong DJ, Hirsch LJ. J Clin Neurophysiol 2005[11] より）

周期性同期性放電 ⓮

- 周期性同期性放電（periodic synchronous discharge：PSD；generalized periodic discharge：GPD）は，棘波・鋭波・徐波が単発ないし複合波として周期的に出現し，全般性かつ左右同期する．
- 持続時間は100～600 ms，出現間隔は500～2,000 msであり，出現間隔の変動幅は500 ms以内である．
- 成人ではCreutzfeldt-Jakob病（CJD）でみられることが知られている（孤発性CJDや医原性CJDで見られることが多い）が，急性無酸素脳症やリチウム中毒など，大脳皮質と深部灰白質がともに障害されるような場合に出現することがある．
- 主に小児では亜急性硬化性全脳炎（subacute sclerasing panencephalitis：SSPE）で見られることもあるが，棘・鋭波－徐波複合波を呈し出現の周期は5～15秒とやや長い傾向がある．

⓮ 周期性同期性放電の例

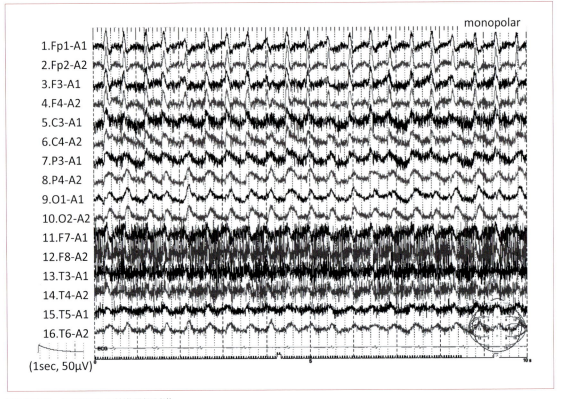

78歳男性．同側耳朶の基準電極誘導．
トイレから出てきて倒れたところを家人が発見し，救急要請．救急隊接触時に心肺停止状態であり，病院搬送後蘇生処置にて救急隊覚知後26分で心拍再開．第3病日に脳機能評価のため施行された脳波で全般性の周期性放電を認める．

α昏睡

- 橋出血，急性薬物中毒などでの急性の昏睡状態で見られることがあり，一般的には広汎に出現するが，前頭・中心部優位であること，振幅の漸増・漸減が見られないこと，感覚刺激（痛覚・音・光など）による減衰が見られないことなどの特徴があり，安静閉眼で後頭部優位に出現する基礎律動とは異なる．
- 類似した現象で，同様の波形がθ帯域で構成される場合はθ昏睡と称する[12]．

群発抑圧交代（⓯）

- 群発抑圧交代（burst-suppression）では，両側同期性で，比較的高振幅の徐波が1～数秒間持続し，10μV以下で通常2～10秒程度の抑圧活動を挟み交互に出現する[13]．
- 大脳皮質と皮質下構造が広範に障害され，両者の連関に障害がある場合に出現し，鎮静作用のある薬物の急性中毒，麻酔，急性の高度の無酸素脳症，高度の低体温などで認められる．
- 特に無酸素脳症でこの所見を認めた場合は通常少なくとも機能予後は不良で

⓯ 群発抑圧交代（burst-suppression）の例

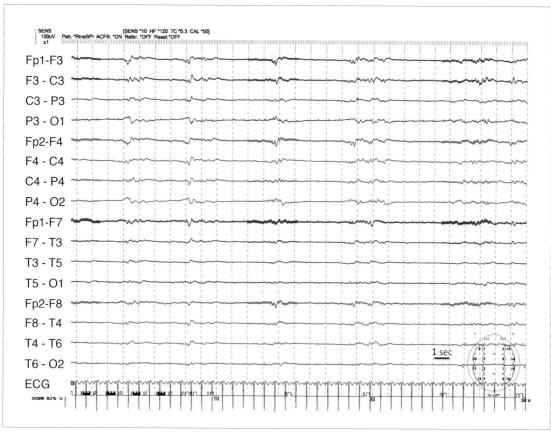

65歳男性．肝性脳症（血中アンモニア値80〜100 µg/dL），凝固能の悪化に伴う多発性脳内出血・くも膜下出血後．瞳孔径左右差なし，対光反射あり．角膜反射，頭位眼球反射認めず．

⓰ 全般性振幅低下の例

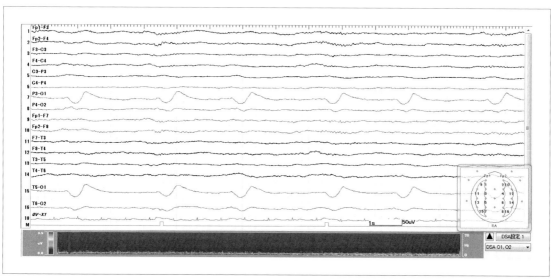

70歳女性．敗血症性ショック後の低酸素脳症．双極導出誘導（longituidinal montage）．
基礎律動は消失しており，前頭部には10 µV未満の低振幅α帯域の活動のみを認める．人工呼吸器による，O1電極のみに限局する呼吸運動のアーチファクトあり．

| Column | 臨床脳波の判読にあたって |

　中枢神経系の疾患の検査には，形態検査と機能検査の二つの基軸があり，「局在情報を有する詳細な機能検査」である脳波は，後者の主翼を担っている．

　その理由は，大脳皮質の神経細胞群は絶え間ない微小な細胞外電位の電気現象の変動とネットワークを形成していて，臨床脳波は，大脳皮質の神経細胞群の同期したシナプス後電位を直接記録しているからである．そして抽出同定した所見は，特異度を高くした判読によって，診断や病態に有益な情報として提供できる．

　臨床脳波の判読にあたっては，各々の所見を正しく抽出できる診断能力と，所見の鋭敏度と特異度を十分理解した上で臨床に関連して所見を解釈する総合判定能力の双方を必要とする[14, 15]．

ある．

● 薬物の急性中毒の場合多くは後遺症なく回復し，いわゆる大量バルビタール昏睡療法では治療のための投与量の目安とされる．

● 代謝性脳症による場合は，予後は基礎疾患の重症度に依存する．

背景活動の抑制（background suppression, ⑯）

● 全誘導にて背景活動が 10 μV 未満（longitudinal bipolar, peak to trough）[13] と極めて低振幅を示す．

● 昏睡・深昏睡患者に見られ，意識障害を呈する患者では高度のびまん性脳症を示唆する．

● 健常者でも稀に，背景活動が極めて低振幅の所見を示す場合もある．

まとめ

● 異常脳波はまず時間的（非突発性−突発性），空間的（汎発性−局所性）により大別して分類し判読を始める．

● 異常徐波や速波などの周波数や局在分布を解析することは大事であるが，病態によっては徐波が局所性に低振幅化や速波が消失したりして，一見波形に乏しくなることがあり，またこれはむしろ積極的に注目しなければ見過ごしやすい．

● 急性の意識障害の患者に対しては，早期の治療介入による予後の回復が期待されうる非けいれん性てんかん重積などの病態を同定するため，より早期に脳波測定を行うことが望ましい．また1回のみの脳波検査ではなく繰り返して検査することにより，病勢，予後と回復状態のそれぞれを評価することが可能となる．

（三枝隆博，池田昭夫）

■引用文献

1) 柳澤信夫, 柴崎浩. 異常脳波. 神経生理を学ぶ人のために 第2版, 医学書院；1997. pp 180-202
2) 前川敏彦, 飛松省三. てんかん性異常波. 臨床てんかん学（兼本浩祐ほか, 編), 医学書院；2015. pp 251-257
3) Noachtar S, et al. *Electroencephalogr Clin Neurophysiol Suppl* 1999；52：21-41.
4) 萩原綱一, 飛松省三. てんかん性異常波以外の病的脳波. 臨床てんかん学（兼本浩祐ほか, 編), 医学書院；2015. pp 257-261.
5) Beniczky SB, et al. *Epilepsia* 2013；54（s 6）：28-29.
6) 川村哲朗, 廣瀬源二郎. びまん性・多巣性脳障害. モノグラフ 臨床脳波を基礎から学ぶ人のために（日本臨床神経生理学会認定委員会, 編), 日本臨床神経生理学会；2008. pp 177- 185.
7) Sutter R, et al. *Clin Neurophysiol* 2013；124：1952-1958.
8) 三枝隆博, 池田昭夫. 脳波. 膠原病・リウマチ・アレルギー研修ノート, 診断と治療社；2016. pp 151-154.
9) Reiher J, et al. *Electroencephalogr Clin Neurophysiol* 1991；78：12-17.
10) Kubota Y, et al. *Neurol Med Chir*（Tokyo）2016；56：626-631.
11) Chong DJ, Hirsch LJ. *J Clin Neurophysiol* 2005；22：79-91.
12) 大熊輝雄ほか（編). 間脳・脳幹部の血管障害. 臨床脳波学 第6版, 医学書院；2016. pp 349-351.
13) Hirsch LJ, et al. *J Clin Neurophysiol* 2013；30：1-27.
14) 池田昭夫. 所見の解釈と脳波レポートの作成. モノグラフ 臨床脳波を基礎から学ぶ人のために（日本臨床神経生理学会認定委員会, 編), 日本臨床神経生理学会；2008. pp 91-97.
15) 三枝隆博, 池田昭夫. 成人脳波検査データの判読時のポイント. 検査診断学への展望, 南江堂；2013. pp 493-502.

| 脳波検査 | electroencephalography |

皮質脳波記録

◆てんかん焦点同定と周囲の脳機能マッピングに用いられる

検査所要時間	1～2週間（慢性留置の場合）
患者の負担	頭蓋内に電極を継続して留置するため，身体的・精神的負担がある
対象となる症候	難治性てんかん外科手術の術前評価

皮質脳波記録と頭蓋内電極

頭蓋内電極の適応

- てんかん患者の70％は抗てんかん薬内服により発作を良好に抑制することができるが，残りの30％は難治となり，外科手術適応の検討が必要となってくる．薬剤抵抗性（難治）の部分てんかんの治療として，てんかん焦点切除術が根治療法として知られている．近年の各種非侵襲的検査（長時間ビデオ脳波モニタリング，脳磁図，MRI，FDG-PETなど）の進歩および術後成績の蓄積から，画像検査で「焦点が見える」症例では一期的な手術が可能となってきた．

- 具体的には，海馬硬化症による内側側頭葉てんかん，海綿状血管腫・悪性度の低い神経膠腫といったてんかん原性病変による症候性部分てんかんの患者において，各種検査結果が矛盾せず単一のてんかん焦点を示唆する場合は，術中に皮質脳波記録（急性記録）を行い，一期的に**てんかん焦点切除術**が行われるようになってきた．

- 皮質脳波記録は，発作間欠期てんかん性放電記録に用いられ，てんかん手術中に切除範囲を決定するための追加補助検査として行われる．また，術中の焦点周囲の脳機能マッピングにも用いられる．

- 一方，これらの種々の検査結果が完全には合致しない場合や合致しても画像で焦点が見えない場合，すなわち非侵襲的検査で焦点局在が特定できない場合，および焦点が機能野近傍に推定される場合は，頭蓋内電極を慢性に留置して侵襲的術前評価を行い，二期的手術とする．

- 頭蓋内電極を通常1～2週間留置し，てんかん発作焦点の同定と焦点周囲の機能野の同定（脳機能マッピング）を行った上で，機能的に重要な領域の温存を図りつつ，2回目の手術で，症例毎にテーラーメイドにてんかん焦点を切除する．

- 頭蓋内電極は，非侵襲的術前評価によって焦点部位の作業仮説が立てられた場合に，その領域および周囲の機能野に留置する．
- 非侵襲的術前評価から作業仮説が立てられない場合に，漫然と広範囲に多数の電極を留置すること（いわゆる fishing expedition）は，慢性留置の合併症としての感染のリスクを上昇させ，手術成績が下がる（焦点を同定できない場合が多い）ことから一般的には勧められない．
- また，機能的半球離断術や脳梁離断術が想定される症例も，基本的には頭蓋内電極の慢性留置を必要としない．
- これ以外に，頭蓋内電極の慢性留置は，身体的・精神的な負担があるため，検査には患者自身の理解と協力が必須であり，患者の状態に応じて慢性留置の適否を判断し，慢性留置が困難な場合には一期的手術（術中の皮質脳波記録のみ）での対応となる場合がある．

頭蓋内電極の種類・特色

- 皮質脳波記録には，硬膜下つまり脳表に留置する**硬膜下電極**（subdural electrode）と脳内に刺入する**深部電極**（depth electrode）が用いられる（❶）[1]．
- 硬膜下電極は生体適合性の高い非磁性体のプラチナ製であり，通常直径3mmの円盤状電極が1cm間隔に配置される．留置する場所の広さに応じて，**帯状電極**（strip：大脳間裂面や内側側頭葉など）と**格子状電極**（grid：大脳外側面）を使い分ける．
- 深部電極は，5〜10mm間隔に数個の電極が配置されるもので，海馬・扁桃体，シルビウス裂に埋没した島回・弁蓋部，異所性灰白質などといった硬膜下電極の留置が困難な部位に，定位装置を用いて脳表から刺入される．

近年，欧米では複数（10〜15本）の深部電極を定位的に挿入（定位的深部脳波記録〈stereo-EEG〉）することで，脳深部の焦点検査を行う方法が普及してきている．頭蓋骨に小さな穴を開け電極をボルト固定して留置するため，開頭する必要がなく，硬膜下電極より侵襲性が低いとされている．本邦でも保険適用下に本手法の導入が望まれる．

❶ 頭蓋内電極

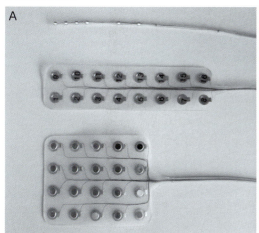
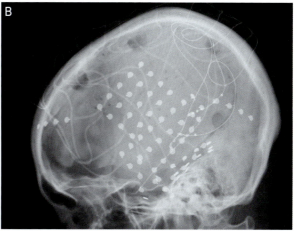

A：上から深部電極，帯状電極，格子状電極．硬膜下電極の電極間は1cm．
B：硬膜下電極と深部電極を組み合わせた電極配置．深部電極を海馬，脳室周囲結節性異所性灰白質に挿入し，硬膜下電極を脳表に留置した配置となっている．

(松本理器．てんかん専門医ガイドブック，2014[1] より)

- 頭蓋内電極による皮質脳波記録の最大の利点は，約 15 Hz の高周波遮断フィルターとなりうる頭蓋骨や頭皮による伝導率低下がないため，電極間隔（1 cm）の空間解像度で，頭皮上脳波の5〜10倍の振幅で，電極直下の皮質活動（脳波，誘発電位など）を記録できる点である．
- また頭皮上脳波と比べ，眼球運動や筋電図のアーチファクトが入りにくい．
- 電極を通じて皮質を電気刺激することで，皮質脳機能マッピングを行うこともできる．
- 頭皮上脳波では，頭蓋骨による減衰のため，$6 cm^2$ 以上の皮質が同期して活動することで初めっててんかん性放電が記録されるが，頭蓋内脳波記録では，頭皮上脳波でまだ波形がみられない時点から，より限局した発作時脳波変化を記録することができる．

発作時・発作間欠期皮質脳波記録

- 頭皮上脳波による長時間ビデオ脳波モニタリングと同様に，必要に応じて抗てんかん薬を減量し，てんかん発作および発作時の脳波変化（seizure pattern）を記録し，てんかん焦点を同定する．
- 皮質脳波記録においては，てんかん焦点では発作時脳波変化は発作の臨床症状（含前兆）より早く出現するはずであり，発作発射が臨床症状より遅れて出現した場合は，焦点からの記録でなく，発作の拡延（発作発射が伝播した領域の記録）を観察していることとなる．
- 発作記録にあたっては，発作時症候が，患者の従来の発作（habitual seizure），すなわち病歴上ないし頭皮上脳波・ビデオモニタリングで捕捉されたものと同一か見極めることが重要であり，再現性を担保する必要がある．
- 発作の内容が異なる場合には，電極留置の影響（術直後）や減薬の影響などを考慮する．潜在的にてんかん原性を有する皮質が賦活された可能性がある．
- 発作起始においては，発作時脳波変化は低振幅速波から始まる場合が多いが，症例によっては反復する棘波で開始することもある．
- 脳波の平坦化（脱同期化）が先行することをしばしば経験するが，平坦化する領域は，後続する発作発射に比べ，より広範にみられることが多く，通常限局して記録される発作発射の領域を，発作起始部位（seizure onset zone）と同定する．
- 新皮質てんかんでは数秒から十数秒で長短の皮質間結合を介して発作発射が伝播することが多く，発作時脳波変化が出現して数秒以内の皮質領域を，発作起始部位と通常みなす（❷）．
- 発作は可能な限り複数回記録し，その再現性から発作起始部位を決定することが望まれる．
- 手術ではてんかん原性領域を切除することを目的とするが，通常は発作起始部位の診断と切除が発作消失に重要と考えられている[2]．
- 近年，デジタル脳波・増幅器の進歩により，従来の脳波活動周波数（0.3

❷ 皮質脳波での発作時脳波変化

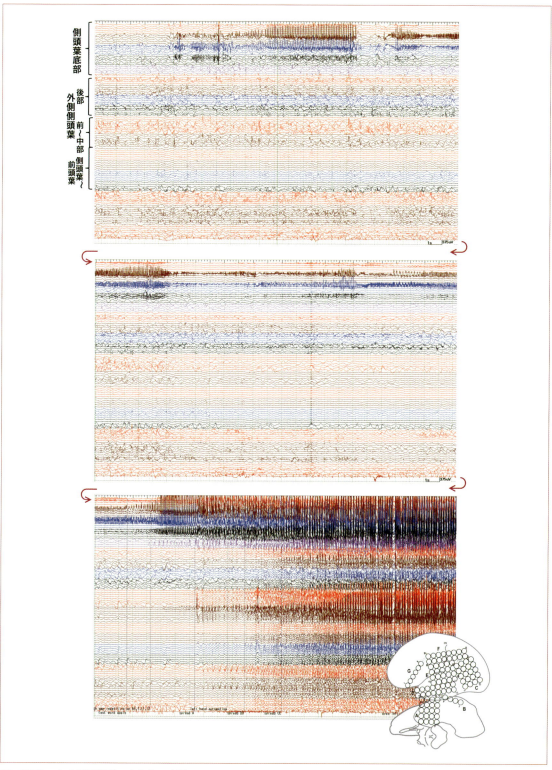

32歳男性，左内側側頭葉てんかんの症例．
発作時の脳波は，内側側頭葉の paroxysmal fast activity に始まり，限局性に開始→ attenuation（低振幅脳波）→再開を繰り返し，側頭葉底面→外側へと広がった．

〜70 Hz）を超えたより広範囲の 0.01〜1,000 Hz（帯域は，記録時の標本化周波数 sampling rate に依存する）での脳波活動の記録が可能となった（wideband EEG）.

- 頭蓋内電極記録においては，従来の発作時脳波変化に加えて，0.1 Hz 以下の緩電位（DC 電位）変動（ictal direct current shift）や 300 Hz を超える高周波律動（high frequency oscillation：HFO）の記録，可視化が可能となり，発作起始部位の同定に臨床応用，普及されてきている（❸）[3].

- これら 2 つの指標は，従来の発作時脳波変化（conventional EEG seizure pattern）より先行し，より限局した部位で認められる場合があり，焦点部位の同定により特異的なてんかん原性マーカー候補の一つと位置づけられる.

- また，発作時 HFO は，❸ のように周波数がほぼ一定に推移するもの，あるいは漸減，漸増するものなど様々なバリエーションがあり，今後パターンの類型化，発生起源の解明が待たれる.

- 発作間欠期には棘波，鋭波といったてんかん性放電が記録されるが（❹），てんかん焦点（発作起始部位），その周囲および皮質間結合を介した伝播先で記録されるため，焦点同定に関する意義は発作時脳波変化より低くなる.

- ただし，限局性皮質形成異常においては，ほぼ連続して反復する棘波（semicontinous repetitive spike）や突発性速波活動（paroxysmal fast）は発作起始部に合致すると報告されており，焦点同定に有用とされる.

- 発作間欠期の高周波律動に関しても，80 Hz 以上の律動（ripple & fast ripple）は，てんかん原性領域の発作間欠期のバイオマーカー候補として近年注目されている.

- 発作間欠期の高周波律動は，ノンレム睡眠期（10〜20 分）の視察的探索が必要であり，判読には経験と時間を要する.

- 近年，単発皮質電気刺激に対する刺激誘発性の高ガンマ活動を計測することでてんかん原性領域を同定する試みがなされており，誘発高ガンマ活動とてんかん原性領域との関連が示唆されている[4].

▶ Lecture「高ガンマ活動」（p 146）参照

- 発作誘発のリスクはきわめて少なく，時間を要する視察的探索が不要である簡便な方法として注目されるが，今後多数症例での検証が望まれる.

脳機能マッピング

- てんかん焦点が機能野（eloquent cortex）近傍に位置する場合は，脳機能マッピングによる機能野の同定が不可欠となる.

- 頭蓋内電極慢性留置の前半は，発作記録のため抗てんかん薬を減量するが，この時期には各種誘発電位を記録する.

- 電極留置の場所に応じて，体性感覚誘発電位（SEP），聴性誘発電位（AEP）および視覚誘発電位（VEP）を記録する.

- 正中神経刺激による SEP では，短潜時の皮質成分（N 20，P 20）の位相の逆転で，手領域の中心溝が同定できる[1]（❺）.

142 ■脳波検査

❸ 発作時 DC 電位と高周波律動（HFO）

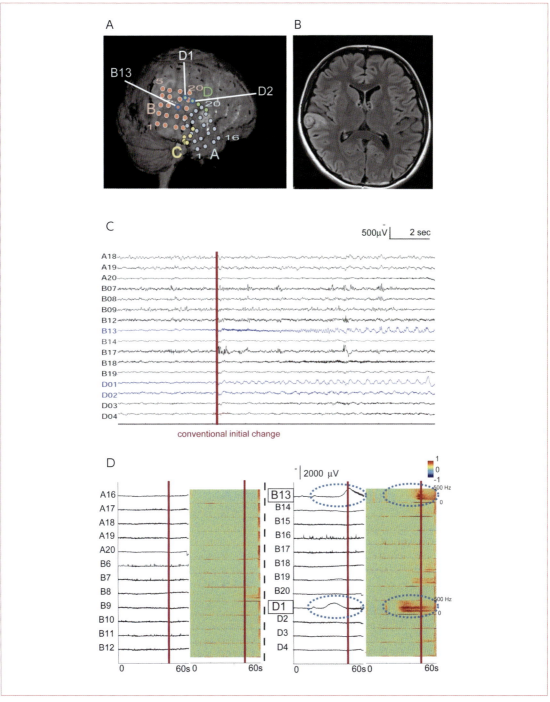

右側頭葉てんかん患者における，発作時脳波変化・DC 電位・HFO を示す．
A：術前 CT および術後頭部 MRI を基に電極位置を同定した図
B：右側頭葉の乏突起膠腫
C：発作時脳波変化，時定数（TC）0.1 秒．
D：発作起始部電極（B13，D1）を含む一部電極の活動を時間幅 1 分で表示．左図の時定数（TC）10 秒での表示で発作時 DC shift がみられるが（青破線），右図の power spectrogram（0〜500 Hz）では同じ発作起始部の電極で conventional な脳波に先行する 100 Hz 帯域（およびその 2 倍）の band 状の発作時 HFO がほぼ一定に推移している．
（Imamura H, et al. Clin Neurophysiol 2011[3] より）

❹ 皮質脳波での発作間欠期記録

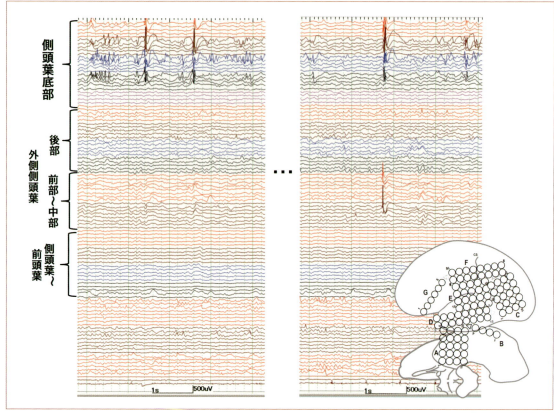

❷と同一症例．
内側側頭葉に連続した棘波の出現を認める．外側にも間欠的に棘波の存在を認める．
サンプリング周波数 1,000 Hz，時定数 0.1

- VEP, AEP ではその潜時から，一次および高次の領野を同定する．
- てんかん焦点が，運動野や言語野の近傍に位置する場合は，運動準備電位（5～10秒毎の自発運動に先行する緩電位）や言語課題（物品呼称など）を用いた事象関連電位を記録し，運動野，言語関連領野の同定に役立てることができる．
- なお，これらの皮質脳波の加算平均を必要とする検査においては，2試行を施行し波形の再現性を確認することが大切である．
- これらの検査では，皮質電気刺激によるマッピングのように，発作や後発射（後述）を誘発する危険性がなく安全に行える．特に誘発電位は患者に課題を課す必要がなく短時間で施行可能であり，感覚野の同定と同時に，多数の電極留置においては電極ケーブルの接続や電極ボックスにおける電極配置の取り違えの有無の確認にも有用となる．
- てんかん発作の記録後には，抗てんかん薬の服薬量を元に戻し，高頻度皮質電気刺激による皮質脳機能マッピングを行う．
- Penfield らにより覚醒下手術中の手法として確立され，Lüders らにより慢性

❺ 正中神経刺激による短潜時体性感覚誘発電位（median nerve SEP）

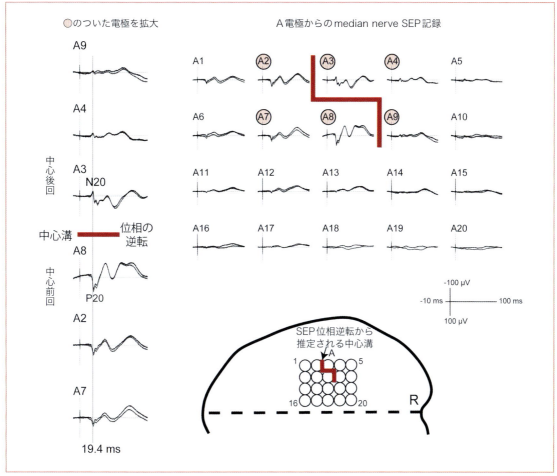

3 Hz で 0.2 ms の矩形波で運動閾値を超える刺激（最大上刺激）を正中神経に加え，硬膜下電極より SEP を記録した（200 試行 x 2 回）．最初の短潜時成分である N 20 成分（中心後回の手領域に分布）と P 20 成分（中心前回手領域に分布）の位相の逆転により中心溝を同定する（図の赤色の線）．

（松本理器．てんかん専門医ガイドブック，2014[1] より）

硬膜下電極に応用された．
- 硬膜下電極の間隔（通常 1 cm）の空間解像度で，電気刺激により皮質機能局在マップを作成することができる．
- 硬膜下電極を用いて，0.2～0.3 ms の矩形波を，50 Hz の頻度，1～5 秒間，1～15 mA の強度で皮質に与え電気刺激する．刺激の極性は，極性を交互に変えたり，二相性の矩形波とすることで，皮質に電荷が過剰に蓄積されないようにし安全性を担保する．
- 運動野（中心前回および補足運動野），一次感覚野（体性感覚，視覚，聴覚）では，電気刺激による陽性症状によって，皮質機能を判断する．
- 刺激強度を 1 mA，1 秒から漸増し，運動野においては筋収縮（中心前回の一次運動野では間代性収縮，補足運動野では強直性収縮が通常誘発される）

を，感覚野においてはしびれ感（体性感覚野），要素性の音（聴覚野），輝点（視覚野）といった陽性症状の有無を観察する[7]（❻）．通常，1～5 mA，1～2秒で症状が出現する場合が多い．
- 一方，大脳連合野の高次機能の探索には，陰性症状，すなわちその領野が担う高次機能課題の電気刺激による障害を検討する．1 mA，1秒から漸増

❻ 運動野マッピング

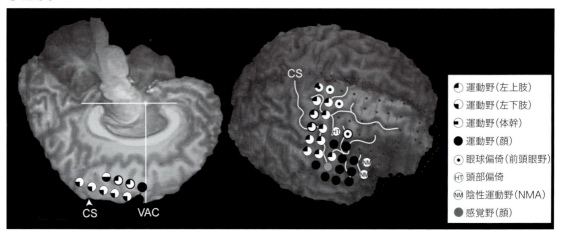

高頻度電気刺激による陽性症状（筋収縮）から，中心前回の一次運動野および内側面の補足運動野が同定された．それぞれの運動野にホムンクルスが同定された（一次運動野：腹側の顔領域から背内側の下肢領域，補足運動野：前方の顔領域から後方の下肢領域）．中心後回でも感覚症状でなく，筋収縮が刺激により誘発されることもある．

(Matsumoto R, et al. *Brain* 2007[7] より)

| Lecture | 高ガンマ活動 |

　事象関連電位については，高次脳機能課題においては，加算波形の解析のみならず，時間周波数解析による高ガンマ帯域成分（high gamma activity：HGA，通常80～150 Hzの広帯域の高ガンマ活動）の同定が注目されている．サルでの活動電位，局所電場電位，各周波数帯域のパワーの比較検討からは，高ガンマ活動は，活動電位すなわち神経発火頻度・発火同期性の増加を反映した活動とみなされている[5]．

　これらの知見から，近年，言語などの高次認知機能に関連して，硬膜下電極から計測される高ガンマ活動が脳機能マッピングに応用されている[6]．機能的MRIに比べて高い時間・空間分解能にすぐれ，脳機能マッピング法としてはより特異度の高い手法であることが示唆される．しかし，比較的低い感度からは皮質電気刺激の完全な代用検査とは未だみなされていない．加えて，従来の事象関連電位や高ガンマ活動は特定の脳機能に「関連する」脳活動の計測であり，活動が記録された脳領域が「必須」かどうかについては，つまり同部位の切除により障害が出現するか（「eloquent」か）という点に関しては，介入検査である，従来のgold standardなマッピング手法である高頻度皮質電気刺激との比較検討が必要となる．

し，陽性症状のないことを確認した上で，10〜15 mA，5秒の刺激を用いて陰性症状を判定する．
- 言語野のマッピングでは，文章音読，物品呼称，聴覚性理解（「左手を挙げてください」といった口頭指示に対する理解）などの言語課題を刺激前から患者に与え，数試行の遂行後に電気刺激し，課題遂行の障害（課題の中断や誤り）の有無をみる[8]（**❼**）．
- 腹側運動前野（通常顔の運動野の前に位置する）や補足運動野前方領域には，電気刺激により手足や舌の交代運動が障害される（陰性運動反応：刺激と対側が優位に障害される）ことがあり，陰性運動野と呼ばれ，高次運動野と位置づけられる．
- このような陰性症状は，陽性症状のように刺激直後に症状が現れず，刺激開始後数秒してから出現することが多い．
- 高頻度皮質電気刺激は，皮質脳波を注意深くモニタリングしながら行う．
- 焦点周囲の易興奮性の皮質の刺激では，電気刺激後に刺激電極や周囲の電極に，棘波様の律動性放電が出現することがあり，後発射（afterdischarge）と呼ばれる．
- このように刺激後に興奮が広がってしまうと，刺激によりどの部位の陽性・陰性症状をみているのか不明瞭となる．また興奮が強いと臨床発作につながることもあり注意を要する．
- 後発射が出現したら，消失するまで待ってから，同じ刺激強度で再びその電極の刺激を行うと後発射が出現せず，さらに刺激強度を上げてゆくことが可

> 言語野マッピングの際に，発語が障害される場合は，舌の陽性・陰性運動反応でないことを確かめる必要がある．

❼ 言語野マッピング

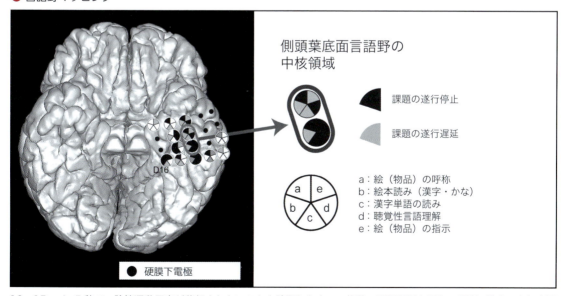

10〜15 mA，5秒で，陰性運動反応が惹起されないことを確認した上で，複数の言語課題を課し，課題の障害の有無を調べた（黒色は刺激中の課題停止，灰色は遅延）．側頭葉底面言語野の機能マッピングの例．側頭葉底面では，視覚性の課題のみならず聴覚性提示の課題においても刺激中は障害を認める．

（Shimotake A, et al. *Cereb Cortex* 2015[8] より）

❽ CCEPの臨床応用—背側言語経路（弓状束）の術中機能モニタリング

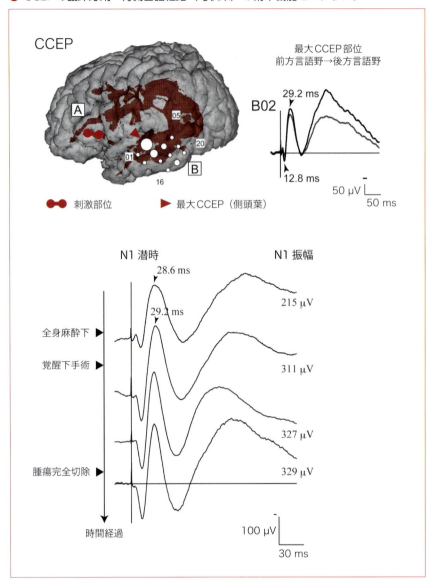

術前の解剖・機能的MRI画像および全身麻酔下のCCEPによる皮質間結合パターンからブローカ野を同定し，同部位に単発電気刺激を行い，側頭葉の電極よりCCEPを記録した．CCEPの分布をN1電位（振幅）のcircle mapで図示した．赤色で示した線維束は確率論的白質線維追跡（probabilistic diffusion tractography）により描出された弓状束．
右上：最大反応点（B 02）での実際のCCEP前方言語野→後方言語野の波形．CCEP波形の縦軸は，単発刺激を与えた時間を示す．
下：最大CCEP反応電極のN1電位の腫瘍摘出術中の推移．覚醒下手術中，CCEP振幅を弓状束の結合性の動的指標としてモニタリングし，言語関連線維束である弓状束を温存できた．
(Yamao Y, et al. Hum Brain Mapp 2014[9] より)

能になることが多い．
- 後発射がみられない場合の刺激結果に基づいて脳機能地図を作成する．
- なお，通常電気刺激は，隣接する2電極を用いて行う（双極刺激）ことが多いが，焦点周囲などでは，必要に応じて，無機能野と同定された電極を基準に単極刺激を行い，より詳細な機能地図を作成する．
- 2回目の手術での焦点切除術にあたっては，侵襲的術前評価で得られたてんかん焦点と脳機能の地図から，特に両者が一部重複した場合は患者・家族の意向（例．発作消失 vs. 機能温存を優先など）を考慮して，切除範囲を最終的に決定する．

皮質－皮質間誘発電位（CCEP）の臨床応用

- この10年の進歩としては，単発電気刺激によるネットワークマッピングと三次元画像撮像による電極位置の解剖的同定が挙げられる．
- 単発電気刺激を低頻度（1 Hz）で行い，皮質間結合を介した皮質－皮質間誘発電位（cortico-cortical evoked potential：CCEP）を隣接・遠隔の電極から記録することで，個々の患者でのてんかん性放電およびてんかん発作伝播様式の同定や，高次脳機能ネットワークの同定が可能となり，臨床応用・普及されている[7]．
- このCCEPの手法は，課題を課さずに行え，麻酔下でも記録でき，多チャンネル誘発電位測定機を用いれば，1刺激部位からの皮質間結合は1分以内（20～30試行×2回）でオンライン解析が可能である．
- 臨床応用の例として，弓状束近傍の脳腫瘍手術中の背側言語経路の機能モニタリングが挙げられる[9]．
- 覚醒下手術中にブローカ野の単発刺激を断続的に行い，後方言語野から記録されるCCEPを背側言語経路（＝弓状束）の結合性の動的指標としてモニタリングし，切除中の言語関連線維束である弓状束の温存を図っている（❽）

利益相反：
京都大学大学院医学研究科てんかん・運動異常生理学講座は，寄附講座であり，大塚製薬株式会社，グラクソスミスクライン株式会社，日本光電工業株式会社，UCBジャパン株式会社の寄附金にて支援されている．

（下竹昭寛，松本理器）

■引用文献

1）松本理器. 頭蓋内脳波記録. てんかん専門医ガイドブック（日本てんかん学会, 編）. 診断と治療社；2014. pp 105-109.
2）Rosenow F, et al. *Brain* 2001；124：1683-1700.
3）Imamura H, et al. *Clin Neurophysiol* 2011；122：1500-1504.
4）小林勝哉ほか. 臨床神経生理学 2017；45（2）：91-101.
5）Ray S, et al. *J Neurosci* 2008；28：11526-11536.
6）Crone NE, et al. *Neurology* 2001；57：2045-2053.
7）Matsumoto R, et al. *Brain* 2007；130：181-197.
8）Shimotake A, et al. *Cereb Cortex* 2015；25（10）：3802-3817.
9）Yamao Y, et al. *Hum Brain Mapp* 2014；35：4345-4361.

脳波検査　electroencephalography

脳磁図の有用性

◆脳神経細胞群の電気的活動により生じる磁場を計測し脳機能を評価する．

検査所要時間　30分〜2時間（検査の内容により変動）
患者の負担　検査中は頭部を動かさないようにし，体動も極力控える
対象となる症候　けいれん，意識障害，感覚障害，運動障害
想定される疾患　中枢神経疾患（てんかんなど）

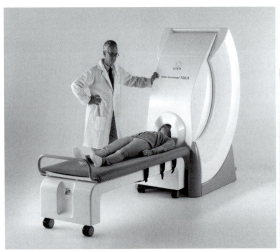 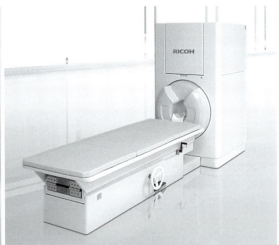

左：306チャネル全頭型脳磁計 エレクタ　ニューロマグ TRIUX（エレクタ株式会社）
右：脳磁計測システム　MEG vision PQA 160 C（株式会社リコー）

脳磁図とは

- 脳磁図（magnetoencephalography：MEG）検査法は，脳神経細胞群の電気的活動により生じる微弱な磁場を，頭部に近接させた磁気センサで記録する検査法である[1]．
- 用いられる磁気センサは，超伝導量子干渉素子（superconducting quantum interference device：SQUID）磁束計と呼ばれ，液体ヘリウムで4 K付近まで冷却されることで超伝導状態となり，超高感度磁気センサとして機能する．
- 122〜306本のSQUID磁束計を，ヘルメット形の脳磁計センサ部内側面に頭皮全体を覆うように収納し，頭皮上に生成される脳磁場を多点同時計測できる全頭型の脳磁計が，現在の主流になっている．
- 脳神経細胞群の電気的活動によって頭皮外に発生する磁場（磁束密度）は，

❶ 脳磁場計測システム全体の構成例

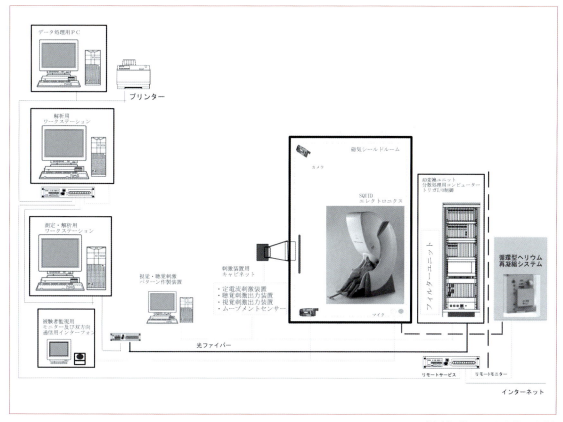

(資料提供 エレクタ株式会社)

pT (pico-Tesla) オーダと極めて微弱なため,脳磁計は専用の磁気シールドルーム内に収納される.
- シールドルーム外には,脳磁計を動作させるための電子機器やコンピュータ等が配置され,脳磁場計測システムが構成される（❶）.

検査の流れと検査中の注意
- 検査前に頭部サイズの確認,頭部・顔面の消磁を行う.
- 脳波と同時記録の場合は脳波電極を装着する.
- HPI (head position indicator) コイルを装着する.
- 参照点（鼻根・左右耳介前点）と頭皮形状を三次元 digitize 入力する.
- 検査中は頭部を動かさないようにし,体動も極力控える.
- **自発脳磁場記録**の場合は,脳波同様の賦活法の併用を検討する.
- **誘発脳磁場記録**の場合は,各種感覚刺激や課題の負荷が必要となる.

不適応・禁忌など
絶対的不適応
- 頭囲が脳磁計センサ部の内径よりも大きい場合,物理的に頭部をセンサ部に

> リアルタイム頭部位置追跡システムを備えた脳磁計の場合は,追随範囲内の頭部の動きに対してはデータ補正が可能である.

挿入することができないため本検査を適応できない（事前にレプリカヘルメットで確認）.

相対的不適応
● 体表金属（化粧・マスカラ）や体内金属（シャントバルブ，歯列矯正のワイヤー，義歯，歯科治療の補綴物，人工関節，骨接合術インプラント，外科手術の遺残金属粉など），体内埋込装置（ペースメーカ，人工内耳，迷走神経刺激〈vagus nerve stimulation：VNS〉，脳深部刺激〈deep brain stimulation：DBS〉）などは脳磁場計測のノイズ源となり得る.
● 取り外せる場合は取り外し，取り外せない場合は危険を伴わない限り消磁を行うか，一時的に電源や刺激をオフすることで記録可能な場合もある.

禁忌
● 自発脳磁場記録は脳波に準じる（➡もやもや病の過呼吸賦活は禁忌）.
● 誘発脳磁場記録は誘発電位に準じる（➡ペースメーカ植え込み患者への電気刺激は禁忌）.

なにがわかるか

● 脳神経細胞群の電気的活動によって，頭部外に生じる磁束密度を記録する.

自発脳磁場
● てんかん性放電などの電気的活動の有無がわかる[2].
● てんかん性放電などの電気的活動の三次元局在がわかる（発作間欠期の焦点診断）[3].
● 記録中にてんかん発作を起こした場合は発作時の電気的活動の起源や拡がりの三次元局在がわかる（発作時の焦点診断）.

誘発脳磁場
● 刺激関連応答：感覚野（視覚野[4]，聴覚野[5]，体性感覚野[6,7]）の機能・局在.
● 運動関連応答：運動野の機能・局在[8].
● 事象関連応答：課題に応じて（言語野の機能・局在など）.

どんなときに検査をするか

● 脳磁図検査法は，2004年4月に保険収載（D 236 - 3）され，2012年4月の改定により，その適応は「原発性及び続発性てんかん，中枢神経疾患に伴う感覚障害及び運動障害の鑑別診断，又はてんかんの患者に対する手術部位の診断や手術方法の選択を含めた治療方針の決定のために行う場合に限り，1患者につき1回のみ算定できる」とされている.
● 抗てんかん薬の内服治療で発作が十分に抑制されない難治性てんかん患者において，外科加療に向け，手術部位の診断や手術方法の選択を含めた治療方

152 ■脳波検査

針の決定のために，焦点診断目的で行われることが多い．

- また，頭皮上脳波では視察しにくい突発波が，脳磁図で明瞭に記録される例もあるため（❷），心因性非てんかん性発作（psychogenic non-epileptic seizure：PNES）をはじめとして，てんかん発作との鑑別を要する病態において，**てんかん性放電**の検出を目的に行われる．
- 現在本邦では約30施設で保険診療としての脳磁図検査が実施されているが，対象患者の臨床診断はてんかんが最も多い[9]．
- 脳磁図は，同じく神経細胞の電気的活動を捉える脳波と同時に記録することにより，単独で施行するよりも高い精度でてんかん性放電を捉えることができるため，てんかん診療にとって有益な検査法である[10]．

脳磁図と脳波

- 脳磁図と脳波は，計測対象が神経細胞群の同期的電気活動である点で共通点は多いが，それぞれの計測物理量である電位と磁場の物理量としての特性や，両者が生体（媒質）から受ける影響などの点に大きな相違点がある．
- 全ての物理量は，計測に基準点を要する相対量と，基準点を要さない絶対量に大別されるが，電位は相対量であるため，脳波では基本的に2点間の電位差を記録する．このため，耳朶を基準とする基準電極導出法や，頭皮上の2つの電極間の電位差を記録する双極導出法など，さまざまな導出法が考案され実施されている．
- これに対し，磁束密度は絶対量であり，計測に基準点を必要とせず，計測点が決まれば計測値は一意に決まるため，脳磁図には脳波のような導出法のバリエーションは存在しない．
- 頭皮上の異なる2点間に脳波で記録されるような電位差が生じるということは，電位差＝電気抵抗×電流（オームの法則）から，2点間に電流が流れていることを意味している．
- 生体と接する空気は絶縁体であるため，この電流は生体内の閉鎖空間に分布するが，電流の流れやすさの指標である導電率の分布は頭部では極めて不均一（脳脊髄液の導電率は骨の約200倍）であるため，電流分布は非常に複雑になる．
- 一方，磁場は空間の透磁率分布に従って分布するが，生体各組織の透磁率はいずれも空気のそれとほぼ等しいため，磁場は脳内電源から脳磁計センサが位置する頭皮上の空間までほとんど歪まずに分布する．
- このため，磁場を記録する脳磁図を用いれば，電流の容積伝導による電位を記録する脳波よりも簡単な頭部モデルで，高精度に脳内電源を推定することができる．
- 脳波と脳磁図の相補的な特性として，脳波が頭皮に垂直な向きの電源に高感度であるのに対し，脳磁図は頭皮に平行な向きの電源に高感度であることは良く知られている．

脳磁図の有用性 ■ 153

- また，電源の深さに応じて脳磁図の信号は一様に低下するのに対して，脳波では電流の向きと垂直方向は等電位面になるなど，深さによる電位の減衰は一様ではないなどの相違点がある．

臨床応用

- 異常があったときには，てんかん，中枢性感覚障害，中枢性運動障害などが疑われるが，ここではてんかんの解析例を提示する．

症例1

34歳女性．右上肢の不快な感覚異常を伴う単純部分発作．
脳波−脳磁図同時記録にて脳磁図左側頭部に棘波の頻発を認める一方，脳波上ではこれらの棘波の多くは不明瞭である（❷A）．電源は左頭頂弁蓋部の二次体性感覚野に対応する領域に集積している（❷B）．

- 前頭頭頂弁蓋部は，脳磁図では明瞭に記録されるが脳波では視察しにくい突発波の焦点部位の一つとして知られた領域であり[2, 11]，症例1のようにMRI negative なケースでは特に脳磁図検査施行の意義は高い．

症例2

33歳女性．左海馬硬化症．複雑部分発作が難治に経過．
脳波−脳磁図同時記録にて左側頭部に低振幅鋭波の散発を認め（❸A），磁場鋭波の電源解析により，左側頭葉内側（一部は側頭葉前方）に電源の集積を認めている（❸B）．

- 側頭葉てんかん内側型では，側頭葉内側に電源が集積し一部は前方に広がる症例2のようなパターンを最も多く経験するが，特にMRI上で病変を認めない（MRI negative）症例では，両側に電源集積を認める場合や，電源が深いためか突発波が記録できず電源解析不可となるケースも少なくない．

変動の範囲や誤差の考え方

生理的変動の範囲内の波形

- 脳波上，生理的な範囲内の活動として確立した波形でも，対応する脳磁図の波形は突発波様に見える例がある．
- 生理的活動にも焦点性の比較的高いものが含まれるため，てんかん性放電と見誤って電源解析結果をMRI上に表示してしまわないよう留意すべきであり，有意な突発波かどうかを波形視察の段階で見極めておくことは極めて重要である．
- 特に，中心頭頂部のμリズムや頭蓋頂鋭波（❹），後頭部のPOSTs（positive

occipital sharp transients of sleep）[12] や後頭部三角波など（**⑤**）は，しばしば先鋭度の高い磁場波形として記録されるので注意を要する.

正常亜型
- 頭皮上脳波における正常亜型に対応して，脳磁図にも正常亜型が存在する.
- 脳磁図で記録される正常亜型は脳波のそれと見え方が異なるため，連続性が低く先鋭度の高いものは有意な突発波と見誤られる可能性がある.
- 特に，wicket spike（**⑥**），small sharp spikes（SSS）；benign epileptiform transients of sleep（BETS）（**⑦**A），phantom spike and wave（**⑦**B）などに注意を要する.

異常な場合にどうするか

- 脳磁図は，事前に脳波検査（長時間ビデオ脳波モニタリングを含む）が施行され，既にてんかん性放電の存在が確認されている症例に対し，外科治療の術前焦点診断等の精査目的で施行されることが多い.
- しかし近年は，事前脳波でてんかん性放電が捕捉されなかったものの，症候学的にてんかん発作が疑われるため，脳磁図にて突発波が捕捉されることに期待して鑑別診断目的で検査依頼されるケースも増えている.
- てんかん外科治療に向けては，他の画像検査（MRI や PET，SPECT など核医学）や硬膜下電極，深部電極等のマッピング所見と共に総合的に評価され，治療方針が決定される.

まとめ

- てんかん外科の術前焦点診断への応用は，脳磁図の最も成功している臨床応用と言える.
- 特に MRI negative なてんかん症例の焦点診断や，術後の残存焦点の検索に有用性が高い.
- また，脳磁図による電源検索は，硬膜下電極や深部電極の配置を計画するための補助として有用である[13].
- 一方，発作間欠期のてんかん性放電の電源と，てんかん原性焦点との間には乖離があることが判っており，特に焦点切除術を前提とした脳磁図による電源局在推定結果は慎重に解釈されるべきである.
- てんかん性放電の検出率の観点からは，脳波と脳磁図は高感度に検出する電源の向きや深さに対する感度特性が異なるなど相補的な関係にあるため，双方を同時に記録した場合に最も高い精度でてんかん性放電を捕捉することができる.

（湯本真人）

❷ 症例 1 の脳波−脳磁図同時記録（A）とMRI（B）

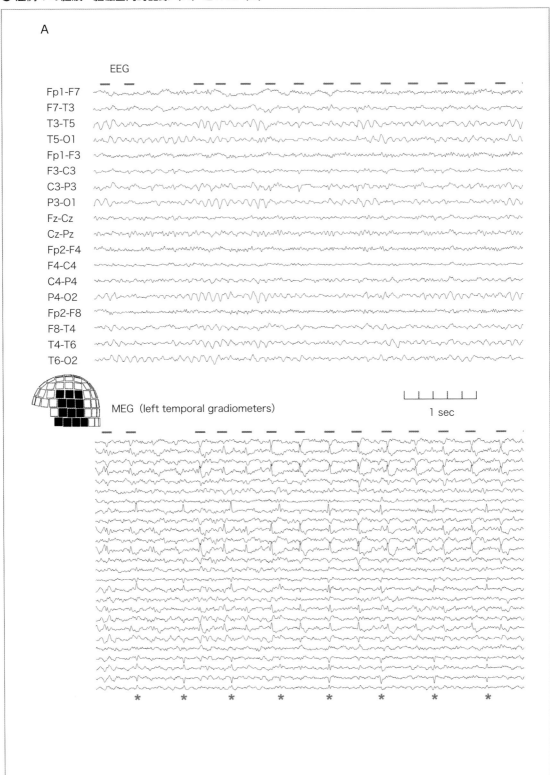

脳波−脳磁図同時記録にて脳磁図左側頭部に棘波（━）の頻発を認める一方，脳波上ではこれらの棘波の多くは不明瞭である（A）．電源は左頭頂弁蓋部の二次体性感覚野に対応する領域に集積している（B）．＊は心磁アーチファクト．

B

✏ interictal MEG: interval 1.7 ms, hpf 4, 4 Hz, GOF > 90%, CV < 1 cm³, Q < 800 nAm, regional 306 chs

脳磁図の有用性 ■ 157

❸ 症例2の脳波－脳磁図同時記録（A）とMRI（B）

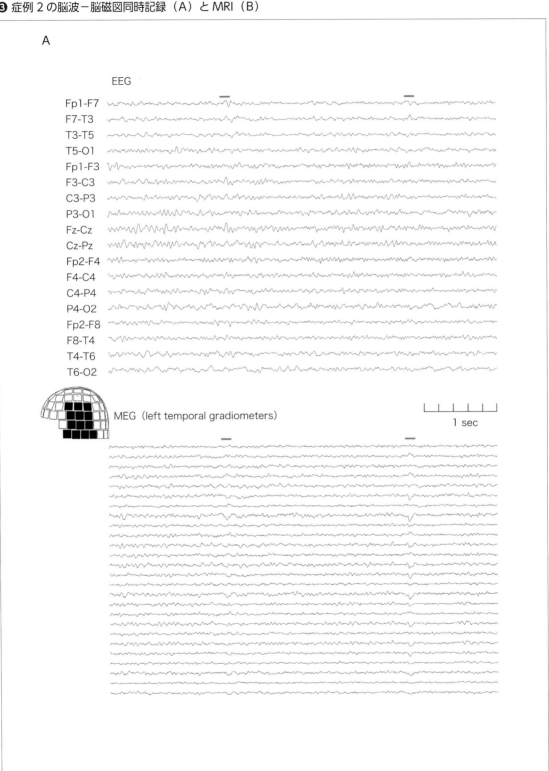

脳波－脳磁図同時記録にて左側頭部に低振幅鋭波（━）の散発を認め（A），磁場鋭波の電源解析により，左側頭葉内側（一部は側頭葉前方）に電源の集積を認めている（B）．

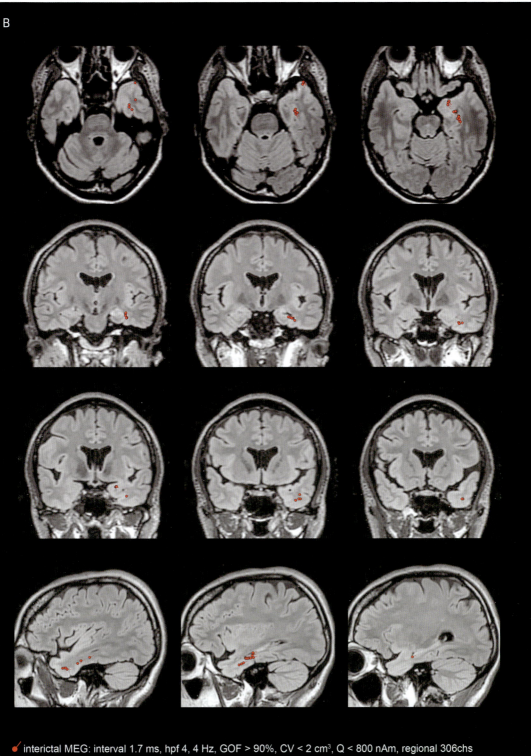

 interictal MEG: interval 1.7 ms, hpf 4, 4 Hz, GOF > 90%, CV < 2 cm^3, Q < 800 nAm, regional 306chs

❹ 脳波－脳磁図同時記録例①（14歳男性）

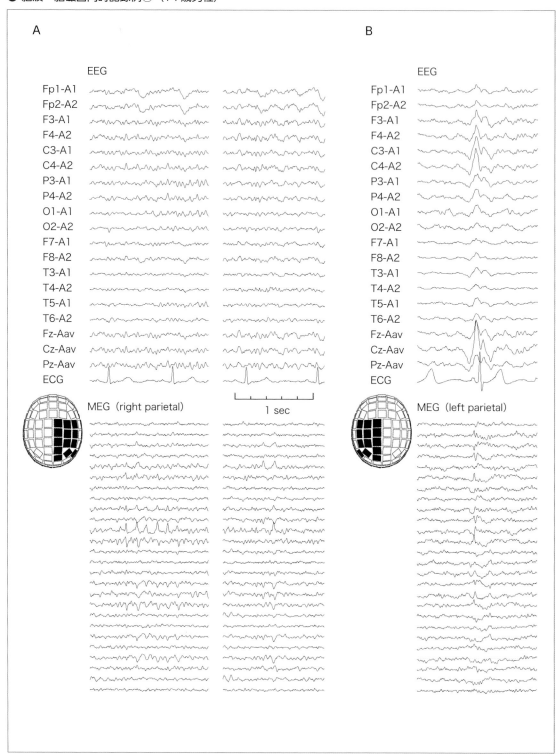

A：脳磁図の右中心頭頂部に約8 Hzの律動波が反復出現している（左），連続性が乏しいと突発波様に見える（右）．このような中心頭頂部の先鋭度の高い律動波は脳磁図でしばしば観察される．
B：睡眠第二段階に出現した頭蓋頂鋭波（低振幅の紡錘波が後続しているように見える）だが，脳磁図では頭頂部由来の棘波のように見える．

❺ 脳波−脳磁図同時記録例②

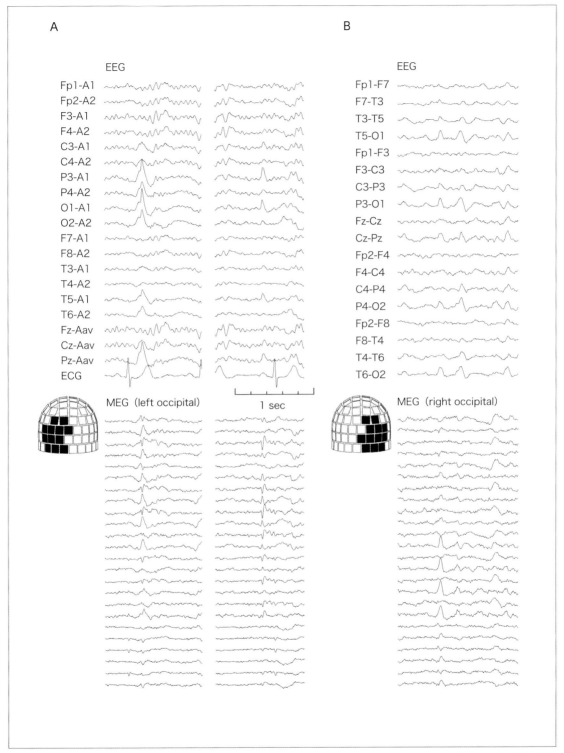

A：後頭部三角波（19歳男性）．反復出現する同波形には空間分布に若干の variation があり，脳磁図にて棘波様に見えるものを含む（右）．
B：POSTs（25歳男性）．POSTs の電源にも variation が認められ，脳磁図にて鋭波様に見えるものを含む．

❻ 脳波-脳磁図同時記録例③

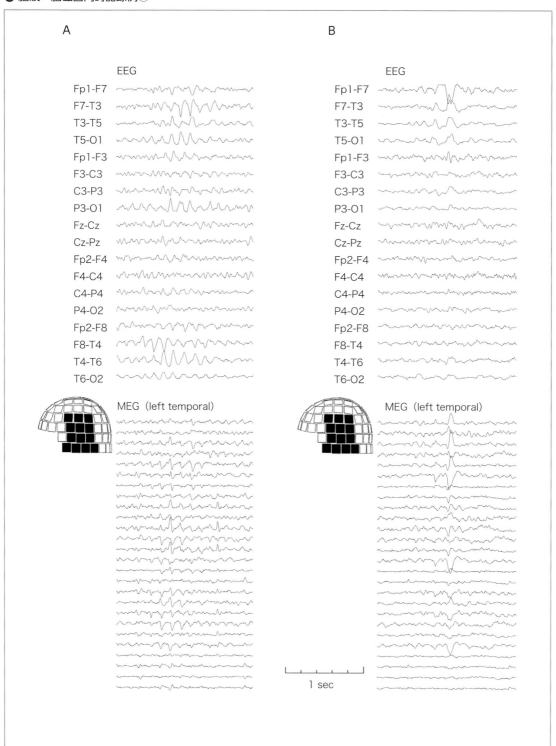

A：wicket spike（68歳女性）．誌面の都合で脳磁図は左側頭部のみ表示している．
B：連続性の乏しい wicket spike は脳磁図では鋭波様に見えることがある（51歳女性）．

❼ 脳波−脳磁図同時記録例④

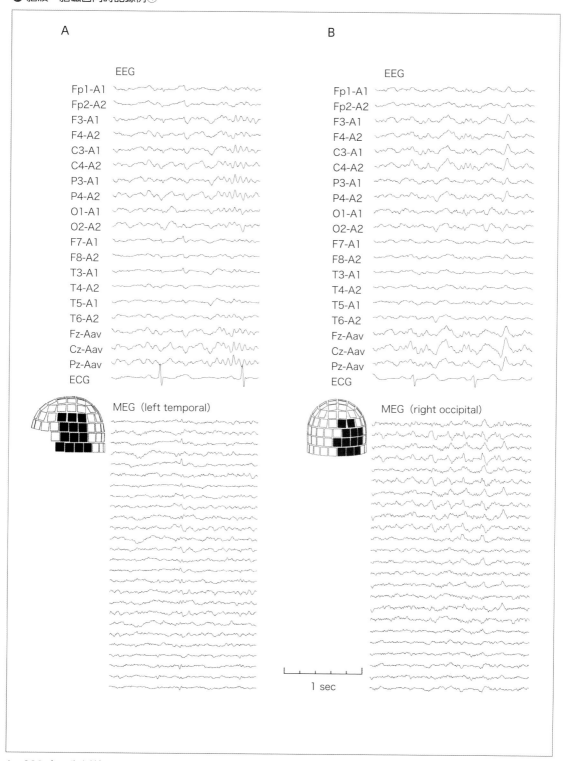

A：SSS（75歳女性）．脳磁図上でSSSが視察されることは比較的稀だが，この例では低振幅棘波様に視察される．
B：睡眠第二段階の記録．脳磁図では後頭部に律動性突発波様の波が出現している（21歳女性）．他に有意な所見が共存することから，本波形は病的意義は低いものと判断された．

■引用文献

1) Hämäläinen M, et al. *Rev Mod Phys* 1993 ; 65 : 413-497.

2) Kakisaka Y, et al. *Epilepsy Res* 2012 ; 102(1-2): 71-77.

3) Jin K, Nakasato N. Part VI Adult epilepsy. In: Clinical Applications of Magnetoencephalography(Tobimatsu S, Kakigi R, editors), Springer Japan; 2016. pp175-185.

4) Yamasaki T, et al. Part V Visual system: Clinical applications. In: Clinical Applications of Magnetoencephalography(Tobimatsu S, Kakigi R, editors). Springer Japan; 2016. pp145-159.

5) Yumoto M, Daikoku T(2016) Part IV Auditory System: Basic Function. In: Clinical Applications of Magnetoencephalography (Tobimatsu S, Kakigi R, editors). Springer Japan; 2016. pp97-112.

6) Nakagawa K, et al. Part III Somatosensory system: Basic function. In: Clinical Applications of Magnetoencephalography(Tobimatsu S, Kakigi R, editors). Springer Japan; 2016. pp55-71.

7) Onishi H, Kameyama S. Part III Somatosensory system: Clinical applications. In: Clinical Applications of Magnetoencephalography (Tobimatsu S, Kakigi R, editors). Springer Japan; 2016. pp73-93.

8) Nagamine T, Matsuhashi M. Part II Motor system: Basic functions and clinical applications. In: Clinical Applications of Magnetoencephalography(Tobimatsu S, Kakigi R, editors). Springer Japan; 2016. pp35-52.

9) 白石秀明ほか. 臨床神経生理学 2012 ; 40(3)：119-130.

10) Yoshinaga H, et al. *Epilepsia* 2002 ; 43(8): 924-928.

11) 渡辺裕貴. 臨床神経生理学 2002 ; 30(4)：291-298.

12) Kakisaka Y, et al. *J Clin Neurophysiol* 2013 ; 30(3): 235-237.

13) Murakami H, et al. *Brain* 2016 doi: 10.1093 /brain/aww 215

誘発電位検査

evoked potential

誘発電位検査　evoked potential

体性感覚誘発電位 SEP

◆生体に電気刺激を与えて，末梢神経近位部〜中枢神経系に発生する電位を，加算平均法で記録，評価する．

検査所要時間	30分〜1時間
患者の負担	電気刺激の際にやや痛みを伴うことがあるが，慣れると眠れる程度
対象となる症候	手足のしびれ感・感覚低下，筋力低下
想定される疾患	頸椎症性脊髄症，腰部脊柱管狭窄症，慢性炎症性脱髄性多発根ニューロパチー，多発性硬化症

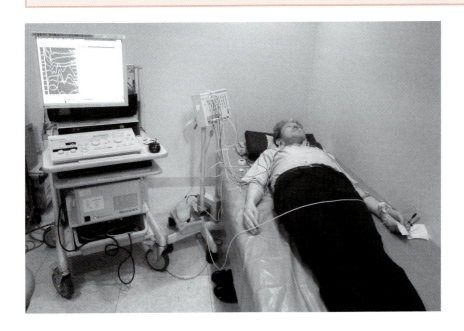

どのような検査か

検査の原理と概要

- 生体に体性感覚刺激，通常は電気刺激を与えると，それに対する反応が感覚伝導路を経て大脳皮質にまで伝えられる．
- その時に伝導路や大脳皮質で生じる電位反応を捉えようとする時，1回の刺激に対する反応は，小さ過ぎて脳波や雑音に埋もれてしまって同定することは不可能である．
- ここで刺激を数百回〜数千回と繰り返して，刺激時点で波形を揃えて加算平均していくと，雑音や背景脳波は刺激と時間的にリンクしないので，加算平

これは末梢神経での神経伝導検査，とりわけ運動神経伝導検査との違いである．

均によってどんどんゼロに近付くが，刺激に対する反応は刺激から決まった時間後に生ずるので，減衰しない.

● この加算平均法によって刺激に対して反応した電位のみを抽出することができる. これが体性感覚誘発電位（somatosensory evoked potential：SEP）である.

● 電気刺激は末梢神経幹の遠位部に与える. 最も広く用いられるのは，正中神経の手関節部，脛骨神経の足関節部の刺激である.

● 電気刺激は太い神経線維を先に興奮させる（太い神経線維程刺激閾値が低い）ために，SEP で主に刺激されるのは，太く伝導速度も速い神経線維となる.

● これらは感覚神経では表在感覚のうちの原始的触圧覚，深部感覚である振動覚・位置覚などを伝える線維に相当し，脊髄に入った後は，後索−内側毛帯系を上行し，視床から中心後回に至る.

● この電気刺激で運動神経も同時に刺激され，そのインパルスは逆行性に脊髄前角までは上行するが，それより頭側での電位には運動神経は関与しない.

● 末梢神経由来の電位，後述の正中神経 SEP の N 9 成分，脛骨神経 SEP の N 8，P 15 成分などにはわずかだが運動神経由来の電位も加わっている.

> 一般に正中神経や脛骨神経などの末梢神経幹中では，感覚神経線維の本数は，運動神経線維の本数よりはるかに多い

検査の侵襲と禁忌

● このように太い神経線維だけを刺激するために，痛覚を司る細い神経線維はあまり刺激されず，SEP の電気刺激はさほど痛いものではない.

● しかし下肢脛骨神経 SEP ではある程度の痛みを感じることも多いため，刺激頻度を下げるなどの手段をとる場合がある.

● 刺激頻度は上肢ではおよそ 5 Hz で，筆者らは 2,000 回までの加算を 2 回繰り返す.

● 一部の刺激ではアーチファクトの混入のために波形が reject されることを考えても，実際の加算は 20 分以内に終了する.

● 下肢では 1〜2 Hz の刺激とすることが多いが，加算は 200 から多くて 500 回の 2 回繰り返しなので，これも同程度の時間で終了する場合が多い.

● より長くかかるのは記録電極の設置（筆者らは通常上肢 SEP では 9 個，下肢 SEP では 8 個の電極を設置する）と刺激電極の設置（最適刺激部位の決定とそこでの固定も含む）の時間だが，合計しても概ね 1 時間以内で終わることがほとんどである.

● 前記のように若干の痛みや電気刺激感を感じる検査だが，ずっと規則的に同じ刺激が与えられるために被検者はそれに慣れてしまって眠くなることが多い（通常検査中は部屋も暗くする）.

● 眠ったほうが筋電図の混入が減ってきれいな波形がとれるため，眠くなったら寝てもらうようあらかじめ指示して検査を行う.

● 刺激電極も記録電極（脳波用皿電極を通常用いる）も表面電極であり，針は刺さない.

● 電極の接触抵抗を下げるために，皮膚表面を研磨砂の入ったペーストで軽く

> 具体的な検査手技や検査時の注意点については他書に譲る[1].

> 筆者らはあまり行わないが，多くの施設ではしばしば左右両側の検査を同じ枠で行っているがその場合でも合計の検査時間は 1 時間程度のようである.

体性感覚誘発電位 ■ 167

こすることが広く行われており，これを慣れない検者がやってこするのが強過ぎると，血がにじんであとで痂皮となることもあるので注意が必要である．

● このように全体としては侵襲の低い検査であり，患者にとって大きな負荷とはならない．

● 検査に特有の禁忌はなく，刺激記録部に感染があると検査が困難など一般的なことのみである．

● ただし，筋電図が最大のアーチファクトの源であり，安静が十分に取れない患者では記録が困難となる．したがって理解が悪い・譫妄状態にあるなどの患者での施行は困難である．

● 小児でどうしても検査の必要がある場合には，他の電気生理学的検査同様，睡眠薬が用いられる場合がある．

検査機器

● 検査は通常の筋電計を用いて行われる．

● 記録のチャネル数（増幅器のチャネル数）が重要であり，できれば 8 チャネルないしそれ以上の筋電計を用いるのが望ましい．

> どうしてもというなら 4 チャネル機でもできなくはないが，2 チャネルではごく限られた検査しかできない．筆者は上肢では 10 チャネル，下肢では 5 チャネルの同時記録をルーチン検査として行っている．

正常波形とその起源

● 上肢正中神経 SEP，下肢脛骨神経 SEP で記録される波形とその想定される起源を❶，❷に示した．どのような成分が記録されるかは，用いる誘導，誘導の組み合わせであるモンタージュによって決まってくる．

● ❶，❷は筆者らが用いているモンタージュで記録される波形を示したものだが，代表的な成分はおよそすべて示されている．上肢下肢それぞれについて，主な成分とその起源について以下で概説する．

> どのような誘導・モンタージュを用いるかの詳細は他書に譲る[1]．

正中神経 SEP の主な成分とその起源

● ❶で多くの誘導で用いられている「NC」とは非頭部基準電極（non-cephalic reference），即ち，頭部以外に置いた基準電極のことで，筆者らは刺激対側の肩を用いている．

● これは感覚伝導路から離れたなるべく中性の部位に基準電極を置くことで，基準電極の活性化を防いで探査電極部位の「単極誘導」に近づけるためでもあるが，元来は，遠隔電場電位（far-field potential）を記録する目的で考案されたものである．

● 刺激同側 Erb 点では，N 9 成分という大きな電位が記録される．これは，腕神経叢を通過する活動電位が記録されたものである．

● 頭皮上（CPc-Fz 誘導）では N 20 成分というやはり大きい電位が記録される．これは中心後回，一次感覚野に由来する電位であり，大脳皮質の最初の反応である．

● この両者の間に見られるのが脊髄〜脳幹の感覚伝導路由来の電位で，以下の

> 刺激対側 Erb 点に置く方法もしばしば用いられる

> 遠隔電場電位の意味や SEP 成分発生のメカニズムの詳細については他書に譲る[2]．

168 ■誘発電位検査

❶ 正中神経 SEP 正常波形と各成分の起源

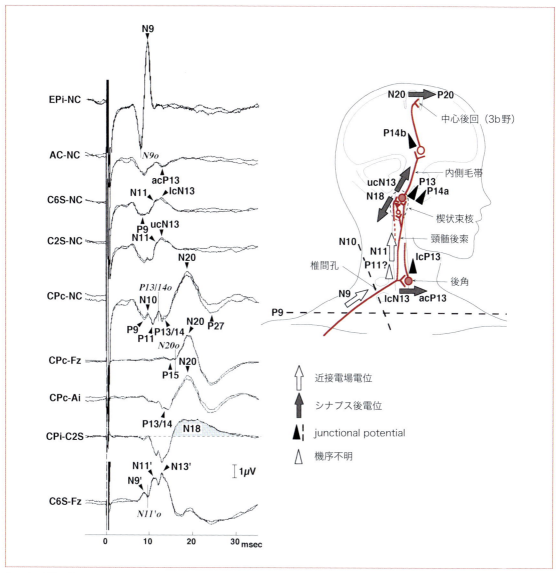

左：各誘導と導出される成分．斜体は筆者らが潜時の評価に用いているポイントである．
右：筆者の説を元に構築した各成分の起源の概念図．近接電場電位，シナプス後電位，junctional potential をそれぞれ区別してある．楔状束核においては，後索線維の側枝が楔状束核内の介在ニューロンを経て，別の後索線維のシナプス前終末にシナプスして陰性の EPSP（primary afferent depolarization：PAD）を生ずる．これが N 18 の起源である．
EPi：刺激同側 Erb 点，NC：非頭部基準電極＝刺激対側肩，AC：前頸部（正中より 5 cm 対側），CPc（i）：刺激対側（同側）C 3（4）と P 3（4）の中間，Ai：刺激同側耳朶．
（園生雅弘．モノグラフ 脳機能計測法を基礎から学ぶ人のために，2013[2] より）

ものが代表的である．
- 後頸部（C 6 S－NC 誘導）で記録される lcN 13 成分は頸髄下部後角＝灰白質由来の興奮性シナプス後電位である．
- 頭皮上電極を非頭部基準電極に結んだ誘導（CPc－NC 誘導など）では，P9，P11，P 13 / 14 の 3 つの遠隔電場電位が記録されるが，このうち P 13 / 14 成

❷ 脛骨神経 SEP 正常波形と各成分の起源

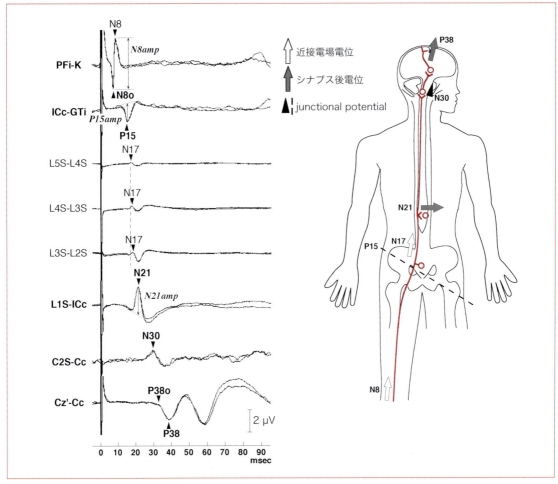

左の8誘導のうち，太字で示した5誘導を通常のルーチンモンタージュとして用いている．馬尾電位の記録を試みる時はこの8誘導を用いる．馬尾電位 N17 は頭側ほど潜時が遅れる伝導性電位の性質を示す．太字で示した成分名6つを潜時の評価パラメータとして用いている他，斜体の3つの成分の振幅も評価対象としている．
右は各成分の起源の概念図．
PFi：刺激同側膝窩，K：刺激同側膝内側，Cc：刺激対側中心野．
（園生雅弘．モノグラフ 脳機能計測法を基礎から学ぶ人のために，2013[2] より）

分は主に脳幹の内側毛帯，特に延髄での内側毛帯起始部由来である．
● CPi−C2S という誘導では，幅の広い N18 成分が記録される．これは，延髄楔状束由来の電位であり，筆者らは後述のように脳死判定におけるこの N18 電位の有用性を示唆している．

脛骨神経 SEP の主な成分とその起源
● 膝窩上においた電極では，N8 成分が記録される．これは，膝窩を通過する脛骨神経の活動電位を記録したものである．
● 刺激対側腸骨稜と刺激同側大転子を結んだ誘導（ICc−GTi 誘導）で記録される P15 成分は，脛骨神経が大坐骨孔で骨盤に入る部分で発生する遠隔電

場電位である.

- L1ないしT12棘突起上（L1S-ICc誘導）では，N21成分が記録される．これは正中神経SEPのlcN13に相当するもので，L5〜S1仙髄後角で発生するシナプス後電位である.

- C2S-Cc誘導で記録されているN30成分は，正中神経SEPのP13/14に相当するもので主に内側毛帯由来と考えられる．大きな電位ではなく，健常者でも高齢者などでは導出困難な場合もある.

- 正中神経SEPのN20成分に相当する大脳皮質の最初の反応は，P38成分で，頭蓋頂やや後方，Cz'（Czの2cm後方）付近で最大振幅で記録されることが多い．ただ分布にやや変異があることがあり，筆者はこれを安定して記録するためにCz'-Ccという誘導を用いている.

検査目的と検査適応

- SEPの臨床応用と検査適応を考える時に，今日MRIをはじめとする画像診断が高度に発達している状況で，SEPが画像以上のどのような貢献ができるのかは十分考える必要がある．そのような前提でのSEPの用途＝検査目的としておよそ以下のことを考えることができる.

SEPによる局在診断全般

- 感覚脱失や明確な感覚低下がある場合には，通常SEP異常が出ることが期待できる.

- SEPでは末梢神経〜神経叢・神経根〜脊髄〜脳幹〜大脳皮質へと至る感覚伝導路の各部位由来の成分が記録できる．したがって，どこまでが正常でどこから異常となるか，あるいはどこの潜時差が延長しているかなどを見ることで，感覚障害の原因病巣を局在診断できる.

- しかし，病変部位が画像で明らかな場合には，SEPが加える情報はない．例えば，画像で明確な視床出血がある例でSEPを行えば，異常所見を呈するだろうが，臨床情報として加えることはない.

- したがって，画像だけでは診断が明確でない病態の場合に，SEPが威力を発揮する．特に後述のように画像はしばしば偽陽性を呈するので，SEPの有用性は高い.

- このような局在診断を行うためには，SEPの皮質成分を記録するだけでは不十分であって，前述のような皮質下の成分の記録が必須であり，そのためにはそれらの皮質下成分を安定して記録できる技能が要求される.

- ここで，高度の感覚障害がある場合に，まず神経伝導検査（nerve conduction study：NCS）を行うのはよい習慣となる.

- 感覚神経活動電位（sensory nerve action potential：SNAP）の消失ないし高度振幅低下などの強い異常が見られれば，末梢神経障害（遠位側軸索障害）が感覚障害の原因であると診断できる.

体性感覚誘発電位 ■ 171

- これに対して，感覚脱失や明確な感覚低下があるのに，SNAP が正常な場合，感覚伝導路のどこかに異常があると推測されるので，SEP によって①〜⑤のいずれであるかの局在診断が可能となる.

  ①末梢感覚神経遠位側軸索近位部ないし後根神経節細胞体での急性期病変（ワーラー変性が遠位に及ぶ以前）

  ②末梢感覚神経遠位側軸索近位部での脱髄性障害

  ③末梢感覚神経近位側軸索障害＝神経根障害

  ④中枢神経感覚伝導路障害

  ⑤感覚皮質より上位の障害（ヒステリーなど）

感覚障害の原因病巣の局在診断：末梢神経障害

- 画像に出にくい疾患の代表として，末梢神経障害が挙げられる. ただし，前述のように NCS で SNAP の障害が明確なら，SEP を加える意義は少ない.
- 末梢神経障害だが SNAP が正常という所見は，上述の①〜③の病態が考えられる.
- **慢性炎症性脱髄性多発根ニューロパチー**（chronic inflammatory demyelinating polyrneuropathy：CIDP）は，NCS 異常が明確な場合もあるが，神経根を含む末梢神経近位部が病変好発部位なので，SNAP は正常だが SEP で異常が検出されるというパターンを取る場合がしばしばある.
- CIDP 診断における SEP の有用性は広く知られてきており，CIDP の難病診断書においても，SEP 検査所見の項目ができて，診断を支持する所見として扱われているほどである.
- 下肢脛骨神経 SEP では，足関節〜膝，膝〜大坐骨孔，大坐骨孔〜脊髄入口部と，末梢神経だけで 3 分節に分けての評価が可能であり，このような末梢神経における局在診断において特に有用性が高い.
- 神経根障害も SEP で診断できる場合がある. この場合は後根神経節から遠位側軸索は全く正常であり，即ち，正中神経 SEP の N 9 成分，脛骨神経 SEP の N 8，P 15 成分は正常となる.
- これに対して前記 CIDP では，遠位側軸索近位部の正中神経の N 9 や脛骨神経の P 15 にも遅延・振幅低下などの異常がみられることが多いことから鑑別ができる場合がある.
- 障害が神経根か脊髄内か（末梢神経のエントリーレベルの，正中神経だと C 6／7，脛骨神経だと L 5／S 1 髄節）の鑑別は，SEP からは通常困難である.
- 下肢では馬尾の上行性電位が記録できれば，この鑑別に役立つ場合がある.

筆者らは脛骨神経 SEP において，CIDP では近位優位の遅延が見られるのに対し，糖尿病性多発ニューロパチーでは遠位優位の遅延となることを示し，CIDP 診断における SEP の有用性を明らかにした[3].

ヒステリー性の感覚脱失：解離性感覚障害の診断

- これは上記の画像に出ない病態での局在診断の窮極の形とも言える.
- 一般に感覚脱失を訴える患者で，器質的疾患がないことを画像等で除外しようと思うと，腰椎，胸椎，頸椎，頭部，場合によっては造影も行ってすべて MRI を撮って，それらが正常でも MRI に出ない何らかの疾患があるのでは

と，脳脊髄液検査，さらには SPECT に PET と，あらゆる検査が行われることになる．

● 仮にそれらがすべて正常でも，除外診断が行われたのみであって，ヒステリーと積極的に診断することにはためらう神経内科医も多い．

● しかし，ここでもし SEP を施行して，皮質成分が全く正常に出現すれば，大脳皮質体性感覚野まで信号は正常に届いているのに，本人が全く感知しないということになり，積極的にヒステリー性の感覚障害を疑うことができる．

感覚障害の原因病巣の局在診断：複数の病変のうちどれが責任病巣かの診断

● 画像などから複数の障害部位が考えられる時に，そのいずれが感覚障害の主たる原因かを決めるのに，SEP が役立つ．

● 実際にはこれは非常によく使われる SEP の利用法となる．なぜなら，MRI などの画像は異常の特異度が低い，即ち健常者でも異常所見を呈する場合があるからである．

● 特に高齢者の頸椎や腰椎の MRI では健常者でも異常が見られることはたいへん多い．したがって，感覚障害があり，頸椎 MRI の変化があったので，感覚障害は首からと結論すると容易に誤診に陥ることになる．

● まず重要なのは臨床症候の検討であり，それを補完するものとして電気生理学的検査，とりわけ SEP は有用な手段となる．

subclinical な感覚伝導路障害の検出

● SEP の病変検出能力はかなり高い場合があり，感覚障害がなくても感覚伝導路異常を証明できて，診断に役立つ場合がある．

● ALS が疑われた患者で明確な SEP 異常があったために，脊椎疾患と診断できるという例をしばしば経験する．そのような実例を p 176 で呈示する．

残存脳機能の検出：昏睡の予後判定

● 昏睡の予後判定に SEP が役立つことが示されている．

● 心肺停止後の脳虚血で，正中神経 SEP で大脳皮質の電位である N 20 成分の両側消失（bilateral loss of cortical responses：BLCR）の所見が得られた場合には，植物状態より良い回復はほぼ 100％望めない．逆に SEP が両側全く正常の場合には 89％の確率で何らかの覚醒に至るとされている．

● 頭部外傷の場合には BLCR であっても 5％程度の覚醒が望めるとされており，わずかに予後はよいが，やはり SEP は強力な予後マーカーとして役立つ．

残存脳機能の検出：脳死判定への応用

● 脳死判定において，脳幹機能を検出する補助検査として，聴性脳幹反応（ABR）は広く用いられているが，SEP の有用性も示されている．

▶「聴性脳幹反応」の項（p 181）参照

● SEP では，延髄楔状束核由来の N 18 成分，内側毛帯起始部由来の P 13 / 14

成分（ただし，耳朶基準電極誘導）が脳死判定に役立つ．

- 特に ABR では橋と中脳の機能しか見られないが，SEP のこれらの成分は延髄由来であることが重要である．
- N 18 や P 13 / 14 成分の起源は延髄の呼吸中枢に隣接しているので，無呼吸テスト施行前に SEP によって非侵襲的に延髄の呼吸中枢の機能を推測できる点で有意義である[4]．
- 法的脳死判定に入る前の脳死診断の段階で大いに活用されるべきと考えている．

異常波形とその解釈

- SEP の各電位を生ずる構造がどのような機序であれ障害されれば，SEP 波形は異常となるので，SEP 異常からその背景にある病態が推測できることは多くない．
- 理論的には脱髄性障害は著明な潜時の遅れを，軸索障害では潜時はそれほど遅れず振幅低下をもたらすと考えられるが，これが明確にわかることは多くはない．
- ここで，感覚伝導路では何か所かシナプスがあるために，通常の NCS のように単純ではないことに注意が必要である．
- 例えば，障害によって軸索本数が減って，ある SEP 成分が著明に振幅低下・消失しても，シナプスを越えると増幅効果が生ずる＝わずかな信号でも拾い上げて，次のニューロンのそれなりの発火が生じるので，シナプスを越えた次の電位の振幅はより正常に近付く．
- SNAP が導出できない例でも，SEP を行えば，大脳皮質の電位はしっかり導出される場合がしばしばある．
- SEP 波形の解釈においては，この増幅効果の存在を常に念頭に置く必要がある．
- SEP から病態が推測できる数少ない例として，巨大 SEP（giant SEP）が挙げられる．これは感覚皮質の興奮性の増大を示唆するもので，ミオクローヌスてんかんなど，皮質性ミオクローヌスを呈する症例でしばしば観察される．

臨床応用

- 異常をどのように解釈するのか，それによってどのように臨床に役立てるのかは，実際の症例と波形で考えると理解しやすい．以下 2 症例を呈示する．

症例 1 手のしびれを頸椎症としてフォローされていた例

70 代女性．半年前からの左優位両手しびれを主訴に，他院整形外科にて頸椎症としてフォローされていた．

MRI では C 3 / 4 レベルでの明確なヘルニアがあり，脊髄を圧迫してい

❸ 症例1の検査結果

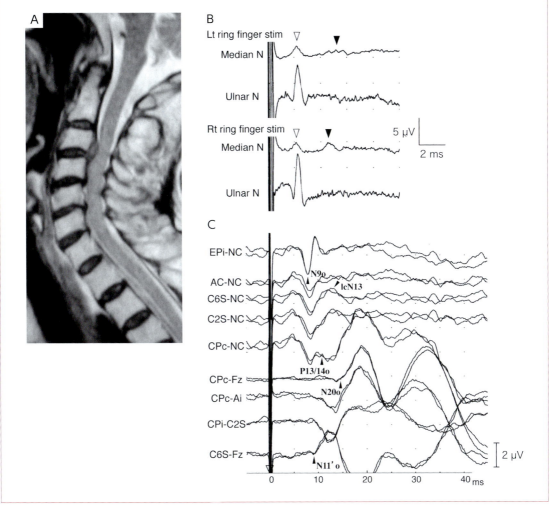

A：頸椎MRI矢状断T2強調画像．C3椎体〜3/4椎間レベルの中心性ヘルニアが頸髄を圧迫している．
B：環指比較法（順行法）．白三角は尺骨神経SNAPの波及．左では黒三角で示す正中神経SNAPは多相化し著明に低振幅．右も遅延はあるが，左よりは軽い．
C：左正中神経SEP．各成分正常潜時・振幅で出現している．

る所見が見られた（❸ A）．

　しかし病歴を当方で取り直した所，左優位のしびれは早朝起床時に強く，痛みのための夜間覚醒もあること，自転車の運転や書字で増悪すること，しびれると手を振りたくなるなどあり．診察では3指と4指橈側に異常感覚を認め，ring-finger splittingを呈しており，Phalen徴候が左優位陽性であった．一方頸椎可動域は保たれ，Spurling徴候陰性であった．

　NCSでは，左＞右の中等度の手根管症候群（CTS）の所見あり（❸ B）．一方左正中神経刺激SEPには異常はなかった（❸ C）．

　CTSと診断し，手首の安静を指示することで症状は軽快した．

症例1のポイント

- 本例は，手のしびれ感と頸椎 MRI 所見から頸椎症と診断されていたが，起床時増悪と夜間覚醒，自転車・書字での増悪，flick sign（しびれた時に手を振ると軽快する）など CTS に特徴的な病歴が認められ，診察からも Phalen 徴候，ring-finger splitting など CTS が示唆された．

- NCS で症状と左右差の一致する CTS の所見を認めたことから CTS で間違いないと思われたが，念のため SEP を施行し，それが正常であって手関節より近位の感覚伝導は正常であり，しびれの原因として CTS に加えて頸椎が関与していることを示唆する証拠がないことも確認したものである．

- 即ち，症候から示唆され NCS から支持される CTS，画像から示唆される頸椎症の複数の病変の候補のどれが責任病巣かを SEP から診断したものと言える．

- また，画像にまぎらわされず，臨床症候をきちんと評価することの重要性を示した例でもある．

症例2 多発性脳梗塞，ALS が疑われたが，SEP から頸椎症と診断した例[5]

　60 代男性．1 年前よりふらつきあり．3 か月前から歩行障害が増悪したため来院．

　手足しびれ感なし．神経内科を受診し，頭部 MRI で皮質下の広範な虚血性変化が認められたことから（**4** A），多発性脳梗塞のための症状とされる．

　また整形外科を受診し，頸椎 MRI での変化はあるも軽い（**4** B），感覚症状がないことから，筋萎縮性側索硬化症（ALS）が疑われ筋電図検査に紹介された．

　診察すると，左優位下肢優位の上下肢筋力低下を認め，腱反射は左で亢進（ただし，上腕二頭筋反射のみ右優位の亢進），Babinski 徴候両側陽性だが，下顎反射は正常であった．自覚的なしびれ感もなく，他覚的感覚障害も明確ではなかったが，さわるとビリビリする，自分の手ではないような感じがするなど，感覚系を思わせる訴えがあった．これより SEP での障害局在ができるのではと考えて正中神経 SEP を施行した（**4** C）．

　SEP から頸髄部での高度障害と遅延（IcN 13 振幅低下，N 9 o-P 13 / 14 o 潜時差著明延長）があることが示され，一方頭蓋内伝導時間は正常であった．

　これより上下肢運動障害も頸椎からでよいだろうと結論した．

　これを受けて頸椎の脊柱管拡大術が整形外科で施行され，歩行障害は著明な改善を見た．

症例2のポイント

- 本例はまず感覚障害としては自覚的他覚的にもほとんどなく ALS が疑われ

❹ 症例2の検査結果

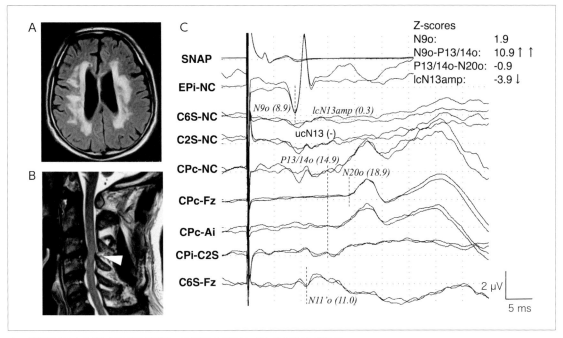

A：頭部MRI水平断（FLAIR画像）．皮質下の広汎な虚血性変化を認める．
B：頸椎MRI矢状断（T2強調画像）．整形外科では所見は軽度で，症状説明できないとされた．CのSEP所見より頸部病変と推測され，C3/4レベルの軽度圧迫と，髄内の信号変化を有意と取るべきと考えた．
C：左正中神経SEP．N9o-P13/14o潜時差の著明な延長（Z-score 10.9）を認め，lcN13振幅低下，ucN13消失している．N9o潜時および，頭蓋内伝導（P13/14o-N20o）には異常がない．これより頸髄上行路＞下部頸髄灰白質障害と診断された．

（園生雅弘．Clinical Neuroscience 2015[5] より）

ていたが，よく尋ねることでやっと「触るとビリビリする，自分の手でないよう」などの感覚系の症状を聞き出すことができた．
● しかし，SEPは高度の異常を示していた．この点でほぼ潜在性の異常をSEPが検出できた例と言える．
● SEPからの局在が，画像の頸椎での異常とよく一致したことから，運動・感覚障害とも頸椎症が原因と結論づけることができた．
● 画像からは大脳皮質下，頸椎，2つの病変部位が疑われたが，SEPから頸椎が原因であると局在診断できたもので，複数の病変のうちどれが責任病巣かの診断にSEPが役立った例とも言うことができる．

正常変異と正常値

● SEP各成分の中には，正常でも若干の形の変異が見られるもの（正中神経SEPのP11成分など），健常者でも特に高齢者で導出されない場合がある成分（脛骨神経SEPのN30成分）などがある．
● 一般に皮質成分，とりわけ正中神経SEPのN20，脛骨神経SEPのP38成

❺ 正中神経 SEP の潜時・潜時差・振幅正常値

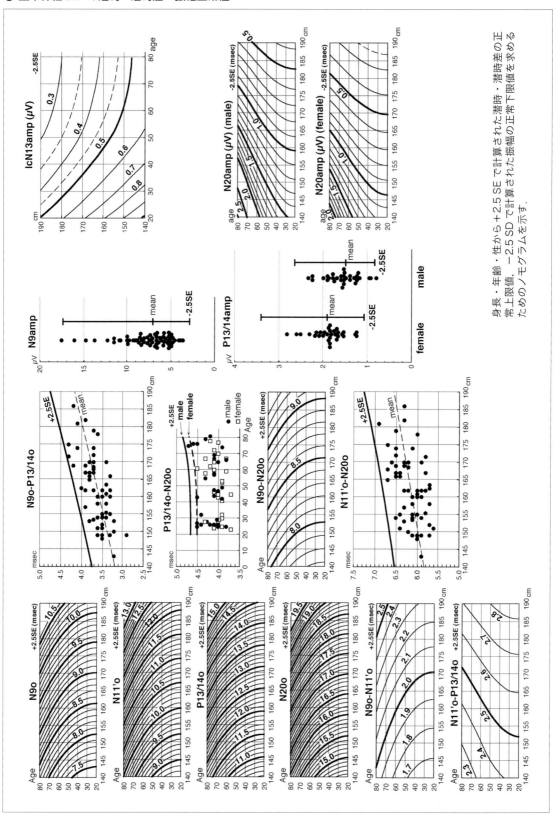

身長・年齢・性から＋2.5 SE で計算された潜時・潜時差の正常上限値，−2.5 SD で計算された振幅の正常下限値を求めるためのノモグラムを示す．

❻ 脛骨神経 SEP の潜時・潜時差・振幅正常値

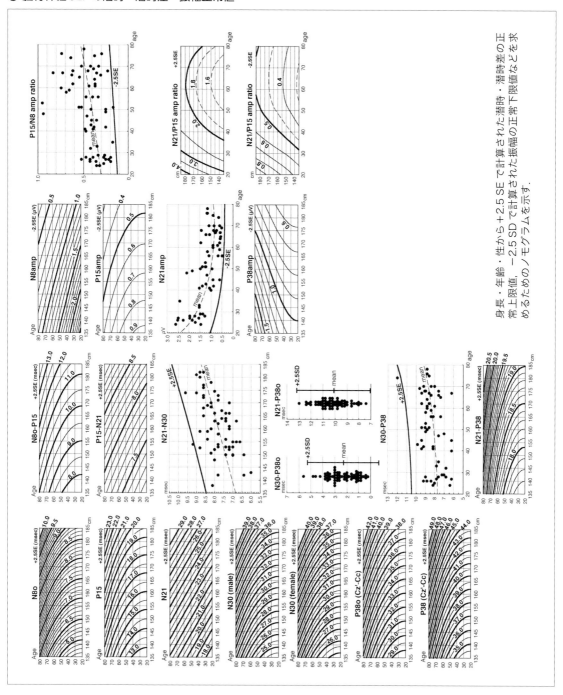

身長・年齢・性から＋2.5 SE で計算された潜時・潜時差の正常上限値，−2.5 SD で計算された振幅の正常下限値などを求めるためのノモグラムを示す．

分より後の後期成分については変異が大きく，また覚醒レベルにも影響されるので，個人内での再現性もよくない．

● また，脛骨神経 SEP の P 38 成分は，皮質における電位のベクトルの関係で，通常用いられる Cz′−Fz 誘導では極めて小さくなってしまう人が稀にいる．

● 筆者らはこの問題に対処するために Cz'-Cc 誘導を，脛骨神経 SEP の皮質
成分を導出する誘導としてルーチンに用いている．

● SEP の正常値は，年齢，身長，一部性によっても影響される．

● 筆者らは，正中神経 SEP，脛骨神経 SEP，それぞれ 60 人あまりの健常者の
結果から重回帰を用いて算出した，潜時，潜時差，振幅の正常限界値を求め
るノモグラムを作成している（❺，❻）．参考としていただきたい．

（園生雅弘）

これらについてよく知っ
ていないと，診断におい
て間違える可能性があ
る．その詳細については
他書を参照していただき
たい[2]．

■引用文献

1) 園生雅弘. 臨床神経生理検査の実際（松浦雅人ほか編），真興医学出版社；2007. pp 166-173.
2) 園生雅弘. モノグラフ 脳機能計測法を基礎から学ぶ人のために（日本臨床神経生理学会認定委員会編），日本臨床神経生理学会；
2013. pp 9-18.
3) Tsukamoto H, et al. *Clin Neurophysiol* 2010；121：77-84.
4) 園生雅弘ほか. 日本神経救急学会雑誌 2004；17：4-10.
5) 園生雅弘. *Clinical Neuroscience* 2015；33：548-550.

| 誘発電位検査 | evoked potential |

聴性脳幹反応 ABR

◆音刺激から 10 ms 以内に認められる聴性誘発電位. 脳幹機能検査に使われる

検査所要時間	30〜40 分（閾値検査の場合，60〜100 分）
患者の負担	軽微（安静臥床ができない場合，鎮静剤を用いる）
対象となる症候	難聴，耳鳴，めまい，ふらつき，歩行障害など
想定される疾患	難聴，詐聴，神経変性疾患，脳幹障害

どのような検査か

- 聴性脳幹反応（Auditory Brainstem Response：ABR, Brainstem Auditory Response：BAEP）は，蝸牛神経から脳幹部聴覚由来の反応で音刺激を与えてから 10 ms 程度以内に認められる**聴性誘発電位**のひとつである.
- 聴性誘発電位にはこのほかに内耳から記録される**蝸電図**，中間潜時成分（8〜50 ms）として記録される**聴性中間反応**（MLR），長潜時成分（50〜300 ms）としての**頭頂部緩反応**（SVR）などがある.
- ABR では，持続時間 0.1〜0.2 ms のクリック音や矩形波の音刺激を用いることが多い.
- 周波数特異性を問題とする場合にはトーンピップやトーンバーストを用いた ABR を実施することもあったが，聴性定常反応（ASSR）のほうが感度・特異度においてすぐれており，周波数特異性を問題とする場合には ASSR を用いるのが望ましい.
- 音刺激の強度は，SPL（音圧レベル，Sound Pressure Level），nHL（健常者の聴力レベルを基準としたレベル，normal Hearing Level），SL（被検者の聴力レベルを基準とした感覚レベル，Sensation Level）であらわす.
- 刺激頻度は，低頻度では検査時間を要することになるし，高頻度では蝸牛内の進行波の重積飽和によって有効な電位を記録できなくなるなどがあるため 10〜30 回 / 秒が望ましい.
- 記録電極は，脳波用皿電極を用いる.
- 接触抵抗は 5 KΩ 以下であることが望ましい（アクティブ電極を用いることでより良好なインピーダンスを得ることが出来る）.
- 電極は，Cz（導出電極），A 1（基準電極，左耳朶），A 2（基準電極，右耳朶），Fpz（接地電極〈アース〉）に置く.

- 加算回数は，500〜2,000回程度で，記録用フィルタ帯域は，速波成分の記録のみの場合は200〜3,000 Hz，緩徐波成分の記録の場合には2〜200 Hzとする．
- 意識レベルや睡眠などの影響を受けがたいことから，安静臥床が可能であれば，乳幼児以外は特に鎮静剤を必要としない．
- 瞬目反射による筋電反応はほとんどABRの記録において影響しない．そのためEOG（眼電図）の同時記録は不要である．
- ABRは，I波，II波，III波，IV波，V波，VI波，VII波と呼ばれる7つの陽性電位変動を記録できる．
- I波は第8脳神経遠位部（末梢）由来，II波は蝸牛神経核または蝸牛神経近位部（延髄上部）由来，III波は上オリーブ核または台形体（橋下部由来）由来，IV波は外側毛帯（橋上部）由来，V波は中脳下丘（中脳）由来，VI・VII波（MLRのP0成分）は内側膝状体由来の電位と考えられている．
- 各成分の消失や振幅の低下から機能的な障害部位を推定することができる．
- 臨床的には，他覚的聴力検査，脳幹機能検査，術中モニタリングの3つの目的で活用されている．

必要な装置

- ABRの記録は，汎用機あるいは聴性誘発反応の専用器によって記録することができる（❶）．
- 音刺激は，専用のヘッドホンあるいはインサートイヤホンを用いる．
- 導出電極（Cz），接地電極（Fpz），および基準電極（A1〈左耳朶〉，A2〈右耳朶〉）の位置を❷に示す（左耳刺激の場合）．
- 受話器の形状により遮音性能は異なるので，聴力検査室と同等の遮音性能を有する検査室での実施が望ましい．

▶ Lecture「検査用ヘッドホンとインサートイヤホンにおける遮音性能」（p 184）参照

患者の負担と禁忌

- 安静臥床が保たれる被検者に対して前投薬としての鎮静剤の投与は必要ない．
- 安静が保てない場合，トリクロホスナトリウム（商品名：トリクロリールシロップ10％，0.2〜0.8 mL/kg）などの鎮静剤が用いられる．
- 幼小児の場合の前投薬は2.0 g（シロップ換算20 mL）を超えないようにする．
- 食事の影響を受けるため投薬前の食事や飲水に対する制限が必要となる
- 高い音圧レベルでの検査の場合，音響による内耳への負担に対する配慮が必要となる．
- 高レベルの音圧は，難聴があって聞こえていなくても，内耳ではリンパ液の物理的に過剰な波動が生じ有毛細胞が傷害されるリスクがある．
- 内耳に対する音曝露の1日許容量は，120 dBで9秒，110 dBで30秒，とされている．
- 術中モニタリングや難聴の診断のための閾値検査は必要最小限の回数にとどめるのが望ましい．

182 ■誘発電位検査

❶ ABRの記録装置

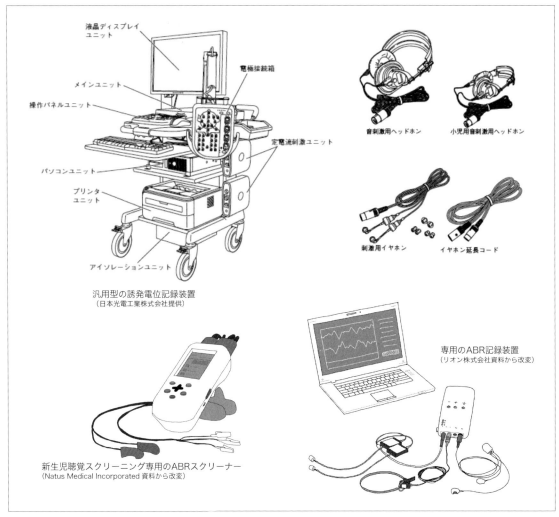

（資料提供 日本光電工業株式会社，Natus Medical Incorporated，リオン株式会社）

❷ 電極装着図と接続図

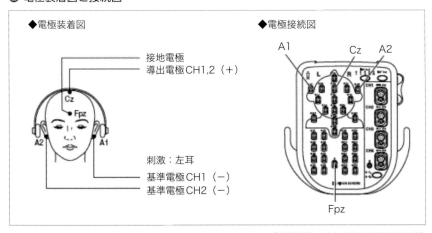

（資料提供 日本光電工業株式会社）

聴性脳幹反応 ■ 183

Lecture 検査用ヘッドホンとインサートイヤホンにおける遮音性能

　ヘッドホン（TDH 50 P, Audiocap），インサートイヤホン（ER 3 A）をそれぞれ装着した状態で外部にノイズを発生させ，そのときの鼓膜面の音量をインサートマイクロホンによって計測した値を示したグラフを **1** に示す．ヘッドホンはいずれも低域の遮蔽が不良で，外部の影響を受けやすい．インサートイヤホンはフラットな遮音特性を持つ．

　閾値検査など，聴力の評価として ABR を行う場合，ANSI 3.1 に定める遮音性能を持つ検査室（40 dB 以上遮音）とする必要がある．ANSI 3.1 に定める遮音性能を **2** に示す（Hearing 2 nd AAMoller 2012 より）．

　正確な検査のためには，聴力検査室レベルの遮音性能のある検査室においてインサートイヤホンをもちいることがもっとも望ましい．

1 ヘッドホン・イヤホンの遮音性能

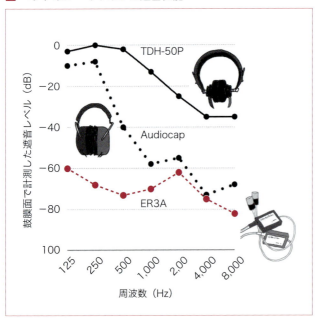

2 検査時に許容される検査室内の音圧レベル

検査周波数（Hz）	受話器装着検査の最大許容音圧レベル
125	34.5
250	23
500	21.5
1,000	29.5
2,000	34.5
4,000	42.0

（Berger EH, Killion MC. Comparison of the noise attenuation of three audiometric earphones, with additional data on masking near threshold. *J Acoust Soc Am* 1989；86（4）：1392 - 1403 より）

ABR で用いられる音刺激について

- ABR では，目的によりさまざまな音刺激を選択する（**3**）．

クリック音
- 0.1 ms 程度の矩形パルスの出力を増幅しスピーカーから出力した音である．
- 立ち上がりが急峻な音響波形で，広帯域の周波数特性をもち，周波数特異性はない．

チャープ音
- 低域から高域へと掃引させたアップスィープ音をチャープ音という．

3 刺激音の音圧波形
（図提供：サレジオ工業高等専門学校機械電子工学科・森幸男教授）

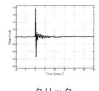

クリック

- 有毛細胞は蝸牛の基底階から頂上階に向かって，高域から低域へ応答するように配列されている．
- アップスィープとすることで，蝸牛内のトラベリングウェーブ（進行波）が同期的に全ての有毛細胞を発火させることでクリック音よりもV波の明瞭性，感度を高くしている．
- ただし，その他の成分はクリック音を用いたABRのように鮮明ではないが，クリック音を用いるよりも感度がすぐれる．

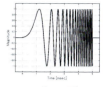

チャープ

トーンバースト音
- 立ち上がり（rise）と平坦部分（plateau），そして立ち下がり（fall）を有する周波数特性を持った音刺激である．
- 平坦部分が，出力音圧レベルとなる．
- 潜時の短いABRで用いる場合では各成分の視認性が悪くなるため，診断ではもっぱらV波潜時のみが用いられる．
- 周波数特異性が高いこと，短潜時には向かないことなどから，聴性定常反応（ASSR）などでこの音種を用いるようになっている．

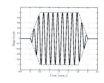

トーンバースト

トーンピップ音
- トーンバースト音から平坦部をとった音圧波形を示すものをトーンピップ音という．
- クリック音よりは周波数特異性があると言えるが，トーンバースト音ほどではない．

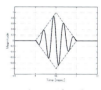

トーンピップ

耳垢や鼓膜穿孔・中耳炎の有無の確認
- ABR検査を行うにあたっては，外耳道に耳垢栓塞がない，鼓膜穿孔がない，中耳炎がないことをまず確認する必要がある．
- 耳垢栓塞や中耳炎による伝音難聴で，聴力レベルが40〜50 dBに達することもある．
- 耳垢の有無程度であれば，耳介を牽引し，ペンライトで耳内を覗くだけでも確認出来る．
- 簡易耳鏡などのデバイスの活用も有用である（❹）．

モーションアーチファクトの除去について
- 200 Hz以下をカットオフすることで瞬目や眼球運動由来のノイズを除去することは可能である．
- ただし，常時体動がある，涕泣し続けてしまうなど安静が確保されないときはモーションアーチファクトよるノイズが混入し波形判読が難しくなる．
- 近年，ABRに特化した専用計測器には適応信号処理アルゴリズムを採用したものが登場しており，乳幼児に鎮静剤の前投薬なしにABRを記録することも可能になっている．

❹ 耳鏡各種

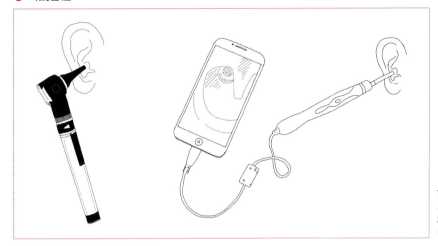

古典的な拡大耳鏡（左）およびスマホなどに接続可能なデジタル耳鏡タイプカメラ（国内未承認）．

なにがわかるか

- ABRは，7つの陽性電位変動が記録される（❺）．
- 音刺激を始点としてそれぞれ Ⅰ波，Ⅱ波，Ⅲ波，Ⅳ波，Ⅴ波，Ⅵ波，Ⅶ波と呼ばれる．
- Ⅰ波は第8脳神経遠位部（末梢）由来，Ⅱ波は蝸牛神経核または蝸牛神経近位部（延髄上部）由来，Ⅲ波は上オリーブ核または台形体（橋下部由来）由来，Ⅳ波は外側毛帯（橋上部）由来，Ⅴ波は中脳下丘（中脳）由来，Ⅵ・Ⅶ波（MLRのP0成分）は内側膝状体由来の電位と考えられている．
- 各成分の消失や振幅の低下からそれぞれの成分に対応する部位において機能的な障害が生じていると判断することができる．

どんなときに検査するか（検査の適応）

- 以下の3つの目的で行われる．

他覚的聴力検査
- 新生児聴覚スクリーニングでリファー（要精査）となった乳児の聴覚二次スクリーニングとして行われることが多い（❻）．
- 詐聴の診断でも行われる．
- ABR閾値検査と呼称される．
- 一般的にはクリック音を用いて，音圧レベル90 dBから10 dBステップで徐々に音圧レベルを下げていく．Ⅴ波が記録できなくなる音圧レベルまで記録を行うことでⅤ波閾値を求める．
- Ⅴ波閾値よりも20〜30 dB小さな音圧レベルが推定される聴力レベルとなる．

❺ ABR の正常波形および各成分に対応する解剖学的部位

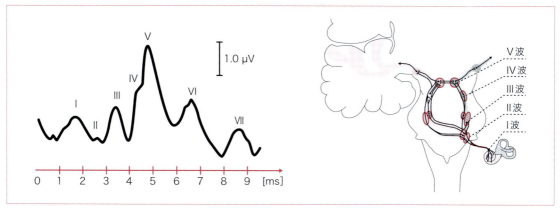

Ⅰ波は第8脳神経遠位部（末梢）由来，Ⅱ波は蝸牛神経核または蝸牛神経近位部（延髄上部）由来，Ⅲ波は上オリーブ核または台形体（橋下部由来）由来，Ⅳ波は外側毛帯（橋上部）由来，Ⅴ波は中脳下丘（中脳）由来，Ⅵ・Ⅶ波（MLR の P 0 成分）は内側膝状体由来の電位と考えられている．

❻ 小児難聴に対する ABR 閾値検査の例

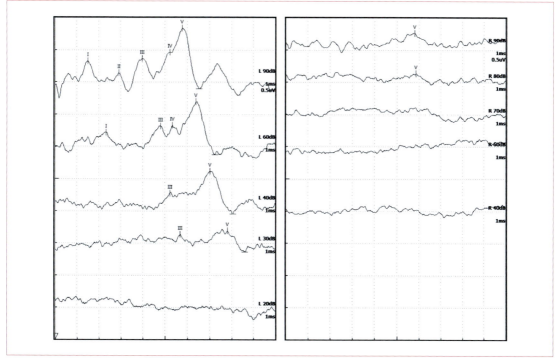

3 歳男児．
右感音難聴（高度），左聴力正常．
左耳（図左）では 30 dB まで ABR Ⅴ波を確認出来，聴力正常を判断できるが，右耳（図右）では 80〜90 dB に Ⅴ波らしきピークがわずかに観察できるだけである．
右耳は 70 dB 以上の難聴があることが強く疑われる．

❼ 小脳橋角部腫瘍の脳幹機能評価の例

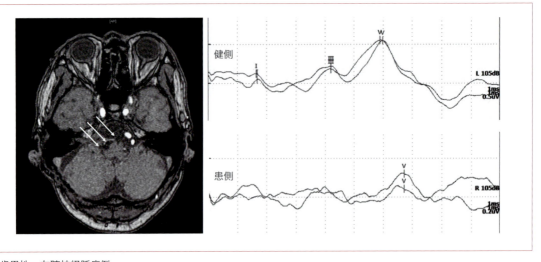

67歳男性．左聴神経腫瘍例．
めまい，難聴を主訴に受診．
MRIにて脳幹を圧排する占拠性病変（矢印）を認める．
I-III 波間潜時，III-V 波間潜時ともに延長している．ABR 検査は患側で無反応となっている．
（V 波潜時：6.71, I-III 波間潜時：2.59, III-V 波間潜時：2.48 / 右 105 dB）

脳幹機能評価
- 聴神経腫瘍の診断や脳死判定で用いられる（❼）．
- 脳幹から橋の範囲での変性疾患などでも補助診断として有用である．
- 脳幹機能評価として行う場合はもっぱら潜時の変化を追跡する．
- V 波潜時の有無をまず確認し，V 波潜時の延長がある場合は，I-III 波間潜時と III-V 波間潜時のいずれに潜時の延長が顕著であるかを評価し，下部脳幹障害パターンあるいは上部脳幹障害パターンかを判断する．
- 潜時の変化は，音圧レベルの変化や麻酔深度あるいは脳幹への侵襲などによって変化する．

術中モニタリング
- 小脳橋角部腫瘍（聴神経腫瘍），微少血管減圧手術（MicroVascular Decompression：MVD）などの脳外科手術中の脳幹周囲への術操作による圧迫や虚血などその侵襲の程度を評価する目的で用いられる（❽）．

異常波形の生じる原因（病態生理の解釈）

- 異常波形は，神経軸索の減少・圧排・牽引あるいは梗塞・出血・神経変性などによって生じる．
- その障害の程度によって，振幅の減少，潜時の延長，反応成分の消失が観察される．
- 振幅の減少は，十分な神経インパルスの生成が成されないことによって生じ

❽ 術中モニタリングの例

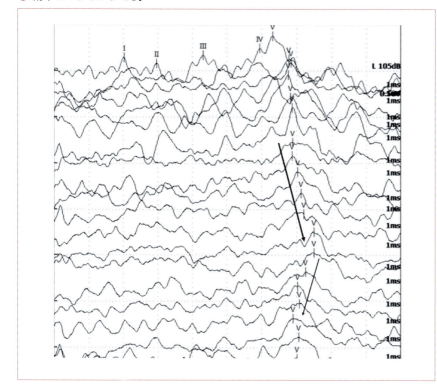

❼と同一症例の健側の ABR を示す．
腫瘍摘出のための操作に伴い脳幹部の血流不全あるいは神経の介達牽引などの侵襲が加わるとⅤ波潜時の延長が生じる．操作を中止，変更することでⅤ波潜時は元にもどる．
術中モニタリングすることで，より低侵襲な手術の実現が可能となる．

る．
- 音刺激の入力レベルの不足は波形全体の振幅の減少として記録される．ヘッドホンやインサートイヤホンの不適切な装着や耳垢などによる伝音難聴などが考えられる．
- Ⅰ波の振幅低下，潜時の延長を認めるが波間潜時の延長は認めない時は，内耳，聴神経などの末梢病変を考える．内耳性難聴など有毛細胞の減少においても同様の所見が認められる．
- ABR 閾値が上昇している場合，波間潜時の延長の有無から伝音難聴か感音難聴かを判断する（潜時の延長がなければ伝音難聴）．
- 後迷路（蝸牛よりも中枢側）障害では，振幅の減少と同時に潜時の延長も慎重に観察することがのぞまれる．
- Ⅱ波以降から振幅の減少や反応成分の消失を認める場合，蝸牛神経軸索の障害を疑う．
- 代表的な疾患として Auditory Neuropathy スペクトラム障害（以下 ANSD）がある．
- ANSD には，疾患概念としての Auditory Neuropathy および画像診断で確定される蝸牛神経形成不全や蝸牛神経管狭窄症などが含まれる．
- 小脳橋角部レベルでの神経の圧排や伸展は主にⅠ-Ⅲ波間潜時，Ⅲ-Ⅴ波間潜時の延長として観察される．

❾ 異常波形から推定される障害

I-III 波間潜時の延長のみ	下部脳幹への圧排・牽引（占拠性病変，術操作）
III-V 波間潜時の延長のみ	上部脳幹への圧排・牽引（占拠性病変，術操作）
I-III・III-V 波間潜時の延長	直径 5 cm 以上の占拠性病変あるいは椎骨・脳底動脈の広汎な虚血
II 波以降の消失	ANSD，蝸牛神経形成不全，蝸牛神経管狭窄症など
III 波以降の消失	小脳橋角部腫瘍，聴神経腫瘍など
IV・V 波以降の消失	脳幹梗塞，神経変性疾患など

❿ ABR の変動範囲（ms）

	V 波潜時	I-V 波間潜時	I-III 波間潜時	III-V 波間潜時
40 dB	6.2 ± 0.6	4.1 ± 0.6	2.2 ± 0.2	1.9 ± 0.4
80 dB	5.8 ± 0.6	4.1 ± 0.6	2.2 ± 0.2	1.9 ± 0.4
105 dB（全身麻酔下）	6.08 ± 0.27	4.46 ± 0.27	2.46 ± 0.22	2.0 ± 0.4

（Sato S, et al. *Clin Neurophysiol* 2009；120：329 - 335 より）

- 脳幹部における虚血や神経の変性（脳幹梗塞，神経変性疾患）などによる下部脳幹の障害の場合にはI−III 波間潜時の延長，上部脳幹の障害の場合にはIII−V 波間潜時の延長が観察される．
- このほか，頭蓋顔面骨形成不全やダウン症などにおいて，その頭蓋骨の形状に起因する振幅パターンの異常が観察されることがあったり，乳幼児など安静が維持できない被検者の計測においてモーションアーチファクトの混入から波形の判定ができなくなることもある．
- 被検者の基礎疾患やコンディションなどを含めた記録条件の確認なしに波形の判読を行うことは避けなければならない．

異常があったときに疑われる疾患

他覚的聴力検査，脳幹機能検査
- ABR の異常は，V 波潜時の延長，I−III 波間潜時あるいは III−V 波間潜時の延長から判断される．
- その異常の波形の検出部位から，聴覚伝導路のどの部位に障害があるかを知ることができる（❾）．

術中モニタリング
- 術中の脳幹部周囲への鉤による牽引などの操作によって循環障害が生じるとABR の V 波潜時の延長として観察することができる．
- 術操作の中止や手技の変更にともない徐々に潜時の延長は正常化する．
- 術損傷の回避，低侵襲手術の実現のためにモニタリングは必須である．
- ABR の変動範囲を❿に示す．

⓫ 確定診断のためのフローチャート（他覚的聴力検査）

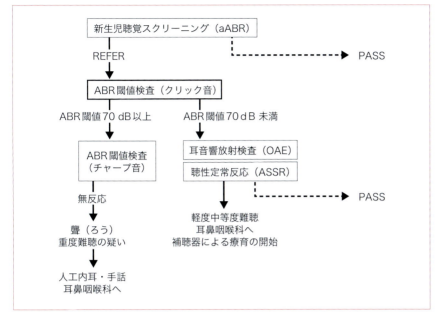

*中耳 CT，内耳 MRI などは必要に応じて並行して実施する．
*生後 6 か月時には聴覚ハビリテーションによる介入が必要となるのですみやかに確定診断すること．

異常な場合にどうするか（確定診断のための検査）

他覚的聴力検査

- 他覚的聴力検査としての ABR 閾値検査は，新生児聴覚スクリーニングの二次検査あるいは高度重度難聴の身体障害等級評価において行われることがほとんどである．
- 新生児聴覚スクリーニングの二次検査としての ABR 検査で所見を認めた場合にはさらにいくつかの検査が必要となる．新生児聴覚スクリーニングのフローチャートを示す（⓫）．

脳幹機能検査

- 脳幹機能検査として実施した ABR 検査において，V 波潜時の延長，I－III 波間潜時あるいは III－V 波間潜時の延長を認めた場合には，脳幹部における占拠性病変，梗塞，変性疾患などが疑われる．
- 鑑別のためには，CT 検査および MRI 検査など画像診断を行うことが必要となる．

（中川雅文）

| 誘発電位検査 | evoked potential |

視覚誘発電位 VEP

◆視覚刺激を与えることで大脳視覚野や網膜に生じる誘発電位を計測し，網膜から脳までの神経回路の働きを検査する．

検査所要時間	約1時間
患者の負担	痛みや副作用などの負担はない
対象となる症候	視力低下，視野異常，視覚性注意障害
想定される疾患	網膜症，視神経炎，多発性硬化症，下垂体腫瘍，脳梗塞など

はじめに

● 眼に光刺激を与えたときに，網膜（retina）から大脳半球の視覚野（visual cortex）には興奮性の電気的反応が生じる．このような視覚中枢神経系に生じる電気的反応を「視覚誘発電位」（visual evoked potentials：VEP）と呼ぶ．

● 検査に用いられる刺激としては，主にフラッシュ刺激とパターン反転刺激の2つがある．

● 臨床応用が可能な視覚誘発電位には，①フラッシュ刺激またはパターン反転刺激で網膜光受容体細胞や網膜神経節細胞に発生する電位を記録する網膜電図（electroretinogram:ERG）または網膜VEP（retinal VEP），②網膜で光エネルギーが電気的信号に変換され，それが大脳皮質の視覚野まで伝えられて生じる電位を記録する大脳皮質VEP（cortical VEP），③図形，文字などの視覚刺激を用いて，記憶・選択・判断を要する心理学的課題を与えたときの大脳の反応を記録する視覚性事象関連電位（visual event-related potentials:visual ERP）または認知VEP（cognitive VEP）の3つがある（❶）．

視覚誘発電位検査のガイドラインとしては，米国脳波学会基準（1984）と日本脳波筋電図学会基準（1985）の2つがある．

❶ VEPの分類

| retinal VEP（網膜VEP） |
| = ERG（網膜電図） |
| cortical VEP（大脳皮質VEP） |
| =いわゆるVEP（視覚誘発電位） |
| cognitive VEP（認知VEP） |
| = visual ERP（視覚性事象関連電位） |

視覚誘発電位（VEP）は，どのような検査か

視覚反応レベルに基づいた視覚誘発電位の階層性

● 視覚反応の階層性（visual response hierarchy）の観点から考えると，触覚刺激や音刺激などと同様に，視覚刺激でもそれに対して感覚器（眼）や脳（視覚野）が反応するレベルには以下の3段階がある．

192 ■誘発電位検査

| Column | 視覚誘発電位の考え方 |

どこにどのような形をした病変があるか（形態的・空間的情報）を知らせるのが頭部の CT，MRI などの「神経画像検査」であり，いつどのような機能異常が起こるのか（機能的・時間的情報）を知らせるのが脳波や誘発電位などの「神経生理機能検査」である．

最近は神経系の検査法というと，「神経画像検査」が重視され，「神経生理機能検査」が軽視される傾向にあるが，これは大きな間違いである．「神経画像検査」と「神経生理機能検査」は縦糸・横糸の関係にあって，これらの両者があいまって，初めて有益・有効な情報が得られることを忘れてはならない．

本稿のテーマである視覚誘発電位 (visual evoked potentials：VEP) は，「神経生理機能検査」の一つであり，網膜から大脳皮質までの視覚路のどこかにある機能異常を検出するのに有用である．

ここで，VEP 領域の技術的進歩を簡単に振り返ってみたい．

1950 年前後に加算平均法が導入され，背景活動脳波と比べ相対的に小さな誘発電位信号をピックアップできるようになったのが画期的な最初の第一歩であった．1960 年代にパターン反転刺激法が登場，臨床の現場でよく用いられるようになった．1980 年代前半まではプレアンプの性能が低く，視覚刺激装置の電磁波によるアーチファクト混入を取り除くのが一苦労であり，インク式の XY レコーダを用いた誘発電位の波形の書き出しは，1 回に 5〜10 分を要して非効率的であった．

1990 年以降の誘発電位測定機器の技術的進歩の結果，VEP 検査は格段に快適なスムーズさで実施することが可能になった．1980 年代に入るとフラッシュ刺激やパターン反転刺激による網膜電図や短い潜時の大脳誘発電位が注目されたが，1990 年代に入ると長い潜時の誘発電位（事象関連電位）も注目されるようになった．

したがって，本稿では大脳誘発電位としての VEP だけでなく，網膜電位を記録する網膜電図（electroretinogram：ERG）と視覚性事象関連電位（visual event-related potentials：visual ERP）を広義の VEP に含めて，解説を進めたい[1,2]．

感覚レベル視覚反応（sensory level of visual response）：「見えるか，見えないか？」という反応レベル．

知覚レベル視覚反応（perceptive level of visual response）：「複数の要素（形，色，大きさ，奥行きなど）がわかるかどうか？」という反応レベル．

認知／情動レベル視覚反応（cognitive/emotional level of visual response）：「見えたものがどう見えるか？（どう感じるか？）」という反応レベル．

● この視覚反応の階層的概念に基づいて，VEP 成分を 3 段階に分けることができる（❷）．

感覚 VEP（sensory VEP）

● 潜時 30〜60 ms の a 波，b 波（起源はフラッシュ刺激 ERG では網膜光受容体，パターン反転刺激 ERG では網膜神経節細胞）と潜時 50〜90 ms の C 1

❷ VEP の階層的分類

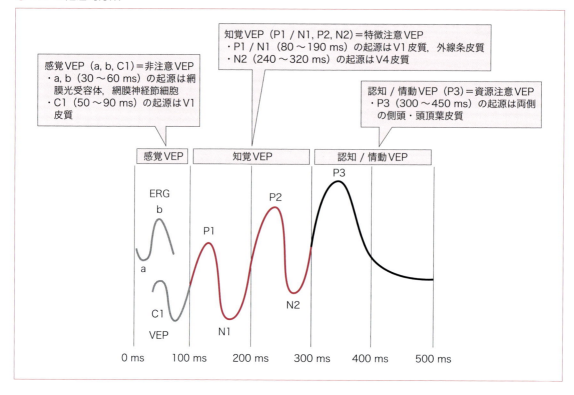

- （起源はV1皮質）がこれにあてはまる（❸）．
- 記録条件を変えるとC1潜時帯に短潜時オシレーション電位（early oscillatory potentials）が認められる．
- パターン反転刺激cortical VEPではP50とN75がC1に該当する（❹）．

知覚 VEP（perceptive VEP）
- 潜時80〜190 msのP1/N1（起源はV1皮質，外線条皮質〈extra-striatecortex〉）と潜時180〜320 msのP2, N2（起源はV4皮質）がこれにあてはまる．パターン反転刺激cortical VEPではP100とN145がP1/N1に該当する（❹）．

認知 / 情動 VEP（cognitive / emotional VEP）
- 潜時300〜450 msのP3（起源は主に両側の側頭・頭頂葉皮質）がこれにあてはまる．

視覚性注意モードに基づいた視覚誘発電位の階層性
- 視覚性注意（visual attention）の階層的概念に基づいて，VEP成分を3段階に分けることができる．

非注意 VEP（non-attentional VEP）
- 感覚VEP（a, b, C1）と同じである．特に注意を払わなくても自動的に生じるVEPである．

❸ フラッシュ刺激 cortical VEP

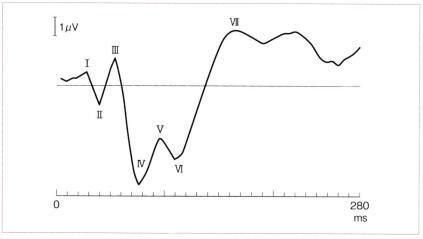

50～90 ms にみられる成分 (I～IV) が C 1 に，100 ms 以降にみられる成分 (VI～VII) が P 1/N 1 に該当する．

❹ パターン反転刺激 cortical VEP

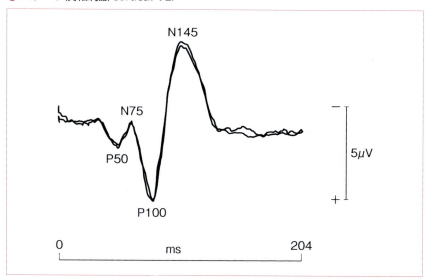

P 50 と N 75 が C 1 に，P 100 と N 145 が P 1/N 1 に該当する．

特徴注意 VEP（feature-specific attention VEP）
- 知覚 VEP（P 1/N 1, P 2, N 2）と同じである．
- 特徴注意 VEP には，視空間に関連した空間注意 VEP（spatial attention VEP；主に P 1/N 1）と視空間に関連しない非空間注意 VEP（non-spatial attentionVEP）とがある．
- 空間注意 VEP には，視空間知覚（visuospatial perception），立体知覚（depth perception）[3-5]，パターン反転知覚（pattern-reversal perception），空間周波数知覚（spatial frequency perception）などが関係

❺ 視覚 odd ball 課題で rare target 刺激に反応する VEP

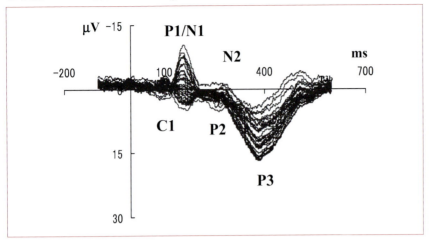

32 チャネルの頭皮上反応の重ね書き．C 1, P 1/N 1, P 2, N 2 に続く P 3（P 3 b）成分は制御的注意資源（controlled attentional resources）を反映する．

する．
- 一方，非空間注意 VEP には，特徴選択的チャネル（feature-specific channels）を介する色知覚（color perception）[6,7]，運動知覚（motion perception）などが関係する．

資源注意 VEP（resource attention VEP）
- 認知/情動 VEP（P 3）と同じである．
- 標的識別課題である odd ball 課題や S 1 − S 2 課題などの高次脳課題を用いたときに得られる visual ERP が臨床的に有用である[8-12]．
- rare non-target 刺激に反応する P 3 a 成分は自動的注意資源（automatic attentional resources）を，rare target 刺激に反応する P 3 b 成分は制御的注意資源（controlled attentional resources）を反映する（❺）．

視覚刺激をどのように行うのか

フラッシュ刺激
- キセノン放電管型のストロボスコープから出るパルス光を用いて，片眼ずつ開眼で刺激する．
- 昼光色に近い波長スペクトルと高い発光効果を有し，持続時間が短い（10〜40 μsec）パルス光が得られる．
- 刺激の持続時間が非常に短く，刺激頻度を連続的にかつ広範囲に変えられる利点がある．
- しかしフラッシュ刺激では，光が散乱するのでパターン反転法のような半側視野刺激を行うことはできない．またクリック音を生じて，聴覚誘発電位が混入する可能性があることも忘れてはならない．
- フラッシュ刺激 ERG の定量的な検査をきちんと行うためには全視野

❻ パターン図形刺激（上）と空間周波数図形刺激（下）

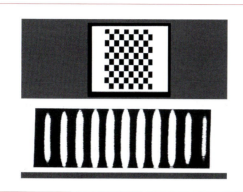

パターン図形刺激には格子縞模様が用いられ，空間周波数図形刺激には正弦波モードの色調からなる縦縞模様が用いられる．

（Ganzfeld）刺激装置を用いる．この装置は半球状の形をしており，下顎部固定装置がついていて，半球の最高部にキセノン放電管がある．顔をあてる円形の窓が開いており，固視点は前方中央にある．

パターン反転刺激
- 白黒の格子縞模様（checkerboard）を一定の時間間隔で反転させる刺激を用いて，片眼ずつ開眼で刺激する（❻）．
- 近視や遠視がある場合は眼鏡で視力を矯正した状態で検査する．
- 画面のコントラスト条件はできるだけ良好な状態にする．
- パターン反転刺激信号を発生させる装置をTVに接続してその画面上に模様を出す．
- パターン反転刺激では，フラッシュ刺激の反応波形よりも個人差の少ない安定した反応が得られるので，現在ではこの刺激がルーチン検査に使用されている．
- 白黒1周期 1,250 ms（0.8 Hz）などの低頻度 transient 型刺激と 200 ms（5 Hz）などの高頻度 steady-state 型刺激を与える．
- 下垂体腫瘍など，視交叉の疾患が疑われる場合は片眼視野をさらに左・右半側ずつに分けて刺激する．
- 全視野刺激では被検者に視野の中心を固視させるが，左・右半側視野刺激では刺激視野と非刺激視野の境界線の中点を非刺激側に1度ずらした点を固視点とする．
- 個々の格子縞の大きさ（視角）は全視野刺激では通常 15 分または 30 分とし，左・右半側視野刺激では通常 30 分または 60 分で検査する．
- 左・右半側視野刺激では刺激視野全体の広さ（視角）を 10 度以上とするのが望ましい．

視覚認知刺激
- 図形，文字，顔などを用いて，両眼同時に開眼刺激する．
- 課題としては主に odd ball 課題と S1-S2 課題がある．

❼ 3種類の図形を用いる視覚 odd ball 課題

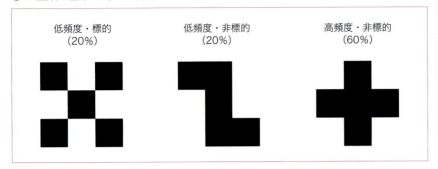

- odd ball 課題（❼）では2～3種類の刺激がランダムに出現し，そのうち低頻度の刺激をターゲット（標的刺激）としボタン押しなどを課す．
- S1-S2課題では予告刺激のあと，2つの刺激S1・S2が現われ，S1とS2が同じであるかどうか判断させる．
- これらの方法によって，大脳の認知機能や脳内の情報処理過程を反映する visual ERP（cognitive VEP）を記録することができる．

誘発電位の記録をどのように行うのか

網膜 VEP または網膜電図（ERG）の記録方法
- 下眼瞼につける gold-foil 型電極または角膜上にのせるコンタクトレンズ型電極（単極型，双極型）を用いることによって，ノイズの少ない ERG の記録波形が得られる．
- 基準電極としては脳波用皿電極を耳朶やこめかみなどにつける場合と gold-foil 型電極を非刺激眼にはさむ場合がある．
- 記録用増幅器の低域周波数は 1 Hz，高域周波数は 100 Hz くらいに設定する．加算回数は 100～300 回，分析時間は 70～250 ms とする．

大脳皮質 VEP の記録方法
- cortical VEP の記録では後頭部に 5 kohm 以下の接触抵抗で関電極（銀－塩化銀電極）をつける．
- 米国脳波学会基準（1984）と日本脳波筋電図学会基準（1985）は，正中後頭結節（inion）より 5 cm 上方に正中後頭電極（MO）を置き，さらに左右対称的に 5 cm ずつの間隔で4個を加え計5個の関電極を置くことを推奨している．なかでも MO 電極が最も重要であり，必要に応じ MO から左右に 5 cm 離れた LO・RO 電極，MO から左右に 10 cm 離れた LT・RT 電極を追加する．
- フラッシュ刺激による cortical VEP では両耳朶連結電極を基準電極とし，パターン反転刺激による cortical VEP では鼻根部の上方 12 cm の正中前頭部電極（MF）を基準電極とする．
- 記録用増幅器の低域周波数は 0.2～1 Hz，高域周波数は 200～300 Hz

（-3 dB）に設定する．加算回数は100～200回，分析時間は250～300 ms
とする．

認知 VEP または視覚性事象関連電位（visual ERP）の記録方法

- visual ERP の記録では Cz・Pz に5 kohm 以下の接触抵抗で関電極（銀-塩
  化銀電極）を置く．
- 必要に応じ関電極として Oz・Fz 電極を追加する．
- 両耳朶連結電極を基準電極とする．
- 記録用増幅器の低域周波数は1 Hz，高域周波数は60 Hz に設定する．分析
  時間は800～1,000 ms とする．
- 通常はターゲット（標的刺激）に対して10～20回の加算を行えば再現性の
  ある波形が出現する．

視覚誘発電位の基準値ないし正常パターン

フラッシュ刺激 ERG

- 明順応，暗順応いずれで検査しているか，刺激光の波長，刺激頻度により正
  常波形は変化する．
- 暗順応 ERG は陰性成分（a 波）とそれに続く陽性成分（b 波）からなる．
  b 波の起源は網膜の桿状体（rod）と考えられている．
- 明順応 ERG の起源は錐状体（cone）である．

パターン反転刺激 ERG

- 低頻度刺激（0.8 Hz）では個々のパターン反転に対する反応が干渉しない
  transient 型 ERG が得られ，その波形のピークは a（p），b（p），c（p）か
  らなる．
- transient 型パターン反転刺激 ERG の正常平均値を❽に示す．
- 高頻度刺激（5 Hz）では個々のパターン反転に対する反応が融合して正弦
  波様の steady-state 型 ERG が得られる．その波形は N 1，P 1，N 2，P 2，

Column ── Chatrian 学派の刺激プロトコールによって誘発される
全視野フラッシュ刺激 ERG

　ステップ1（暗順応，暗い青色光）の ERG は，桿状体機能のみを反映する．
　ステップ2（暗順応，暗い赤色光）とステップ3（暗順応，白色光）の ERG は，桿状体機能と
錐状体機能の両方を反映する．
　ステップ4（30 Hz，白色光），ステップ5（白色光），ステッブ6（明順応，橙黄・赤色光），
ステップ7（明順応，青・緑色光）の ERG は，錐状体機能のみを反映する．
　このうち 0.5 Hz の刺激頻度によるステップ 1, 2, 3, 5, 6, 7 は transient 型のフラッシュ刺激 ERG
を誘発し，30 Hz のステップ4では steady-state 型のフラッシュ刺激 ERG が誘発される．

視覚誘発電位 ■ 199

❽ 成人健常者 114 名における transient 型パターン反転刺激 ERG・大脳皮質 VEP の平均値

潜時（ms）

	15分	30分	60分
	mean ± SD	mean ± SD	mean ± SD
ERG a（p）	33.3 ± 4.6	31.2 ± 4.2	30.6 ± 3.8
ERG b（p）	60.2 ± 5.3	57.0 ± 4.4	54.3 ± 4.0
ERG c（p）	102.0 ± 8.3	101.0 ± 8.3	99.5 ± 7.8
大脳皮質 VEP　P 50	68.2 ± 6.6	61.0 ± 6.8	54.1 ± 9.3
大脳皮質 VEP　N 75	86.4 ± 6.0	77.7 ± 6.8	71.1 ± 7.9
大脳皮質 VEP　P 100	112.0 ± 7.4	104.2 ± 6.4	103.3 ± 7.2
大脳皮質 VEP　N 145	151.7 ± 16.0	144.9 ± 13.7	142.5 ± 10.2

振幅（μV）

	15分	30分	60分
	mean ± SD	mean ± SD	mean ± SD
ERG b（p）	2.4 ± 1.0	3.0 ± 1.2	3.4 ± 1.2
ERG c（p）	3.9 ± 1.9	5.0 ± 1.9	5.9 ± 2.0
大脳皮質 VEP　N 75	3.3 ± 1.5	2.7 ± 1.3	2.1 ± 1.1
大脳皮質 VEP　P 100	8.2 ± 3.5	8.1 ± 3.6	7.7 ± 3.3
大脳皮質 VEP　N 145	8.5 ± 3.4	10.6 ± 4.1	11.5 ± 8.6

N 3，P 3 などのピークからなる．

フラッシュ刺激 cortical VEP

● VEP 波形は，1 Hz 以下のフラッシュ刺激では最初の 250 ms に 5〜10 個の
ピークを含み，反応の形，潜時，振幅における個人差が大きい．

● 反応の欠如，著しい左右差，または著明な高振幅のいずれかがある場合に異
常と判定する．

● 5 Hz 以上の頻度でフラッシュ刺激を行うと正弦波様の steady-state 型のフ
ラッシュ刺激 cortical VEP が記録される．ある周波数以上では加算しても
正弦波様反応が得られなくなるので，この限界周波数を critical frequency
of photic driving（CFPD）と呼ぶ．

● 速いフラッシュ刺激下に，フラッシュ刺激 ERG とフラッシュ刺激 cortical
VEP を同時記録すると，網膜レベルでの retinal CFPD と大脳皮質レベル
での cortical CFPD をそれぞれ決定できる．健常人では retinal CFPD と
cortical CFPD の各周波数はほとんど一致する（両者の差は 10 flashes/ 秒以
下）．

パターン反転刺激 cortical VEP

● 50〜150 回程度加算して得られる正常波形は 0.5〜1 Hz の低頻度刺激では陰
性−陽性−陰性の三相波形を示し，transient 型 VEP と呼ばれる（❾）．

● 5〜10 Hz の高頻度刺激では正弦波様の steady-state 型 VEP が記録される

❾ パターン反転刺激 cortical VEP の正常波形

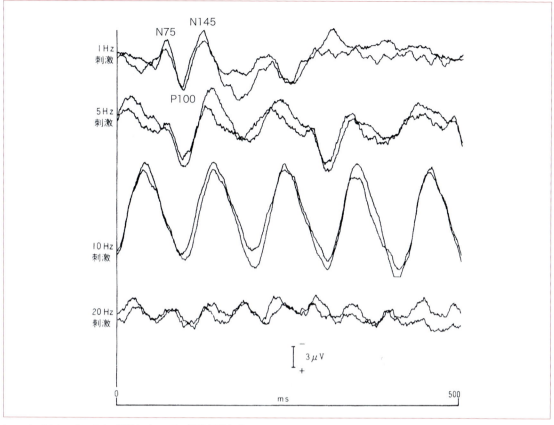

transient/steady-state 刺激によって,波形は異なる.

（❾）.
- transient 型パターン反転刺激 cortical VEP にみられる三相波形のピークはそれぞれの潜時によって P 50, N 75, P 100, N 145 と呼ばれている.
- transient 型パターン反転刺激 cortical VEP の正常平均値を❽に示す.
- パターン反転刺激 ERG とパターン反転刺激 cortical VEP とを同時記録することにより,網膜－大脳皮質伝達時間を測定できる.これは網膜神経節細胞の興奮から大脳の視覚野の興奮までの時間差を示す指標となる.
- transient 型パターン反転刺激 cortical VEP は全視野刺激,左・右半側視野刺激で頭皮上分布が異なる.全視野刺激では MO の振幅が最も大きく,正中から左右に遠ざかるに従い,振幅は減衰する.左・右半側視野刺激では,正中後頭部ならびに刺激視野と同側から得られる反応の振幅が大きい.
- この一見逆説的な現象は（paradoxical lateralization）,人間におけるブロードマン 17 野の形態学的特徴（大部分が後頭葉内側面に埋没している）を反映するものと考えられる.
- 正中後頭部での transient 型 VEP 振幅は上・下半側視野刺激間で,統計学的に有意に異なり,下半側視野刺激の方が上半側視野刺激の場合よりも大き

い（paired t test $p < 0.0001$）．

- VEP は大脳皮質起原であると考えられるが，正確な部位はいまだ不明である．
- マカクサルの研究ではヒトの P 100 に対応する P 60 は大脳皮質第 3 層の錐体細胞であると推定されている．

視覚性事象関連電位

- 図形，文字などを提示し，刺激出現からの脳波を加算する方法で，刺激出現から約 300 ms 後に出現する陽性波（P 300），約 400 ms 後に出現する陰性

Lecture　視覚誘発電位検査からわかる正常機能の視覚生理学

視覚系の成熟過程

パターン反転刺激 cortical VEP の P 100 潜時は生後の発達過程とともに短縮し，満 5 歳までにほぼ成人の値に達する．パターン反転刺激 cortical VEP の N 145 潜時は，満 5 歳を超えても満 20 歳くらいまで短縮し続ける．

視覚系の加齢現象

パターン反転刺激 cortical VEP の P 100 潜時は満 45 歳を超えるころから加齢とともに延長していくが，P 100 振幅はあまり変化しない．一方，加齢とともに，パターン反転刺激 ERG の潜時は延長し，振幅が減少していく．

視覚系の半球左右差

正中後頭部での transient 型パターン反転刺激 cortical VEP 振幅は左・右半側視野刺激間で統計学的に有意に異なり，右半側視野刺激の方が左半側視野刺激の場合よりも大きい（paired t test $p < 0.02$）．これは人間におけるブロードマン 17 野の形態学的左右差（左＞右）を反映するものと考えられる．

視覚系の性差

パターン反転刺激 cortical VEP の P 100 には性差がある（潜時；男＞女，振幅；女＞男）．また，パターン反転刺激 cortical VEP の潜時は妊娠女性のほうが，非妊娠女性よりも短い．

これらの VEP データから視覚系の機能は女性ホルモンの影響を受けていると推定される．

視覚系の神経伝達物質作用

ラット VEP の研究から，VEP 潜時はドパミン遮断薬によって延長し，ドパミン作動薬によって短縮する．このことから視覚系の神経伝達速度にはドパミンが関与していると推定される．

視覚性分配注意機能（visual divided attention）

位置関係と色に対して同時に注意を向けさせる視覚性分配注意課題で，位置関係への注意に関連する P 1／N 1 成分と色への注意に関連する N 2 成分が認められる．

VEP からわかる立体錯視の機能

立体錯視は最近の神経画像検査で右の後頭葉の興奮を伴うことが示されたが，錯視課題では，立体視に関連すると思われる ERP 成分を観察できる．

波（N 400）などが知られている.

- 小さな点をくり返し呈示し，そのつどボタン押しを課す単純な注意課題でも，Oz，T 5，T 6 から明瞭な反応波形（100〜230 ms）が誘発される.
- odd ball 課題，S 1−S 2 課題では，後頭優位な分布を示す N 100 に続き，頭頂優位な分布を示す N 200，P 300 が現れる.
- odd ball 課題では視覚性注意に関連する Nd 成分が求められる.

どんなときに検査をするか

視力異常や視野欠損があるとき

- 病歴聴取，眼科学的ならびに神経学的診察から単眼性ないし両眼性の視力低下・視野欠損が認められるとき，ERG, cortical VEP 検査により客観的な評価を行うことができる.

単眼性の視力異常・視野欠損の例：中心暗点（視神経障害），求心性視野狭窄（うっ血乳頭，視神経萎縮），鼻側半盲（視交叉の側方圧迫），失明（前眼部・網膜・視神経障害），一過性黒内障などがある.

両眼性の視力異常・視野欠損の例：両耳側半盲または四分盲（視交叉障害），同名性半盲または四分盲（視交叉後障害），同名性黄斑部視野半盲（視覚領後端部障害），求心性視野狭窄（有機水銀中毒，鳥距溝障害），失明（両側性の前眼部・網膜・視神経障害，両側性のブロードマン 17 野の障害），閃輝暗点（片頭痛），円筒状視野狭窄（ヒステリー）などがある.

潜在的視覚路障害が疑われるとき

- 多発性硬化症患者などで潜在的な（通常の眼科的診察では異常を検出できない）視神経障害に対して ERG, cortical VEP 検査により客観的評価を行う.
- とくに多発性硬化症が疑われ，かつ視力異常がなく，診断確定のため病変の多巣性を証明したいときに有用な検査である.

臨床経過の客観的指標として

- 内科的，外科的治療を行っている患者で臨床経過や治療効果を客観的に追跡したいときの指標として ERG, cortical VEP 検査は有用である.

ヒステリー性障害を鑑別したいとき

- 患者が視力異常や視野欠損を訴えるとき，ヒステリー性障害か器質的障害かを鑑別するのに ERG, cortical VEP 検査は有用である.

視覚性注意障害があるとき

- 大脳変性疾患（パーキンソン病やアルツハイマー病），脳梗塞などが原因で視覚性注意障害や認知症（痴呆）があるとき，visual ERP（認知 VEP）検査により視覚性高次機能の客観的評価を行うことができる.

- 検査の対象となる病態・疾患を ❿ にまとめる.

視覚誘発電位 ■ 203

❿ 検査の対象となる病態・疾患

角膜・水晶体・虹彩・硝子体の疾患	白内障，虹彩炎，緑内障
網膜の疾患	網膜色素変性症，網膜炎，網膜黄斑部変性症
視神経の疾患	球後視神経炎，中毒性視神経障害
視交叉の疾患	下垂体腫瘍，多発性硬化症
視交叉後の疾患	脳出血，脳梗塞，有機水銀中毒

感覚 VEP（a, b, C1）の病態と波形

フラッシュ刺激 ERG（a, b）

● 全視野（Ganzfeld）刺激やキセノンストロボ刺激で，網膜光受容体（桿状体と錐状体）に起源を持つ ERG を観察できる．

● 暗順応下では桿状体起源 ERG を，明順応下で錐状体起源 ERG をそれぞれ観察できるので，様々な網膜疾患における桿状体と錐状体の異常を選択的に ERG の結果から検出できる[1,2]．

パターン反転刺激 ERG（a, b）

● パターン反転刺激で網膜神経節細胞に起源を持つ ERG を観察できる．潜時・振幅は性と年齢の影響を受けるので，それらの条件を考慮しながら正常，異常を判定しなければならない．

● 高度な視神経脱髄（多発性硬化症）による二次的な網膜神経節細胞変性を ERG 異常として検出できる[1,2]．

パターン反転刺激 cortical VEP（C1）

● パターン反転刺激 cortical VEP では多発性硬化症の視神経病変で N75 潜時が延長する[1,2]．

知覚 VEP（P1/N1, P2, N2）の病態と波形

フラッシュ刺激 cortical VEP における P1/N1

● transient/steady-state 刺激によって，波形は異なる．

● P1/N1 電位を後頭頭皮上から明確に記録できるが，個人差が大きいので，それを考慮しながら正常，異常を判定しなければならない[1,2]．

● プリオン病や光反射性ミオクローヌスでは P1 振幅の増大（giant VEP）が認められ，大脳皮質機能の変化に起因する．

● 健康被害を生じる映像（ポケモン事件*）では不快な赤・青刺激に伴い PET で視覚皮質の異常興奮を認めるほか，多チャンネル記録で P1 の spatial synchronization が生じた．

＊1997年12月16日に放送されたテレビアニメ『ポケットモンスター』（ポケモン）の視聴者が光過敏性発作などを起こした

パターン反転刺激 cortical VEP における P1/N1
視神経病変への臨床応用
- transient/steady-state 刺激によって，波形は異なる（❾）．
- transient VEP で P100 と N145 が P1/N1 に該当する．
- 潜時・振幅は，性と年齢（発達，加齢）の影響を受けるので（⓫），それらの条件を考慮しながら正常，異常を判定しなければならない．
- 多発性硬化症患者の潜在的視機能異常の検出に有用である（⓬）[1,2]．多発性硬化症患者では視覚刺激が長時間にわたると視覚疲労現象（P1潜時の延長）が起こる．これらの所見は視覚性注意の疲労に関連する所見と解釈される．

視交叉後病変への臨床応用
- 振幅は，刺激する視野の影響を受ける（右半側視野刺激＞左半側視野刺激；下半側視野刺激＞上半側視野刺激）．半側視野刺激で同名半盲を検出することができる．閃輝暗点を伴う片頭痛では P1 振幅が増加する．

⓫ パターン反転刺激 cortical VEP における P100 の年齢による変化

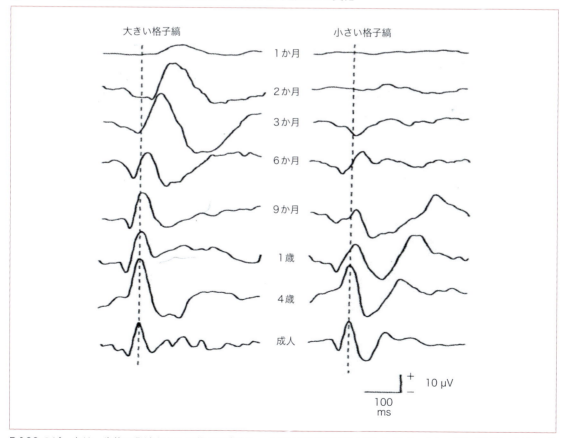

P100 のピークは，生後の発達とともに徐々に変化し，大きい格子縞刺激では約1歳で，小さい格子縞刺激では約4歳で，成人波形に近い反応を示す．

⑫ パターン反転刺激 ERG（左）とパターン反転刺激 cortical VEP（右）の同時記録

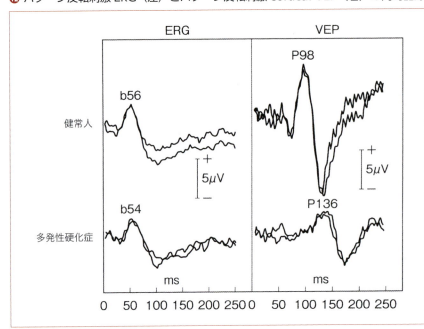

健常人の ERG・VEP 波形（上段）と比較して，多発性硬化症患者（下段）の波形では，ERG に異常なく，VEP で P 100 と N 145（P 1 /N 1）の潜時延長と振幅低下を認めた．

⑬ 視覚 odd ball 課題

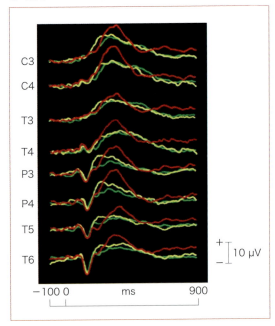

rare target 刺激，rare non-target 刺激，frequent non-target 刺激に対する反応をそれぞれ赤，黄，緑で示す．N 1 成分の振幅は右優位（T 5＜T 6）である．

⑭ 視覚 S 1－S 2 課題

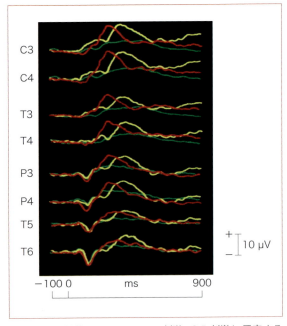

S 2 -same 刺激，S 2 -different 刺激，S 1 刺激に反応する反応をそれぞれ赤，黄，緑で示す．N 1 成分の振幅は右優位（T 5＜T 6）である．

odd ball 課題による P 1 /N 1, P 2, N 2

● 健常人の N 1 振幅には左右差（右後側頭葉＞左後側頭葉）があるので，それを考慮して，正常・異常を判定しなければならない（⑬）．

- パーキンソン病で，P1振幅・N2振幅が有意に増大するという報告があり，この所見は逆説的な代償的脳機能異常であると考えられている[13-15].

S1−S2課題によるP1/N1, P2, N2

- odd ball課題と同様に，S1−S2課題でも健常人のN1振幅には左右差（右後側頭葉＞左後側頭葉）があるので，それを考慮して，正常・異常を判定しなければならない（⑭）.

VEPの異常があったときに疑われる疾患

眼疾患・視神経疾患が疑われる異常所見

フラッシュ刺激ERGとフラッシュ刺激cortical VEP

- 網膜色素変性症は初期には主に桿状体が侵される網膜萎縮症であるが，進行期には桿状体と錐状体の両方が障害される．したがって，全視野フラッシュ刺激ERGを検査すると本疾患の初期には桿状体反応の潜時延長・振幅低下が認められるが，進行期には桿状体反応と錐状体反応ともに著しい振幅低下を示してくる.
- 選択的に錐状体が侵される先天性疾患（rod monochromat）があるが，本疾患で全視野フラッシュ刺激ERGを検査すると，桿状体反応は正常に保たれるが，錐状体反応の消失が認められる.
- 逆に選択的に桿状体が侵される先天性疾患（nyctalope）があるが，本疾患で全視野フラッシュ刺激ERGを検査すると，桿状体反応の消失が認められるが，錐状体反応は正常に保たれる.
- 速いフラッシュ刺激下に，フラッシュ刺激ERGとフラッシュ刺激cortical VEPを同時記録すると，網膜疾患ではretinal CFPDとcortical CFPDともに，その周波数が減少する.
- 視神経疾患ではretinal CFPDの周波数は正常に保たれるが，cortical CFPDの周波数は減少する.
- このようにしてフラッシュ刺激ERGとフラッシュ刺激cortical VEPは網膜疾患と視神経疾患の鑑別に役立つ.

パターン反転刺激ERGとパターン反転刺激cortical VEP

- 硝子体，レンズ，前眼房，角膜などの眼疾患では，正中後頭部でのtransient型パターン反転刺激cortical VEPの振幅が減少するが，その潜時は延長しないことが多い．これに対して網膜と視神経の疾患ではtransient型パターン反転刺激cortical VEPの潜時が延長することが多い．パターン反転刺激cortical VEPは多発性硬化症患者の潜在的視神経障害を検出するのに有用である（検出率：55〜87％）.
- パターン反転刺激ERGとパターン反転刺激cortical VEPの同時記録は，網膜黄斑部病変と視神経病変を鑑別するのに有用である.
- ERGとVEPの潜時がともに延長し，網膜−大脳皮質伝達時間が正常な場合

視覚誘発電位 ■ 207

は，網膜黄斑部病変が示唆される．

- ERG の潜時が正常で，VEP が潜時延長または反応消失を示した場合は，視神経病変が示唆される．
- ERG，VEP ともに反応消失を示した場合は，高度の視神経病変と，その結果二次的に起こった網膜神経節細胞の逆行性変性が示唆される．

視交叉の疾患が疑われる異常所見

- パターン反転左・右半側視野刺激を行い，左眼の左半側刺激と右眼の右半側刺激で VEP が著しい振幅低下を示してくる場合は，視交叉疾患が示唆される．
- この所見は術後の下垂体腫瘍患者で視機能を客観的に追跡する場合に有用である．

視交叉後の疾患が疑われる異常所見

- パターン反転左・右半側視野刺激を行い，左眼の左半側刺激と右眼の左半側刺激で VEP が著しい振幅低下を示してくる場合は，左同名半盲を伴う視交叉疾患（右大脳病変）が示唆される．
- 逆に左眼の右半側刺激と右眼の右半側刺激で VEP が著しい振幅低下を示してくる場合は，右同名半盲を伴う視交叉疾患（左大脳病変）が示唆される．

光過敏性を示す疾患が疑われる異常所見

- 光過敏性ミオクローヌス患者で，フラッシュ刺激 cortical VEP と四肢筋肉表面筋電図の同時加算を行うと，視覚皮質の興奮と光に対する反射性ミオクローヌスの関連性が示される．
- 光感受性発作を起こした数年前のポケモン事件は，赤・青の速いくり返し刺激が原因であったが，映像刺激の健康被害に関する科学的検証に VEP 検査は有用である．

視覚性注意障害を示す疾患が疑われる異常所見

- パーキンソン病ならびにその関連疾患では P 300 振幅の低下，潜時の延長などが起こる一方，早期成分の振幅が増大することが知られている．

VEP が異常な場合にどう考えるか

フラッシュ刺激 ERG

- フラッシュ刺激 ERG は網膜全体の mass response であるため，網膜のび漫性障害以外では異常となりにくい．
- 暗順応反応の b 波潜時が延長している場合は，網膜全体の桿状体がフラッシュに対して異常な応答を示していると解釈してよい．
- 但し，十分な暗順応条件下で検査するということが大前提であり，そうでなく検査した場合は健常人でもフラッシュ刺激 ERG の桿状体反応が低振幅となることを認識しておく．
- コンタクトレンズ型電極は同一眼に 30 分以上入れておくと角膜損傷を起こすことがある．

● ERG 電極の消毒は必須であり，院内感染を起こしてはならない．

パターン反転刺激 ERG

● できるだけ，頭部の筋肉をリラックスさせ，まばたきを少なくするように促すことと，レンズによる視力矯正を行ってから検査に入ることが重要である．

● このようにして，きちんとした刺激・記録条件下で検査した場合，パターン反転刺激 ERG の消失所見は確実に異常であり，網膜神経節細胞の障害と解釈してよい．

● 多発性硬化症の球後視神経炎でパターン反転刺激 ERG とパターン反転刺激 cortical VEP が，ともに反応消失を示した場合は高度の視神経病変と視神経軸索の逆行変性による二次的な網膜神経節細胞の障害と解釈してよい．

● 前述の理由により，その場合でもフラッシュ ERG は正常に保たれる．

フラッシュ刺激 cortical VEP

● フラッシュ刺激 cortical VEP の波形やピーク潜時は個人差が大きく，反応の消失は確実に異常と解釈されるが，潜時の異常についての判定は慎重でなければならない．

パターン反転刺激 cortical VEP

● パターン反転刺激 cortical VEP の波形やピーク潜時はフラッシュ刺激 cortical VEP に比して個人差が少なく，信頼性の高い検査である．

● 正常対照群の正常上限値（平均値＋標準偏差の 2.5〜3 倍）を超えた場合は自信をもって，潜時の延長と解釈してよい．

● パターン反転刺激 cortical VEP の振幅低下についての判定は慎重でなければならない．被検者がパターン反転刺激をよくみていないとき，とくに患者が非協力的であったり，眠気や意識障害があるときは検査が円滑に進まないことが多い．できるだけ，視線が目標の固視点に定まるよう促すことが重要である．

視覚性事象関連電位

● 視覚情報処理の過程には，①視覚刺激を第一次視覚野で感知するまでの視感覚系の伝達ステップ，②感知した視覚刺激を符号化し，その特徴を分析するとともに，記憶と照合する刺激評価ステップ，③評価された刺激をもとに行動を準備し反応を遂行する反応ステップ，この 3 つのステップがある．

● ERG と VEP はステップ 1 に該当する．

● visual ERP の課題を用いて誘発され，正中後頭部や後側頭部から記録される早期成分 P 100，N 100，P 200 はステップ 1，2 に相当する．

● 正中頭頂部から記録されるいわゆる N 200，P 300 成分はステップ 2，3 に対応する．

（黒岩義之，尾本　周，藤野菜花，藤野公裕，平井利明，山﨑敏正）

■引用文献

1) 黒岩義之. 視覚誘発電位. 第 39 回日本臨床神経生理学会技術講習会（旧日本脳波筋電図学会技術講習会）テキスト（丹羽真一，編），日本臨床神経生理学会技術講習会事務局；2002. pp 251-265.

2) 黒岩義之. 視覚誘発電位（VEP）. 臨床神経生理検査の実際（松浦雅人，編）. 新興医学出版社；2007. pp 174-183.

3) 尾本周ほか. 神経内科 2015；83：17-22.

4) Omoto S, et al. *Clin Neurophysiol* 2010；121：386-391.

5) Omoto S, et al. *Clin EEG Neurosci* 2012；43：303-311.

6) Omoto S, et al. *Neurosci Lett* 2007；429：22-27.

7) Omoto S, et al. *Neurosci Lett* 2001；311：198-202.

8) Wang C, et al. *Autonomic Nervous System* 2009；46：90-97.

9) Yamazaki T, et al. *Brain Topogr* 2001；13：161-168.

10) Yamazaki T, et al. Multiple-dipole analysis of visual event-related potentials during oddball paradigms. In:Recent Advances in Human Brain Mapping（Hirata K, et al eds），Elsevier: 2002. pp863-870.

11) Kamijo K, et al. *Brain Topogr* 2002；14：279-292.

12) Yamazaki T, et al. *International Congress Series* 2002；1232：863-870.

13) Wang L, et al. *Doc Ophthalmol* 2001；102：83-93.

14) Li M, et al. *Parkinsonism Relat Disord* 2005；11：209-219.

15) Takeda Y, et al. *Geriatr Gerontol Int* 1 2005；5：189-201.

誘発電位検査 evoked potential

運動誘発電位 MEP

◆大脳や神経根を磁気刺激することで骨格筋に誘発される活動電位を記録する.

検査所要時間	30分～1時間
患者の負担	刺激による筋収縮があり，不快に感じる場合がある
対象となる症候	麻痺，腱反射亢進，錐体路徴候
想定される疾患	多発性硬化症，筋萎縮性側索硬化症など

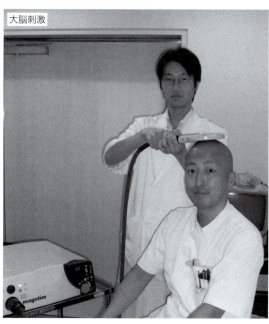
大脳刺激

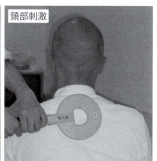
頸部刺激

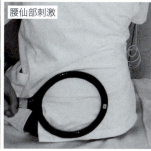
腰仙部刺激

写真左は経頭蓋磁気刺激，右は神経根刺激の例.
通常，被検者は座位で検査を受け，検者はコイルを保持するために立位で行う. 経頭蓋刺激では，円形コイルを用いる場合が多い. 神経根刺激では，頸部刺激の場合には円形コイルを用い，腰仙部刺激の場合には円形コイルまたはMATSコイルを用いる.

はじめに

- 磁気刺激（magnetic stimulation）は1985年，イギリスのBarkerらが開発した手法である.
- ヒトの中枢神経・末梢神経を，非侵襲的に，痛みなく刺激することが可能な画期的な手法である.
- 特に脳を刺激するためには，電気抵抗の高い頭蓋骨が存在するために，従来は，電気刺激の場合には高電圧が必要であり，かなりの痛みを伴うものであった.
- 一方で，経頭蓋磁気刺激（transcranial magnetic stimulation：TMS）が開発されたことにより，容易に脳を刺激できるようになり，中枢神経の病態解

- 明に寄与してきた．
- 現在では，主に皮質脊髄路（錐体路）の伝導を評価しうる臨床検査法として応用されるに至っている[1]．
- 磁気刺激により，運動誘発電位（motor evoked potential：MEP）を導出できること，保険適用になっていることから，臨床検査におけるMEPといえば，通常は磁気刺激を指す．
- ただし，開頭術による大脳皮質の直接的な電気刺激，経頭蓋高電圧電気刺激なども，MEPを導出できることは知っておくべきである．
- 本稿では，臨床検査としての，磁気刺激によるMEPについて解説する．

磁気刺激の原理，装置，コイル

- 磁気刺激装置から導線の巻かれたコイルに瞬間的に電流を流すことにより，ファラデーの法則に従い，コイルを貫く変動磁場を発生させ，この磁場の時間的変化により生体内に誘導電流（渦電流）を発生させることができる．
- この誘導電流によりニューロンを刺激するというのが磁気刺激の原理である（❶）．

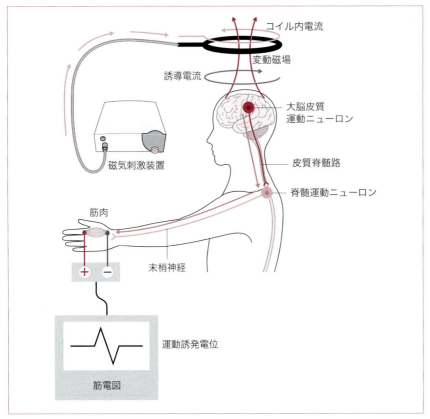

❶ 経頭蓋磁気刺激（TMS）

磁気刺激装置は，大型のコンデンサを有しており，大量の電荷を蓄電することができる．大量の電流をコイルに急速に流すと，ファラデーの法則に従い，コイルを貫く変動磁場が発生する．また変動磁場の周囲に，コイルに流れた向きと反対向きの誘導電流（渦電流）を誘導することができる．頭皮や頭蓋骨に保護された頭蓋内に誘導電流を発生させることができるため，痛みなく，非侵襲的に大脳を刺激することができる．

❷ 磁気刺激装置とコイル

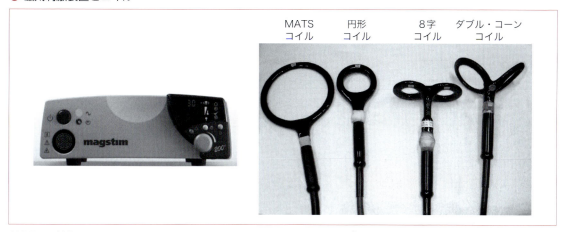

刺激装置（左）は，検査用の単相性磁気刺激装置を用いる（Magstim 200^2, Magstim 社）．大型のコンデンサを有しており，大量の電荷を蓄電することができ，スイッチを押すと，瞬間的に大量の電流を流すことができる．必要なコイルを接続して使用する．
MATS コイルは，腰仙部神経根刺激専用コイルである．
ダブル・コーンコイルは，下肢の運動野の大脳刺激，脳幹刺激などで用いる．
円形コイルは，大脳刺激，神経根刺激などで用いる．
8 字コイルは，局所刺激が可能であり，その空間解像度は約 1 cm 程度である．
（刺激装置は株式会社ミユキ技研の許可を得て掲載）

- 大脳皮質運動野に対して刺激を行うと，大脳皮質運動ニューロンを発火させることができる．
- 皮質脊髄路からインパルスが下行し，シナプスを介して脊髄運動ニューロンを発火させる．結果，インパルスは末梢神経を伝わり，神経筋接合部を介して，筋を収縮させる．
- この筋収縮を表面筋電図で記録することにより，MEP を記録でき，潜時や振幅を解析できる．
- ここで，磁気刺激では，皮質運動ニューロンにシナプスしている，皮質介在ニューロンを刺激していると考えられている．
- 磁気刺激装置は，単相性の刺激装置を用いる（❷）．
- 単相性刺激装置は，一方向にのみ，誘導電流を流すことができる装置である．
- 二相性の刺激装置も存在するが，主に治療目的（経頭蓋磁気刺激療法）に使用され，その誘導電流の向きは，二方向性（ある向き→その逆向き）であり，検査には適さない．
- これはそれぞれの刺激法に，それぞれの刺激に適した誘導電流の向きが存在するためである．
- 刺激コイルは様々なものが開発されており，検査の目的に応じて，コイルを選択する（❷）．
- 一般的には円形コイルがあれば，大脳刺激と神経根刺激が実施できるため，中枢運動伝導時間（central motor conduction time：CMCT）などのパラメータを用いて，皮質脊髄路の伝導を評価することができる．

- 一方，脳幹刺激のためにはダブル・コーンコイルが必要であり，馬尾刺激のためには MATS コイルが必要である．

磁気刺激の種類

- 大脳刺激，神経根刺激，脳幹刺激，馬尾刺激などの刺激法がある（❸）．
- CMCT 測定のためには，大脳刺激と神経根刺激が必要である．
- 脳幹刺激や馬尾刺激は，皮質脊髄路の障害部位の特定のためなど，より詳細な検討のために行う．
- いずれの刺激法でも MEP を記録する際には，潜時が安定するまで徐々に刺激強度を上げる．
- MEP の潜時が安定したところで，再現性を確認するために，MEP を複数回記録する．

大脳刺激（TMS）

- 記録筋と対側の大脳を刺激する．
- 上肢の運動野を刺激する場合，円形コイルの中心を Cz に置くと，コイルの辺縁が手の運動野上に配置される．誘導電流の向きは後→前とする．
- 下肢の運動野を刺激する場合，刺激部位が深いため，ダブル・コーンコイルを用いると刺激しやすい．円形コイルの辺縁またはダブル・コーンコイルの中心を Cz に置き，誘導電流の向きは内側→外側とする（❹）[2]．

❸ 磁気刺激の種類とパラメータ

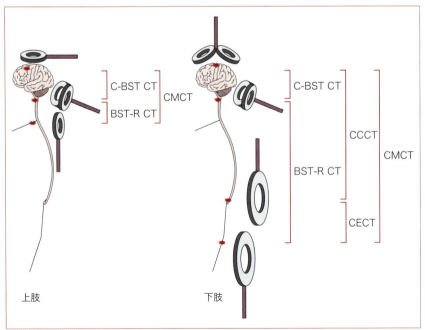

（Rossini PM, et al. *Clin Neurophysiol* 2015[1] より）

❹ CMCT 測定のための，大脳刺激におけるコイルの位置と電流の向き

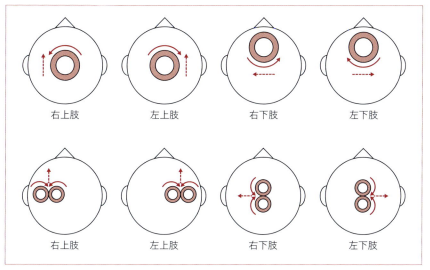

（木村淳ほか．脳波と筋電図 1994[2] より）

❺ 随意収縮時と安静時の大脳刺激の MEP

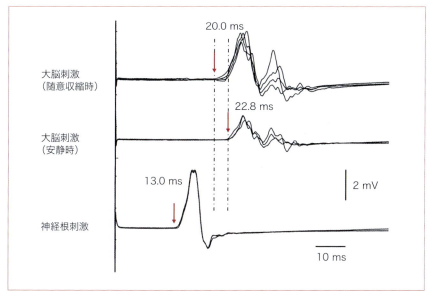

随意収縮時には安静時に比して，大脳刺激の MEP の潜時は短縮し（3 ms 程度），MEP の振幅は増大する．通常は随意収縮時で記録を行う．

- 大脳刺激では，被検筋を随意収縮させた状態で刺激を行う．安静時に比して，MEP の潜時が短縮し，振幅が増大するためである（❺）．
- 通常，随意収縮は弱収縮とする．MEP の導出が難しい場合にのみ，強収縮を試す．
- 大脳刺激において，随意収縮時と安静時で MEP の潜時，振幅が異なるのは，主に 2 つの理由による．1 つは，multiple descending volleys であり，もう 1 つは，脊髄運動ニューロンでのシナプスである[3]．

❻ multiple descending volleys の模式図

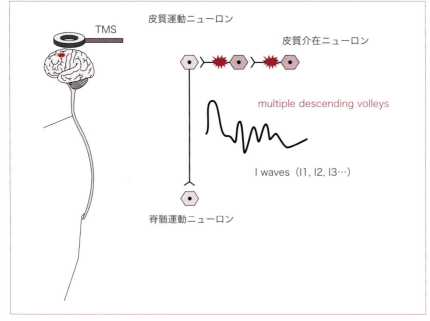

大脳刺激は，皮質介在ニューロンを刺激して，皮質運動ニューロンを発火させている．大脳刺激により発生する複数の下行性のインパルスは，multiple descending volleys と呼ばれる．大脳刺激を行い，脊髄硬膜外電極から multiple descending volleys を記録すると，図のような波形が得られる．観察されるインパルスの順に，I1-wave，I2-wave，I3-wave，…と呼び，その間隔はおよそ 1.5 ms である．
(松本英之．〈第 53 回日本臨床神経生理学会技術講習会テキスト〉運動誘発電位（磁気刺激検査）入門．2016[3] より)

multiple descending volleys

- 末梢神経を電気刺激すると，1 つの順行性インパルスが発生し，神経筋接合部を介して筋収縮が起こる．一方で，大脳刺激では，複数の下行性インパルスが発生する．これを multiple descending volleys と呼び，およそ 1.5 ms 毎に複数のインパルスが皮質脊髄路を下行する（❻）．
- 大脳刺激は，一般に，運動野の皮質運動ニューロンを直接刺激しているのではなく，皮質運動ニューロンにシナプスしている皮質介在ニューロンを刺激して，皮質運動ニューロンを発火させている．
- この間接的な (indirect) 作用から，頭文字をとって，インパルスは I-waves と呼ばれ，順番に I1-wave，I2-wave，I3-wave，…と命名されている．
- 誘導電流の向きにより，I1-wave が発生しやすくなったり，I3-wave が発生しやすくなったりする．
- CMCT を測定する場合は，I1-wave を発生しやすい誘導電流の向きを用いている．

脊髄運動ニューロンでのシナプス

- MEP の潜時は，随意収縮時のほうが安静時よりも 3 ms 程度短い．
- これは脊髄運動ニューロンの発火には，興奮性シナプス後電位（excitatory postsynaptic potential：EPSP）の時間的・空間的加算（spatial and temporal summation）が必要なためである（❼）．
- 安静時では膜電位が低く，I1-wave が脊髄運動ニューロンに到着し，EPSP の加算が起きても，発火する閾値まで届かない．そのため I2-wave 以降の

❼ 脊髄運動ニューロンの膜電位の模式図

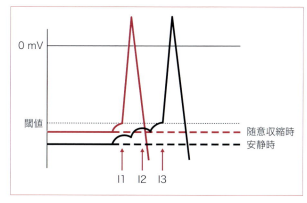

ある1つの脊髄運動ニューロンの膜電位を示したものである．安静時の膜電位は深く過分極している．I1-wave の EPSP でも発火閾値に達せず，I3-wave の EPSP で発火している．一方，随意収縮時には，閾値以下であるが脱分極していて，膜電位は上昇している．I1-wave の EPSP で発火している．この安静時と随意収縮時の潜時差は，I1-wave と I3-wave の潜時差に一致し，およそ3 ms となる．
(松本英之．〈第 53 回日本臨床神経生理学会技術講習会テキスト〉運動誘発電位（磁気刺激検査）入門．2016[3] より)

- I-waves の到着を待って，閾値を超えて脊髄運動ニューロンが発火することとなり，MEP の潜時が遅くなる．
- 一方，随意収縮時では，一部の脊髄運動ニューロンは発火している，あるいは発火後の不応期にあるものの，残りの多くの脊髄運動ニューロンは閾値以下で脱分極しており，膜電位は安静時より高い状態にある．
- この状態で I1-wave が到着すると，容易に発火することができ，MEP 潜時が短縮する．
- MEP の振幅は，随意収縮時のほうが安静時よりも大きい．
- これは随意収縮時には，大半の脊髄運動ニューロンが閾値以下で脱分極しており，I-waves の到着により，多くの脊髄運動ニューロンが容易に発火し，多くの筋線維が収縮するためである．
- 随意収縮の力によっても，MEP は変化する．
- MEP 潜時は，弱収縮と強収縮でも発火のための I-wave は同一であるため，変わらない．
- 一方，MEP 振幅は，強収縮の場合により多くの脊髄運動ニューロンが発火するため，増大する．
- ただし，強収縮では，基線の揺れが激しくなり，MEP の潜時が分かりにくくなるという問題がある．このため，MEP の導出が難しい場合にのみ，強収縮を試すとよい．
- まとめると，MEP の潜時は，どの I-wave で発火するかに依存しており，MEP の振幅は，発火する脊髄運動ニューロンの数に依存している．

神経根刺激

- 上肢で MEP を記録する際には頸部に，下肢で MEP を記録する際には腰仙部に円形コイルあるいは MATS コイルを配置して刺激する．
- 誘導電流はその性質から電導性の低い骨を避け，椎間孔に集中するため，同部位で脊髄神経を刺激できる．
- 大きな振幅の MEP を導出するためには，円形コイルを用いる場合，脊髄神

経の直上にコイルの辺縁を配置し，誘導電流を遠位から近位へ流すとよい．

- 下肢から記録する際に MATS コイルを用いる場合には，脊髄神経の直上にコイルの辺縁を配置し，誘導電流を近位から遠位へ流すと，MEP が導出されやすい．

脳幹刺激

- ダブル・コーンコイルの中心部を外後頭隆起上に配置し，頭蓋内に誘導電流が上向きとなるように刺激する．
- 誘導電流が大後頭孔に集中するため，同部位の高さにある延髄錐体交叉部を刺激できる．
- 脳幹刺激は，他の刺激法よりも刺激閾値が高く，MEP を導出しにくい場合がある．
- その場合，ダブル・コーンコイルの中心部を外後頭隆起の直上よりも，やや記録側にずらして刺激すると MEP を導出しやすくなる場合があり，試みるとよい．
- 脳幹刺激は，大脳刺激と異なり，single descending volley のみを発生させる．
- そのため MEP の潜時は，随意収縮時と安静時で変化しない．
- 一方，MEP の振幅は，随意収縮で増大する．
- 随意収縮時には，大半の脊髄運動ニューロンが閾値以下で脱分極しており，インパルスの到着により，多くの脊髄運動ニューロンが発火し，多くの筋線維が収縮するためである．

馬尾刺激

- MATS コイルの辺縁を第一腰椎棘突起上に配置し，誘導電流が上向きとなるように刺激する．誘導電流が脊髄円錐周囲に集中するため，脊柱管内の馬尾起始部を刺激できる．

パラメータ

中枢運動伝導時間

- 大脳刺激と神経根刺激を行い，中枢運動伝導時間（CMCT）を測定する．
- 上肢では第一背側骨間筋（FDI）で記録する場合が多い．
- 下肢では前脛骨筋（TA）で記録する場合が多い．
- 大脳刺激による MEP の潜時（皮質潜時）から，神経根刺激による MEP の潜時（神経根潜時）を引き算することで，CMCT を求める．
- CMCT の延長の原因は，必ずしも皮質脊髄路の障害を意味しないため注意を要する（❽）．

大脳皮質脳幹伝導時間，脳幹神経根伝導時間

- 脳幹刺激を用いることで，大脳皮質脳幹伝導時間（cortico-brainstem

218 ■誘発電位検査

❽ CMCT の延長の原因

CMCT 延長の原因	代表的疾患
皮質脊髄路の脱髄	多発性硬化症
皮質脊髄路の軸索障害 (脊髄運動ニューロンでの EPSP 加算の障害)	筋萎縮性側索硬化症
皮質脊髄路の刺激閾値上昇 (他の遅い下行路が刺激される)	筋萎縮性側索硬化症
随意収縮が困難	認知症,ヒステリー
神経根伝導時間の延長	脱髄性ニューロパチー

(松本英之.〈第53回日本臨床神経生理学会技術講習会テキスト〉運動誘発電位(磁気刺激検査)入門.2016[3] より)

❾ CMCT, C-BST CT, BST-R CT

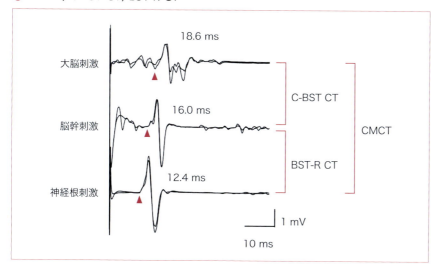

健常人における MEP の正常波形.第一背側骨間筋 (FDI) からの記録.
大脳刺激,脳幹刺激,神経根刺激を行うことで,CMCT,C-BST CT,BST-R CT を測定できる.C-BST CT の延長は頭蓋内病変を,BST-R CT の延長は頭蓋外病変(脊髄病変)を示唆する.
(松本英之.Clinical Neuroscience 2016[4] より)

conduction time:C-BST CT)と脳幹神経根伝導時間(brainstem-root conduction time:BST-R CT)を測定できる.
- CMCT の延長を認める場合,脳幹刺激で得られた MEP 潜時(脳幹潜時)から,C-BST CT(皮質潜時から脳幹潜時を引く),BST-R CT(脳幹潜時から神経根潜時を引く)を測定することで,障害部位が頭蓋内(脳)か頭蓋外(脊髄)かを特定できる(❾)[4].

大脳皮質脊髄円錐運動伝導時間
- 下肢の検査では,脊柱管内に長い脊髄神経(馬尾)が存在しているため,従来の CMCT では,馬尾伝導時間の延長により,CMCT が延長しうるという問題があった.
- この場合,大脳皮質脊髄円錐運動伝導時間(cortico-conus motor conduction time:CCCT)が有用である.
- 大脳刺激による MEP 潜時(皮質潜時)から馬尾刺激による MEP 潜時(円錐潜時)を引き算して CCCT を測定する.同時に,馬尾伝導時間(cauda

❿ CMCT, CCCT, CECT

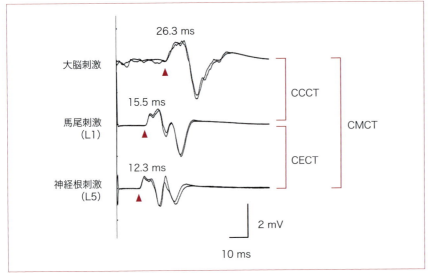

健常人におけるMEPの正常波形．前脛骨筋（TA）からの記録．
大脳刺激，馬尾刺激，神経根刺激を行うことで，CMCT, CCCTを測定できる．
CCCTは末梢神経成分（CECT）を含まないため，CMCTよりも正確な中枢運動伝導検査である．
（松本英之．Clinical Neuroscience 2016[4]より）

equina conduction time：CECT）も測定できる．
● CMCTの延長が，中枢神経の伝導異常によるものか，末梢神経（馬尾）の伝導異常によるものかを判別できる（❿）[4]．

臨床応用

多発性硬化症

> **症例1**
> 35歳女性．急性に右上下肢の麻痺が出現した．
> 各種検査から多発性硬化症と診断した．頭部MRI・脊髄MRIで多発病変を認めたが，麻痺の責任病巣は大脳病変，脊髄病変，その両者のいずれの可能性も存在した．特に両者の病変の場合には予後不良と考えられ，責任病巣の特定が望ましかった．
> 磁気刺激検査を実施したところ，CMCTおよびC-BST CTは遅延し，BST-R CTは正常範囲内であり，麻痺の責任病巣は大脳病変と判断できた（⓫）．治療後，良好な回復が得られ，予後判定に有用であった．

腰部脊髄硬膜動静脈瘻

> **症例2**
> 57歳男性．3年前から歩行障害，下肢しびれが緩徐に悪化した．
> 対麻痺，両下肢筋萎縮，両下肢感覚障害，両下肢腱反射亢進，両側

⓫ 多発性硬化症の患者における MEP

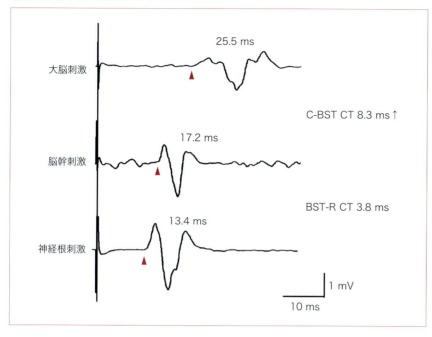

第一背側骨間筋（FDI）からの記録．CMCT および C-BST CT は遅延し，BST-R CT は正常範囲内であり，麻痺の責任病巣は大脳病変と判断できた．治療後，良好な回復が得られ，予後判定に有用であった．（複数の MEP 波形を加算平均したものを提示している）

⓬ 腰部脊髄硬膜動静脈瘻の患者における MEP

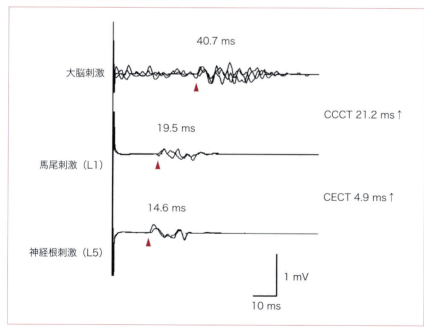

前脛骨筋（TA）からの記録．皮質潜時，円錐潜時，神経根潜時，CMCT，CCCT，CECT のいずれも遅延しており，皮質脊髄路および脊髄運動ニューロンの両者の障害が存在することが判明した．手術により症状は改善傾向となったが，障害部位が特定できたため，リハビリの治療方針を適切に決定することができた．

Babinski 徴候陽性，膀胱直腸障害を認めた．
　各種検査により腰部脊髄硬膜動静脈瘻と診断した．運動障害の原因として，皮質脊髄路の障害が疑われたが，筋萎縮も伴っていたため，脊髄運動ニューロンの障害の合併の可能性も考えられた．

⓭ 磁気刺激の比較

	インパルス	シナプス	随意収縮時 MEP の潜時	随意収縮時 MEP の振幅
末梢刺激	1	神経筋接合部	変化なし	変化なし
神経根刺激	1	神経筋接合部	変化なし	変化なし
馬尾刺激	1	神経筋接合部	変化なし	変化なし
脳幹刺激	1	神経筋接合部 脊髄運動ニューロン	変化なし	増大
大脳刺激 （TMS）	複数	神経筋接合部 脊髄運動ニューロン 皮質運動ニューロン	短縮	増大

（松本英之．〈第 53 回日本臨床神経生理学会技術講習会テキスト〉運動誘発電位（磁気刺激検査）入門．2016[3]）より）

　磁気刺激検査を実施したところ，皮質潜時，円錐潜時，神経根潜時，CMCT，CCCT，CECT のいずれも遅延しており，皮質脊髄路および脊髄運動ニューロンの両者の障害が存在することが判明した（⓬）．手術により症状は改善傾向となったが，障害部位が特定できたため，リハビリの治療方針を適切に決定することができた．

おわりに

- 磁気刺激を理解する上での一番，注意すべき点は，大脳刺激，脳幹刺激では，安静時と随意収縮時で MEP の潜時や振幅が変化する点である．
- 神経根刺激や馬尾刺激は末梢神経の近位部を刺激しているため，通常の電気刺激の末梢神経刺激と同様に，MEP の潜時や振幅は，随意収縮の有無で変化しない（⓭）．
- 磁気刺激では安全性に配慮が必要である．
- 磁気刺激に関わる検者（医師，検査技師など）は，「磁気刺激法の安全性に関するガイドライン」を理解した上で，臨床応用する必要がある[5]．
- 磁気刺激検査では，重篤な副作用の報告は稀で，安全と考えられている．
- ただし，体内金属（心臓ペースメーカー，脳深部刺激電極，人工内耳など）を有する患者に行うことは禁忌であり，重篤な心疾患の患者や妊婦に対しても安全性が確立されていない．
- 検査を受ける被検者のみならず，検査をする検者も，時計やカードなどの金属類を外して，磁気刺激検査を行う必要がある．

（松本英之）

■引用文献

1）Rossini PM, et al. *Clin Neurophysiol* 2015 ; 126 : 1071-1107.
2）木村淳ほか. 脳波と筋電図 1994 ; 22 : 218-219.
3）松本英之. 〈第53回日本臨床神経生理学会技術講習会テキスト〉運動誘発電位（磁気刺激検査）入門. 2016. pp 45-50.
4）松本英之. *Clinical Neuroscience* 2016 ; 34 : 79-81.
5）松本英之，宇川義一. 臨床神経生理 2011 ; 39 : 34-45.

| 誘発電位検査 | evoked potential |

眼電図 EOG

◆眼球運動にかかわる神経系の機能を評価し，診断や疾患の病態生理の解明に役立てる.

検査所要時間	30 分
患者の負担	軽い
対象となる症候	眼球運動異常
想定される疾患	小脳疾患，パーキンソン病を含む大脳基底核疾患，眼球運動障害をきたす神経疾患

どのような検査か

- 眼球運動の計測は，眼球運動の機能障害，即ち眼球運動にかかわる神経系の機能を評価し，診断や疾患の病態生理についての情報を得るのに有効である.
- 臨床的に最も多く用いられてきた方法は**眼電図**（electro-oculography：EOG）である.
- 衝動性／滑動性眼球運動の記録に用いられるほか，眼振の記録にも用いられ，**電気眼振図**（electronystagmogram）と呼ばれることもある.
- 眼球運動にかかわる神経系は動物実験により詳細に解明され，ヒトにおいてもほぼ同じ神経系がかかわると考えられるため，その異常から神経系の異常を推定することができる.
- EOG では両眼の眼角にプラスとマイナスの電極を 1 つずつ貼り付けて双曲導出を行う.
- 接地電極は前額部に置く（❶）.
- 角膜と網膜の間には角膜網膜電位といわれる一定の電位差（0.4〜1.0 mV 程度）があり，眼の角膜の前部は少しプラスに，後部が相対的にマイナスに帯電している.
- 両眼角の皮膚に表面電極を貼付して双極導出を行うと，両眼が右を向いたときには右の電極が左の電極に比較してやや陽性に，左を向いたときには左の電極が右の電極に対してやや陰性になる.
- 同じ環境では角膜網膜電位はほぼ一定で，両電極の電位差がある範囲（5〜30°）で眼球の回転角度と比例する.
- しかしこの比例関係は水平方向の眼球運動に対してのみ成り立ち，垂直方向の眼球運動については成り立たないため，垂直方向の計測には適さない.
- 空間解像度は 1 度程度である.

眼球の動きを計測するもので，眼筋の筋電図を記録するものではない

❶ EOG を測定するための電極貼り付け位置および記録・解析装置

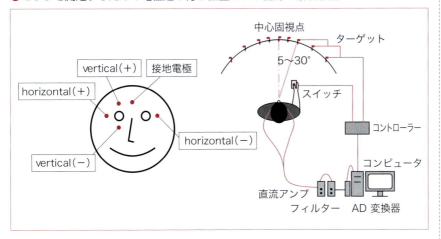

❷ ビデオ式アイトラッキングシステムの原理（左）と実際のアイトラッキングシステムの一例

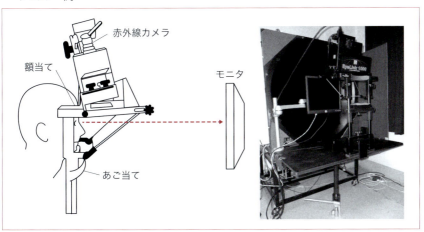

- 電極は亜鉛－硫酸亜鉛電極や銀－塩化銀電極などが用いられるが，記録の安定性を高めるため，電極の縁がプラスチックで皮膚との間が絶縁されているものが望ましい．
- 電極貼付の前によく皮膚をアルコールでふき，角膜網膜電位を安定させるため，装着後10～20分程度待ったほうがよい．
- 被検者は顎をあご当てにのせ頭部を固定する．
- 眼球運動が共役でない場合には，片眼の耳側，鼻側の眼角に電極を貼る．
- EOGで用いられるアンプは直流アンプであり，通常脳波などで用いられる交流アンプではない．
- EOGはとくに禁忌となる症例はないが，表面電極を顔面に貼付するので皮膚炎やアトピーを有する患者では注意する．
- 眼球運動計測によく用いられているもう一つの方法はビデオ式アイトラッキングシステムである（❷）．

直流アンプで記録を行うとき，様々な理由により電位が次第にドリフトしていってしまうことがあるので，適宜リセットをかける必要がある．時定数3～10sとして交流アンプ（例えば脳波計のアンプ）で眼球運動を計測する場合はドリフトをあまり心配しなくてもよいが，眼位，眼球運動速度などの記録は正確でなくなる．

❸ 衝動性眼球運動（サッカード）の検査に用いられる眼球運動課題

A. 視覚誘導性サッカード（visually guided saccade：VGS）

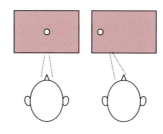

B. 記憶誘導性サッカード（memory guided saccade：MGS）

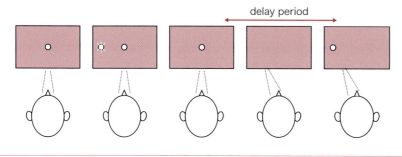

- この手法は CCD カメラを用いて角膜の画像を撮影し，撮影した画像から角膜の中心点を計算する．
- 一方で光源から赤外線を角膜に当て，その反射光の向きを計測する．眼球の回転半径と角膜の半径はわずかに異なることを利用して，角膜の中心点と反射光の方向のずれから眼球運動の回転角度を計算することができる．
- 水平・垂直方向の眼球運動とも計測することができる上，空間解像度も 0.5 度程度と精度が高く，検査の主流になっている．

課題・視標呈示について
衝動性眼球運動課題
- 主なものとして視覚誘導性サッカード（visually guided saccade：VGS）と記憶誘導性サッカード（memory guided saccade：MGS）がある．
- VGS（❸A）では，まず真正面の視標の発光ダイオード（LED）が点灯するので，被検者にそこを注視させる．その後ランダムな時間の後に，この注視点が消えると同時に，その左右の位置にターゲットが点灯するので，被検者にその位置を注視してもらう．
- MGS（❸B）では，まずドーム中央の LED が点灯するので，被検者にそこを注視させる．その後，その左右の位置にターゲットが短時間点灯する（cue）ので，被検者に中央の LED を見たまま，場所だけを覚えてもらう．その後ランダムな時間の後に正面の視標が消えるので，これを合図に被検者

眼にソフトコンタクトレンズ型のサーチコイルを入れる方法もある．磁場をかけるフレームを設け，その中に被検者の頭部を入れて眼を動かすと，サーチコイルに誘導電流が生じて眼球運動を計測できる．
この方法は空間解像度が高く，水平・垂直方向だけでなく回旋性の眼球運動も記録できる．動物実験ではよく用いられるが，ヒトでは装着に手間がかかり，装着後も消毒・角膜のチェックが必要になるため，一般の医療機関での臨床検査には基本的に不向きである．

に覚えておいた位置を注視させる.

- cue が提示された際には眼球を動かしてはならないと指示するが，思わず眼を動かしてしまう場合がある. これを saccade to cue と呼ぶが，その頻度が多い被検者はサッカードの抑制がうまくできていないことになる.

滑動性眼球運動課題
- 追跡眼球運動の機能をみる課題である.
- 視標の動きとしては比較的ゆっくり動くサイン波状の動きや等速運動，円運動など様々なものが用いられる.
- 診察上は線状刺激やランダムドットパターンを眼前で動かす.

眼振
- 自発性の眼振を記録する場合と眼振を誘発して記録する場合がある.
- 前者は，開眼，遮眼，閉眼，暗算負荷や，注視時の眼振（正中視，左右上下方視），頭位を急に変えたときの眼球運動などが記録される.
- 後者としては，内耳刺激による眼球運動（温度眼振，回転眼振），視運動性眼振（動く視界などによって出現する生理的眼振），滑動性眼球運動や衝動性眼球運動課題などがある.
- 視運動性眼振の検査の場合，刺激呈示には縞を書いたドラムを回転させ被検者に内側や外側から見させることによって眼振を誘発したり，半円状のスクリーンに縦縞を投射する投影式検査装置などが用いられる.

なにがわかるか（正常波形の意味）

衝動性眼球運動
- 眼球運動の原波形とそれを電気的に微分した速度波形を記録する.
- 通常眼球運動のトレースは，横軸に時間軸，縦軸に眼球の位置（視線の方向）をプロットして作成する（❹）. このトレースを微分した波形は速度波形になる.
- 衝動性眼球運動は，正常では通常急速に立ち上がって1回のサッカードでターゲットに達する.
- しかし20～30度くらいの大きな振幅のサッカードになると，必ずしも1回のサッカードでターゲットに到達せず，1回目のサッカードでターゲットに90％くらい近づいたあと，もう一度修正サッカードを行ってターゲットに到達する.
- 計測した眼球運動のトレースから，眼球運動の潜時（視標が呈示されてから，眼球が動き出すまでの時間），振幅（眼球運動の動きの大きさ），速度（とりわけピーク速度）などを計測する.
- 潜時，振幅，速度などのパラメータは多数の健常人で正常値がわかっており，手足の運動などに比較して正常範囲の幅も小さいため，患者で異常値を検出しやすいのも特徴である.

眼電図 ■ 227

❹ 衝動性眼球運動障害の検査に用いられる眼球運動課題

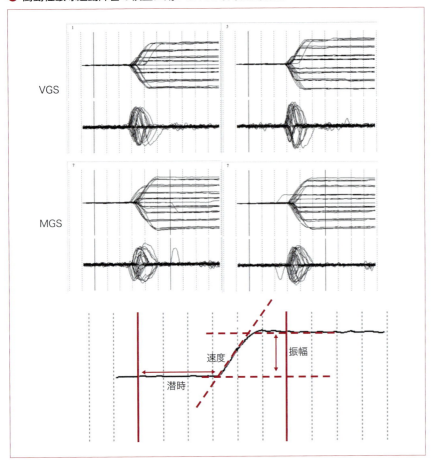

健常者の VGS, MGS のサッカード記録の一例．各図において横軸が時間軸，縦軸が眼球運動を示す．上の波形は眼球の位置，下の波形は眼球運動の速度波形を示す．これらのトレースから最下段の図のように，潜時，速度，振幅などのパラメータを読み取る．

滑動性眼球運動

- 滑動性眼球運動（smooth pursuit）は視覚対象物が動いているとき，眼球がその動きに追従してゆっくり動き，視標の動きが中心窩の上で捉えられるようにする眼球運動である．
- 網膜上に映る指標の速度と眼球の速度の差（retinal slip）が刺激となり，指標を正確に捉える速度の遅い追跡眼球運動が生じる．
- 様々な振幅・頻度でサイン波状，あるいは三角の鋸歯状に動くようなターゲットを追視させる．
- 反応時間は約 0.1 s である．
- サイン波の刺激周波数は 0.3 Hz，振幅 20 度が異常が検出されやすいとされる．
- 検査は集中を必要とするので，検査時間が長くなる場合は適宜休憩をいれる．
- 眼が対象物を中心窩で捉えながら滑らかに追視するのが正常のパターンである．

❺ 各種の眼振

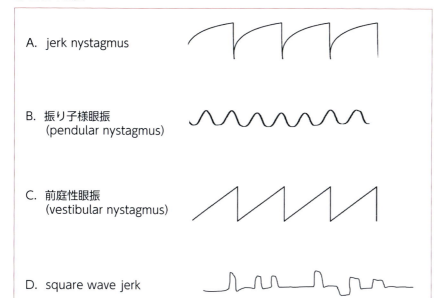

説明は本文を参照．

- 眼指標の速度が35〜40 deg/s程度までは追従が可能であるとされる．
- 滑動性眼球運動に異常がある場合には追視がうまくできず，利得（gain），すなわち視標速度に対する眼球運動速度の比が低下する．
- 眼球が視標速度に対して遅れ網膜誤差が大きくなると，眼は追いつくために衝動性眼球運動（catch-up saccade）を行い，追視は階段様の眼球運動（saccadic pursuit）となる．
- 視標の動きが開始されてから滑動性眼球運動が開始される潜時，眼球運動のスピードや利得，どの程度衝動性眼球運動が混ざるかなどを評価する．

眼振の記録
- 眼振は律動的に反復する眼球運動で，通常不随意である．
- 典型的なものはjerk nystagmus（❺A）で，まずゆっくりと緩徐相で眼球の位置がずれていき，その後に眼球が急速にもとの位置に戻る（眼振の急速相）．
- 急速相は衝動性眼球運動であり，急速相の向きを眼振の方向と呼ぶ．
- jerk nystagmusは基本的には疾患でみられる．
- 振り子様眼振はどちらへの方向の速度も等しく振り子様に眼位が振れ（❺B），緩徐相と急速相の区別のはっきりしない眼振である．
- 振り子様眼振は先天性眼振や健常人でもみられる．一部を除いて共役である．

温度眼振・回転後眼振
- 一側迷路を冷却したり温めると眼振が起きる（温度眼振）．

❻ 純粋小脳型の脊髄小脳変性症（SCD）の衝動性眼球運動障害記録

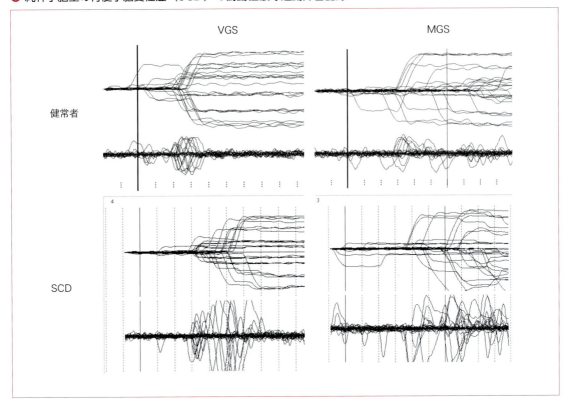

- 温度刺激により三半規管のリンパ液に対流が生じ，身体が回っているのと同じ感覚が表れ眼振が起きる．
- また身体を回転させて急に止まると眼振が出現する（回転後眼振）．回転したことによる慣性のために止まった後にリンパ液が動いている状態になり，眼振を誘発する．
- これらの末梢性の前庭性眼振は注視により抑制される（視覚抑制〈visual suppression〉）が，小脳・脳幹に障害があると視覚抑制は減弱する．
- これに対して中枢性の前庭性眼振は固視によって完全には抑制されない．

視運動性眼振

- 眼前を横切る刺激に対して，視標をゆっくり追視する眼球運動（緩徐相）と新しい対象に視線を捉える反対側への眼球運動（急速相）が交互に繰り返す眼球運動を視運動性眼振（optokinetic nystagmus：OKN）という．
- また視運動刺激を加えてOKNを誘発した後，刺激を止め暗所にすると眼振がしばらく出現するが，この眼振を視運動性後眼振（optokinetic after nystagmus）という．
- この現象は感覚入力を受けて何らかの形で速度情報が脳に貯蔵されるが，視覚入力がなくなると蓄えられた速度情報がまた徐々に放出される過程をみていると考えられている．

❼ パーキンソン病（PD）における衝動性眼球運動記録

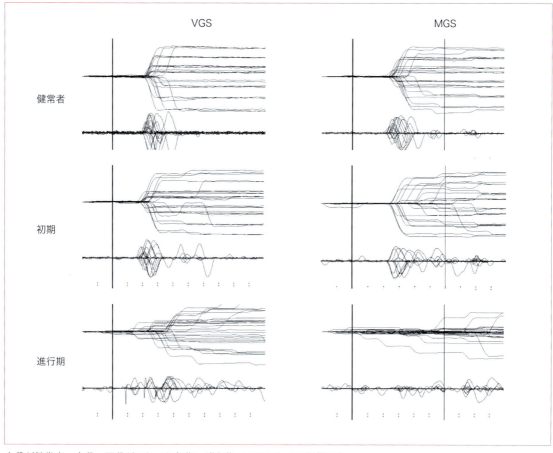

上段が健常者，中段・下段がそれぞれ初期，進行期の PD における記録である．
（Terao Y, et al. *Neuropsychologia* 2011[4] より一部改変）

どんなときに検査をするか（検査の適応）

衝動性眼球運動の検査

- 衝動性眼球運動は数百度/秒にも及ぶ速い動きであり，診察のみでは十分な観察ができないことが多い．そこで衝動性眼球運動検査により潜時，振幅，速度などを評価する．
- 大脳基底核疾患では MGS が VGS より障害されやすいことが知られ，両者の対比が顕著である．
- 他方，小脳疾患では眼球運動の振幅が 1 回 1 回の試行でばらつき（測定異常），振幅過大はとくに特徴的といわれている（❻）．
- slow saccade はサッカードの速度の低下するものであるが，程度が軽い場合には診察所見だけでは十分評価できないことがある．
- 衝動性眼球運動検査はパーキンソン病（PD）と進行性核上性麻痺（PSP）の鑑別にも役立つ．

❽ 進行性核上性麻痺（PSP）における衝動性眼球運動記録

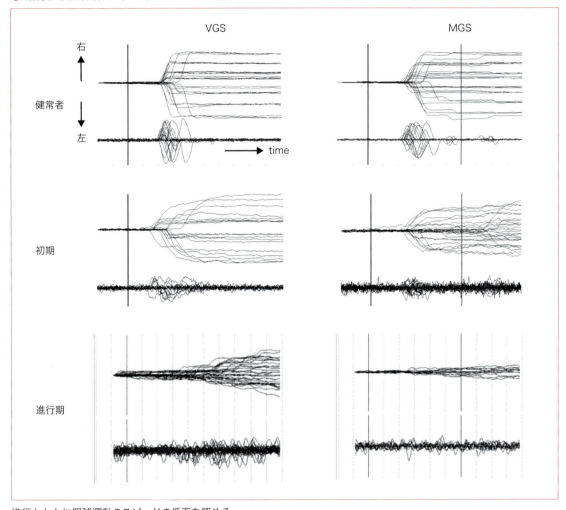

進行とともに眼球運動のスピードの低下を認める．
上段が健常者，中段・下段がそれぞれ初期，進行期の PSP における記録である．
（Terao Y, et al. Clin Neurophysiol 2013[5]）より許可を得て転載，一部改変）

- PD では病期の進行とともに振幅過小は進行するが，振幅を考慮するとサッカードのピーク速度は保たれる（❼）．
- それに対して PSP では初期より振幅過小になるだけでなく，振幅を考慮してもサッカードのピーク速度は遅くなっていく（❽）．

滑動性眼球運動の検査

- 診察でしばしばみられる saccadic pursuit などを，眼にみえる形で記録するものである．
- 後で述べるように，小脳核からの出力は主に滑動性眼球運動の開始にかかわるのに対し，小脳の片葉，傍片葉の出力は眼球運動の維持にかかわる．
- 前頭葉の前頭前野（frontal eye field）では滑動性眼球運動の開始と持続に

かかわる予測的な眼球運動の情報処理が行われる.
- 滑動性眼球運動の潜時, 眼球運動のスピードや利得, どのくらい衝動性眼球運動が混ざるかなどを評価することで, これらの神経機構のいずれに障害があるかを推定することができる.

眼振の記録
- 眼振を定量的に解析したいとき, 温度刺激, 視覚刺激によってどのような眼振が出るかを記録する時に行う.
- EOG は暗所開眼状態の記録ができるので, 暗所での眼振を見るのにも役立つ.

異常波形の生じる原因（病態生理の解釈）

衝動性眼球運動
- PD をはじめパーキンソニズムでは衝動性・滑動性眼球運動とも振幅過小（hypometria）になり, 何回も振幅の小さい修正サッカードを繰り返して, ようやくターゲットに到達する. 一般に進行するほどこの傾向が強い.
- PD で振幅過小がみられる原因は, 黒質線条体の異常によりドーパミンが欠乏し, 大脳基底核からの抑制性の出力が過剰になり, その下流にある上丘を過剰に抑制するからであると考えられる.
- PD だけでなくパーキンソニズムでは, ほとんどの眼球運動課題で振幅過小を呈する.
- 但し振幅過小は, 小脳疾患などでもしばしばみられる.
- 小脳は, 視線が視標（ターゲット）を中心視野できちんと捉えられるように, 適切な場所までサッカードをして, そこで正確に眼球を止める役割を果たしている. これを可能にするのは, サッカードに適切なタイミングで眼球運動にアクセルをかけたり逆にブレーキをかける, 小脳核（室頂核）からの出力である.
- 小脳核の出力は対側へのサッカードに先行して発火, 加速させるのに対し, 同側のサッカードに遅れて発火し, 同側へのサッカードを減速させる.
- 小脳疾患では, しばしばブレーキがかかるのが遅すぎて視線が目標を行き過ぎるし（振幅過大）, 逆にブレーキがかかるのが早すぎて目標の手前で止まる（振幅過小）. そのため試行ごとの振幅はばらつく.
- 振幅過大が特徴といわれるが, 小脳病変の部位によって差があり, 背側虫部のみの障害では振幅過小が, 小脳深部核の障害では振幅過大が起きるという.
- MGS には尾状核－黒質網様部－上丘を介する基底核の直接路の機能が関与しているのに対し VGS には基底核を介さない経路が主としてかかわっている.

サッカードのパラメータは 用いる眼球運動課題よっても特徴が異なることがある. PD やパーキンソニズムなど大脳基底核疾患では MGS のような随意性サッカードはおかされやすいが VGS のような反射性サッカードは比較的保たれる傾向がある.

眼電図 ■ **233**

滑動性眼球運動

- 追従眼球運動にかかわる主要な経路は，網膜からの視覚情報はまず一次視覚野（Ｖ1）に達し，ここでまず基本的なターゲットの速度と方向の情報が処理される．
- その情報は側頭葉のMT野・MST野に送られる．ここから橋底部の橋核，とくに後外側橋核および橋被蓋網様体核に投射する．
- 橋核はさらに小脳の片葉，傍片葉，背側虫部（VI−VII）へ投射する．
- 小脳は眼球運動の信号を視覚入力，眼球運動指令と調整する役割を果たしている．
- 片葉，傍片葉からの出力は，内側前庭核やy-groupの細胞群を介して，背側虫部からの出力は室頂核を通じて眼球運動神経核に出力され，脳幹の眼球運動神経核に至る．
- その他の経路として，中脳にある副視索系を介する経路（accessory optic system：AOS）や視索核（nucleus of the optic tract：NOT）を介して比較的直接的に脳幹の橋核に投射する系もある．
- AOS・NOTはMT野・MST野などから投射を受けるとともに，下丘の背帽域や舌下神経前位核，内側前庭神経核，外側膝状体などに投射する．
- AOSは対側の網膜からの入力をaccessory optic tractを介して受ける一群の核で，網膜像のずれをコードしている．
- 視蓋前域の外側部にあるNOTは上丘を介して網膜からの入力を受け，網膜上のぶれの角度，速度，加速度をコードしているとされる．

眼振

- 眼球は眼筋や軟部組織の張力により自然に正中位に戻る傾向があるが，それを防いで視線を一定の位置に固定しておく機構（眼位保持機構〈gaze holding mechanism〉）がある．
- 眼球速度を眼球位置信号に変換する機構を神経積分器といい，視線の保持はこの神経積分器からの出力によると考えられている．
- この機構が障害されると眼球が物理的に動いてしまい，固視ができずに補正のために眼振が発生する．すなわち物理的に戻ろうとする眼球を元に戻すために早く眼球が動く．
- 神経積分器には内側前庭神経核と舌下神経前位核，垂直眼球運動の神経積分器には中脳のCajal間質核と前庭神経核があり，さらに小脳（特に小脳片葉）からのpositive feedbackにより神経積分器が制御されていると考えられている．
- したがって眼振は脳幹や小脳の障害でみられることが多い．
- 神経積分器自体の障害や小脳からのpositive feedbackの低下により神経積分器の機能障害が生じると眼球がドリフトし，これが眼振緩徐相の成因となる．
- 速度蓄積機構の機能低下があると速度低下型の緩徐相，速度蓄積機構のゲイ

234 ■誘発電位検査

ンが上昇すると，速度増加型の緩徐相がみられる．

- 小脳からの positive feedback の増加による神経積分器の機能亢進（利得上昇）が生じた場合にも眼球が注視点からずれてしまい，やはりそれが眼振緩徐相の成因となり，緩徐相速度増加型の眼振が出現する．
- また視覚系の障害でも眼振が起きる．視覚系は網膜像のずれを検出し眼球運動によりずれを補正する．またそもそも不必要な眼の動きが起こらないようにしている．
- 視運動性眼振は短時間で反応する早い応答成分とゆっくり立ち上がる遅い応答成分に分けられる．
- 視運動性眼振の早い応答成分は追従性眼球運動の機構を介するとされ，また遅い成分は中脳の AOS・NOT を介して前庭神経核に到達し，以降は前庭動眼反射の出力経路を介して発現する．
- 眼振の急速相は衝動性眼球運動系を介する．
- したがって，視運動性眼振は脳幹障害，小脳障害，後頭葉や頭頂葉障害で，さらに網膜・視覚路の病変でも生じる．

例えば前庭自体の障害で眼振が起きるが，眼振を誘発する刺激（温度刺激など）が前庭神経（核）に入り一側の前庭神経のトーンが優位になり，眼球は反対方向に偏位する（**❺**C）．次いでこれを正中に戻そうとする力が働き，眼振の急速相が起きる．この場合は，等速度の眼振緩徐相となる．

異常があったときに疑われる疾患

衝動性眼球運動

- 大脳基底核疾患では MGS 課題で潜時の遅れ，振幅の低下などが目立ち，VGS が比較的保たれるのが特徴である．
- また反射的な衝動性眼球運動を抑制する能力が低下し，MGS 課題における saccade to cue の頻度が健常者に比較して増加する．
- 他方，小脳疾患では，振幅や潜時が試行ごとにばらつき，とくに振幅過大がみられる．
- 大脳基底核疾患と比較すると，MGS のような随意的サッカードは比較的保たれる．
- square wave jerk（SWJ，**❺**D）は，ものを固視している間に小さな振幅の衝動性眼球運動が生じ，約 200 ms 程度の時間の後にもとの場所に戻るもので，EOG では矩形波として記録される．
- 正常でも見られるが，頻度は 0.5 Hz 前後，動きの振幅は 0.5～3 度と小さい．
- 暗所で消失することが多いため，視覚入力に関連した眼球運動と考えられている．
- 開眼固視をしているときに出現する場合は病的である．
- SWJ は小脳疾患でよくみられる．PSP 患者では 振幅が 5 度程度の大きな SWJ がみられることもあるが，水平方向が主体で，垂直方向の成分を欠くのが特徴である．
- サッカードのピーク速度低下（slow saccade）は覚醒度の低下によるほか，PSP，ハンチントン病，遺伝性脊髄小脳変性症 2 型（SCA 2）など様々な神経疾患で見られ，通常脳幹部に障害があることを意味する．

動物で実験的に中脳網様体中心部と上丘吻側の機能障害を作ると，固視中に衝動性眼球運動が割り込むことから，SWJ は脳幹や上丘の抑制性ニューロン（fixation neuron）の障害によって起こるマイクロサッカードと類似したメカニズムによって生じると考えられている．

眼電図 ■ 235

- PSPにおけるピーク速度の低下は脳幹障害，とりわけ上丘，橋の傍正中橋網様体（parapontine reticular formation：PPRF），内側縦束吻側間質核（rostral interstitial nucleus of the medial longitudinal fasciculus：riMLF）など脳幹網様体のサッカードジェネレーターがおかされていることを示唆する．
- PSPでは病初期からサッカード速度が低下するが，riMLFの障害のため垂直方向，特に下方への眼球運動で目立つ．視運動性眼振の急速相も減少・消失する．

滑動性眼球運動

- 上述のように大脳，橋，小脳，前庭などに片側の障害があるとき，とりわけ小脳や脳幹障害でみられやすく，同側への滑動性眼球運動が障害されるが，種々の部位の障害で異常をきたすので局在診断としての価値はあまり高くない．
- 大脳基底核はあまりかかわらないとされるが，PDではサイン波状のターゲットを追視させた場合のpursuitのgainが低下し，そのためターゲットに追いつくためにcatch up saccadeが増加する．catch up saccadeの振幅自体も低下する．
- しかしPDでは，サイン波と眼の動きの位相はずれておらず，予測的なsmooth pursuitは保たれる．

眼振

gaze paretic nystagmus

- 注視制限のため眼位を保持できず，眼位が正中にゆっくりドリフトし，これを矯正するための急速な眼球運動が起きる．前庭小脳の障害により発生する．

側方注視眼振

- 側方注視により水平性の眼振が生じるもので脳幹・小脳の病変で見られる．
- 注視方向に急速相を持ち，垂直性，回転性の要素も持つことがある．
- Bruns眼振では，病変部を注視したときに振幅の大きく粗い眼振と，健側を注視したときに振幅の小さな眼振を認める．
- 小脳橋角部腫瘍で見られる．

垂直性眼振

- 正面視で認める下眼瞼向きの眼振は脳幹下部の障害で見られる．
- 上眼瞼向きの眼振は脳幹・小脳の病変が関係する．

前庭性眼振

- 前庭性眼振は一側の前庭器官，前庭神経（核）の障害または刺激により起きる．
- 水平性眼振が多いが，回転性の要素が加わることもあり，方向は一定である（方向固定性眼振）．
- 眼振と反対方向を注視したときに最大となる（Alexanderの法則）．

- 眼振の方向は刺激症状の場合は患側に向くが，多くの場合は脱落症状で健側を向く．
- 視覚抑制を認める．

先天性眼振
- 急速相・緩徐相の区別がないのが特徴的で，振り子様眼振と水平性眼振で方向が周期性に変化する眼振（方向交代性眼振）がある．
- 前者は先天的視力低下など固視機能の発達障害に原因がある例もある．
- 後者は前庭神経，小脳，下部脳幹の障害による．

変動の範囲や誤差の考え方

- 電気的アーチファクト（アース不良，導線不良，記録器などによる），生体現象によるアーチファクト（瞬目，脳波，筋電図，心電図など）も記録されるので，これらを眼球運動と誤らないよう注意しなくてはならない．
- サッカードのピーク速度は眠気により低下するので，注意が必要である．
- 衝動性眼球運動は随意運動なので当然変動はあるが，手足の運動に比較するとその変動の範囲は比較的小さく定量的解析に適している．
- 年齢にも大きく影響されるが，年齢ごとの正常値もよく知られているので，患者の年齢を考慮して異常を検出しやすい．
- 滑動性眼球運動課題については加齢，薬剤，意識状態，被検者の集中力などの影響をうけやすいため考慮にいれる必要がある．

異常な場合にはどうするか

- 衝動性眼球運動，滑動性眼球運動，眼振とも，かかわる神経系が知られており，異常がみられた場合には，画像診断などでその部位の病変がないかを調べる．

▶「異常波形の生じる原因（病態生理の解釈）」の項（p 233）参照

- 衝動性眼球運動検査で slow saccade が見られる場合には，PSP をはじめ脳幹の異常がある疾患が想定される．
- downbeat nystagmus など SCA 6 などに特徴的とされるような眼振がみられる場合には，遺伝子検査が重要となる．

（寺尾安生）

■**参考文献**

1) Ciuffreda KJ, Tannen B. Eye Movement Basics for the Clinician. Mosby; 1995.
2) Leigh RJ, Zee DS（eds）. The Neurology of Eye Movements, 4 th edition. Oxford University Press; 2006.
3) 伊藤彰紀. *Equilibrium Res* 2010 ; 69 : 401-411.
4) Terao Y, et al. *Neuropsychologia* 2011 ; 49 : 1794-1806.
5) Terao Y, et al. *Clin Neurophysiol* 2013 ; 124 : 354-363.

画像検査

CT, MRI, US echo

| 画像検査 | CT, MRI, US echo |

骨格筋CTと骨格筋MRI

◆神経・筋疾患による骨格筋変化を吸収度変化や信号変化として描出する.

検査所要時間	CT：約5分
	MRI：約20〜30分
患者の負担	CT：侵襲性は低い．繰り返しの検査は放射線被曝に留意
	MRI：侵襲性は低い．CTより撮像が長時間であることが負担
	通常，CT，MRIとも造影は不要
対象となる症候	CT：筋力低下，筋萎縮，筋痛など
	MRI：筋力低下，筋萎縮，筋痛など
想定される疾患	CT：筋ジストロフィーなど
	MRI：筋ジストロフィー，炎症性筋疾患，末梢神経疾患など

どのような検査か

骨格筋 CT

- CTは骨格筋の萎縮，脂肪変性を同定し，筋力評価の困難な深部筋や体幹筋の異常検出に有用である．神経・筋疾患は進行すると障害筋の脂肪変性を生じるが，CTは脂肪変性を低吸収変化として描出する（❶）．
- 神経・筋疾患における骨格筋画像検査の応用は，CTによる筋ジストロフィーなどの筋疾患の評価で端緒を開かれた.
- 低吸収変化の様式は，進行に応じて，虫食い状からびまん性へと変化する．筋ジストロフィーなどでは，四肢（肩甲帯，上腕，前腕，臀部，大腿，下腿），体幹（頸部，胸部，腹部）を含む軸位断で撮像し，評価する.
- CTの利点は，検査が短時間で済むこと，MRI実施不可能な体内金属などのある患者でも検査可能なことである.
- 繰り返しの検査は，放射線被曝の点から留意しなければならない.

骨格筋 MRI

- 最近はCTに代わり，MRIを利用する機会が多い．MRIがCTで同定できる脂肪変性に加えて，骨格筋の浮腫，炎症そして急性脱神経変化を検出し，より多くの情報を提供するからである.
- T1強調画像は脂肪変性のある筋を高信号変化として描出する.
- STIR（short tau inversion recovery）画像（脂肪抑制水強調画像）とT2

Column 骨格筋の画像検査

　CT, MRI の特筆点は，骨格筋の変化を吸収度変化，信号変化として視覚化することである．頭部 MRI が脳梗塞を描出するように，骨格筋 MRI は障害筋を明瞭に視覚化し得る．ただし，画像検査のみによって神経原性変化と筋原性変化を区別することは不可能である．つまり，神経伝導検査や針筋電図などの神経生理検査が神経・筋疾患の診断における本流であり，骨格筋の画像検査はあくまで補助診断法である．これは別の稿で述べられている神経・筋超音波検査（エコー）についても当てはまる．

　ただし，上記の前提を勘案した上でも骨格筋の画像検査は，補助診断法として活用するべき十分な利点を有する．

　神経・筋疾患診断において最も重要な針筋電図と比較した場合，画像検査は非侵襲的であり，子供や出血傾向のある患者に適しており，アプローチの容易でない深部筋の障害を評価できる．また，筋力検査では評価が難しい協働筋間の差異についても検討できる．

❶ Becker 型筋ジストロフィー の CT と MRI

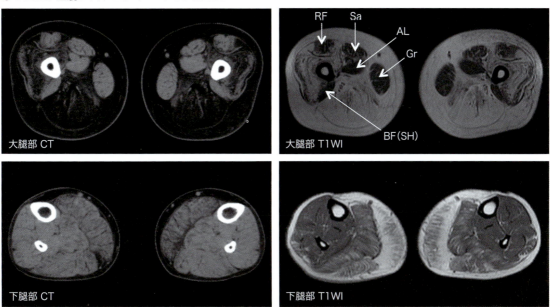

CT は脂肪変性を低吸収変化，MRI は T1 高信号変化として描出している．
大腿部では大内転筋，膝屈筋群に高度の脂肪変性，大腿四頭筋に中等度の脂肪変性がある．一方で薄筋，縫工筋，長内転筋，大腿直筋，大腿二頭筋短頭は比較的保たれ（矢印），一部の筋はむしろ肥大している．
下腿では内側腓腹筋の変化が強く，外側腓腹筋，ヒラメ筋にも脂肪変性が及んでいる．
AL：長内転筋，BF（SH）：大腿二頭筋短頭，Gr：薄筋，RF：大腿直筋，Sa：縫工筋

　強調画像は浮腫，炎症そして急性脱神経変化を高信号変化として捉える．ただし，T2 強調画像は脂肪変性も高信号変化として描出し，急性変化と慢性変化（脂肪変性）を区別できないため，STIR 画像での確認が大切である．

❷ 神経・筋疾患の急性期，慢性期における MRI 信号変化のパターン

	STIR 画像	T 2 強調画像	T 1 強調画像
浮腫・炎症 急性脱神経	高信号	高信号	等信号
脂肪変性	等信号	高信号	高信号

- 神経・筋疾患における病態と各撮像の信号変化パターンとの関係については ❷の通りである．
- 臨床での骨格筋 MRI の撮像法としては T 1 強調画像，STIR 画像の軸位断が基本である．
- 分解能にすぐれる T 1 強調画像によって各筋を同定し，脂肪変性の有無を評価する．そして STIR 画像によって浮腫，炎症，急性脱神経変化の有無を検討する．
- 軸位断が基本となる理由は，解剖学アトラスに基づき，信号変化のある筋を確実に同定できるからである．冠状断は必要に応じて追加する．
- 下肢では両側同時の撮像が可能である．一方，上肢においては片側ずつしか撮像できず，検査時間の負担が問題になる．
- 全身を一度にスキャンする whole-body MRI もあるが，実施可能な施設は限られる（❸）．
- MRI は心臓ペースメーカー，脳動脈瘤のクリップなどの体内金属を有する患者，閉所恐怖症の患者には禁忌である．

なにがわかるか

- 骨格筋画像検査から得られる情報は以下である．
  ①障害された筋の分布，
  ②障害された筋の萎縮あるいは肥大，
  ③脂肪変性（CT における低吸収変化，MRI T 1 高信号変化）
  ④浮腫・炎症・急性脱神経変化（MRI T 2，STIR 高信号変化）
- これらの情報を総合して，神経・筋疾患における障害範囲や病態解釈などの補助診断が可能である．
- 筋挫傷，筋内出血・血腫，筋膿瘍の評価にも画像検査は利用される．

末梢神経疾患における骨格筋 MRI

- 末梢神経疾患でも骨格筋の画像検査，特に MRI は有用である．
- MRI による評価の醍醐味は，末梢神経支配，神経髄節支配に従った骨格筋の脱神経変化の視覚化である．脱神経筋の分布から帰納的に末梢神経の局在診断を補助することができる．
- 末梢神経疾患においては，神経診察，針筋電図検査と同様に末梢神経支配の

242 ■画像検査

❸ whole-body MRI による Charcot-Marie-Tooth 病（type 1 A）の T 1 強調画像

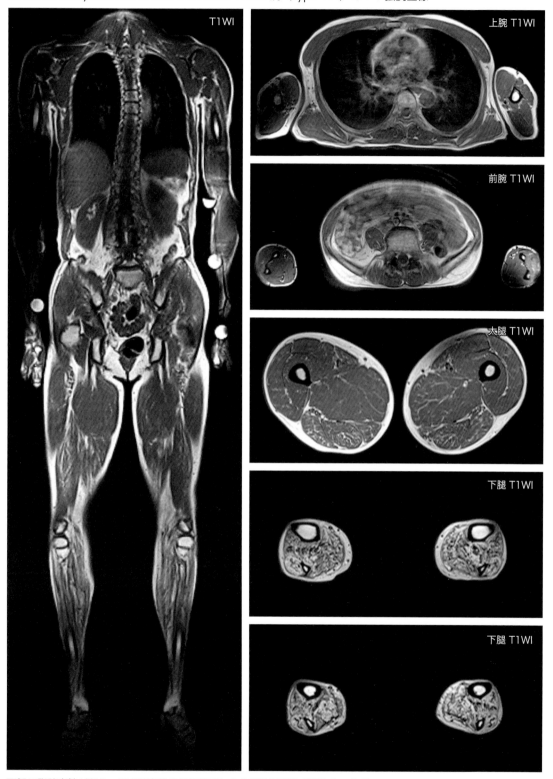

下腿に脂肪変性があり，長さ依存性の神経障害による脱神経変化が明らかである．

解剖学的知識が重要であり，脱神経筋の分布を正確にマッピングすることは局在診断の上で大変重要である[1]．

● MRI の信号変化から疾患の活動性，経過に関する情報も得られる．脱神経筋は急性期に STIR 画像と T 2 強調画像で高信号変化し，慢性期で疾患活動性が低下すると STIR 画像で等信号になり，脂肪変性を生じると T 1 強調画像で高信号変化する．

> T 2 高信号変化の機序については，動物実験による検討がされており，脱神経筋における細胞外水分増加および毛細血管拡張によることが示されている．

臨床応用

炎症性筋疾患

● **多発筋炎，皮膚筋炎，免疫介在性壊死性ミオパチー**の病態は異なるが，いずれにおいても浮腫，炎症のある筋は，組織内の水分含有量増加を反映し MRI の T 2 強調画像，STIR 画像で高信号変化する．

● 四肢近位筋主体に変化をみとめるが，詳細にみると左右非対称であることが多い（**❹**）．

● 筋力低下のない筋に浮腫をみとめ，サブクリニカルな変化を捉えることもしばしばである．

● **慢性筋炎**の病態になると，筋萎縮，脂肪変性に陥る場合がある．

● 脂肪変性のある筋は T 1 高信号変化を生じる．

● 脂肪変性を生じた筋は一般に治療反応不良である．

● 経過の長い筋炎では石灰化を来すこともある．

● 筋の石灰化はあらゆる MRI の撮像法で低信号を呈し，石灰化の証明には CT 検査が有用である．

● 炎症性筋疾患における骨格筋画像検査，特に MRI の有用性をまとめると，①筋生検部位決定のガイド，②炎症範囲の同定，サブクリニカルな変化の検出，③筋萎縮と脂肪変性部位の同定，④治療効果，疾患進行のモニタリングなどである．

Column **骨格筋画像評価に必要なこと**

　骨格筋画像の評価と解釈には一定の知識と努力を要する．障害された筋を同定せずに漠然と読影し，脂肪変性や浮腫の有無の確認レベルに留まるのであれば，それは不十分である．その証左として海外には骨格筋画像の読影を専門とする放射線科医がいることに留意頂きたい．骨格筋画像軸位断の正常解剖の理解が評価の前提になる．ただし，一般にこの訓練を受ける機会は少ない．幸いなことに，健常人における全身の MRI 断層解剖学の優れたアトラスがあり[2]，参照することをお勧めする．このアトラスを参照することにより，それぞれの筋の詳細な同定が可能である．

❹ 皮膚筋炎（抗 ARS 抗体症候群）の MRI

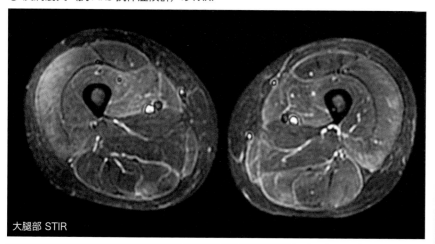

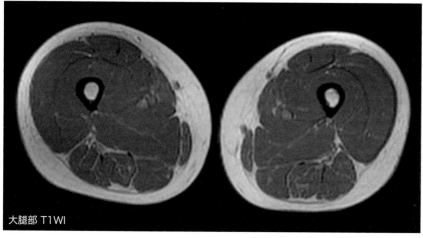

STIR 画像で両側の大腿に広範囲に高信号変化をみとめる．T1WI では信号変化がなく，脂肪変性は来していない．急性期の変化である．

❺ 皮膚筋炎（抗 ARS 抗体症候群）の MRI

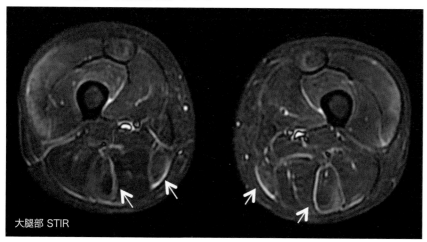

筋膜に沿った STIR 高信号変化をみとめる（矢印）．myofascial involvement と称され，皮膚筋炎でしばしばみられる．

❻ 免疫介在性壊死性ミオパチー（抗SRP抗体陽性）のMRI

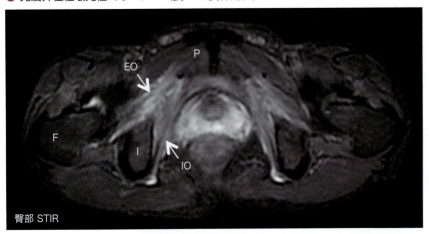

内閉鎖筋と外閉鎖筋にSTIR高信号変化をみとめる（矢印）．免疫介在性壊死性ミオパチーでは内閉鎖筋・外閉鎖筋が障害されやすい．
EO：外閉鎖筋，F：大腿骨，I：坐骨，IO：内閉鎖筋，P：恥骨

- また，多発筋炎，皮膚筋炎，免疫介在性壊死性ミオパチーの骨格筋MRI所見の差異に関する検討では，皮膚筋炎では筋膜浮腫（myofascial involvement）の頻度が高いこと（❺），免疫介在性壊死性ミオパチーでは障害範囲が他の筋炎より広範囲であり，内閉鎖筋・外閉鎖筋が障害されやすいこと（❻），免疫介在性壊死性ミオパチーの中でも抗SRP（signal recognition particle）抗体陽性例のほうが，抗HMGCR（HMG-CoA reductase）抗体陽性例より障害範囲が広いことが報告されている[3]．
- **封入体筋炎**は40歳以降に生じる緩徐進行性の筋炎であり，筋病理では筋線維内に縁取り空胞をみとめる．初発症状として，深指屈筋と大腿四頭筋の筋力低下，筋萎縮が特徴的である．MRI所見はこれに良く対応し，深指屈筋と大腿四頭筋に信号変化のある特徴的障害パターンを示す（❼）．
- **症候性筋サルコイドーシス**は，腫瘤型，急性筋炎型，慢性ミオパチー型に分類される．腫瘤型筋サルコイドーシスのMRI所見は特徴的である（❽）．T2強調画像，STIR画像の軸位断で内部に低信号を有する高信号の結節像をみとめる．内部の低信号はしばしば星型を示し，dark star signと呼ばれる．
- 冠状断では，中心が低信号で両端は高信号の筋線維に沿った3層帯状の変化を呈し，three stripes signと呼ばれる．
- 低信号部位は線維化，高信号部位は肉芽腫性炎症病変と考えられている．
- 急性筋炎型や慢性ミオパチー型では，びまん性の高信号域や多数の小結節がみられるが，非特異的である．

❼ 封入体筋炎の MRI

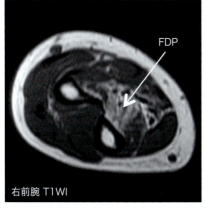
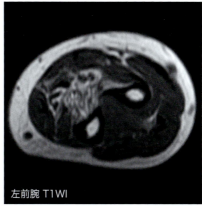
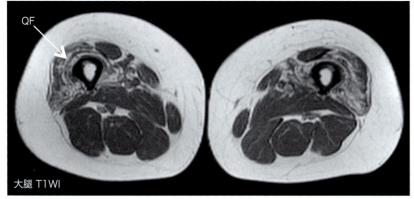
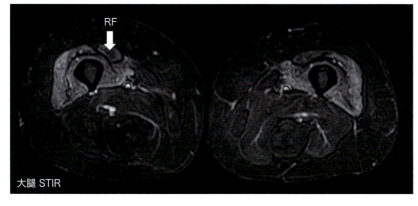

両側の深指屈筋と大腿四頭筋にＴ１高信号変化をみとめる（矢印）．大腿直筋はＴ１で信号変化をみとめないが，STIRで高信号変化があり（太矢印），脂肪変性前の炎症を検出している．
FDP：深指屈筋，QF：大腿四頭筋，RF：大腿直筋

筋ジストロフィー，先天性ミオパチー

- 骨格筋の画像検査は筋ジストロフィー，先天性ミオパチー，代謝性筋疾患の鑑別診断と経過観察の重要な手段になりつつある．
- MRIはそれぞれの筋ジストロフィーにおける罹患部位特異性と筋障害の進展のパターンを明らかにしつつあり，病理診断や遺伝子診断に先行する補助検査として有用である．
- 進行に伴いCT，MRIで同定できる脂肪変性と萎縮の範囲は拡大し，筋力，運動機能障害度と相関する．

❽ 腫瘤型筋サルコイドーシスの MRI と PET

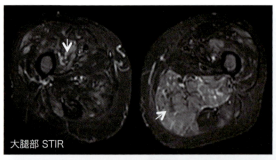

大腿部 STIR

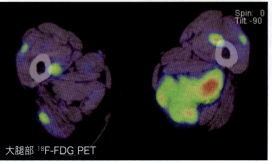

大腿部 ¹⁸F-FDG PET

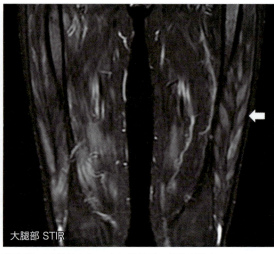

大腿部 STIR

軸位断で高信号変化の中に低信号の部位があり，dark star sign ともいわれる（矢印）．冠状断で高信号，低信号の配列が縞状にみえる部分は three stripes sign といわれる（太矢印）．STIR 高信号部位は ¹⁸F-FDG PET の高集積部位と一致している．

Lecture　末梢神経疾患における針筋電図と骨格筋 MRI

　90 例の亜急性期（発症 1～4 か月後）の外傷性末梢神経障害，神経根症の症例を対象とし，針筋電図の安静時自発電位（fibrillation, positive sharp wave）と STIR 高信号変化の関連を調べた報告がある．82％の症例において，STIR 高信号の有無と筋電図の安静時自発電位の有無は一致した．しかし，18％の症例では一部の安静時自発放電をみとめる筋に STIR 高信号変化をみとめなかった．

　20 例の軸索型感覚運動ニューロパチーを対象とした研究では，運動単位の慢性神経原性変化（運動単位持続時間延長）とＴ1 高信号変化，安静時自発電位の程度と STIR 高信号変化に相関をみとめた．

　今後の検討を要するが，急性期，亜急性期において骨格筋 MRI による脱神経筋の検出感度は針筋電図より幾分劣ると考える．

　一方，針筋電図による安静時自発電位の検出には発症後 2～3 週間を要するが，骨格筋 MRI では臨床的に 4 日後から信号変化をみとめた報告があり，動物実験では 48 時間後から MRI で信号変化がみられ，時間的な感度の点では有利な可能性がある．

　ただし，末梢神経障害の急性期において徒手筋力試験における筋力レベルと MRI 信号変化の関係，脱髄や軸索変性の病態による信号変化の差異などに関する十分な臨床的検討はない．

　よって，末梢神経障害における骨格筋画像検査は，その解釈において，限界を踏まえた上で，臨床情報，神経生理検査とうまく組み合わせることが大切である．

❾ ベスレムミオパチーのMRI

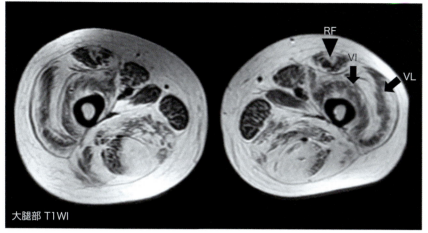

外側広筋，中間広筋に周辺部が障害され中心部が保たれるパターン（concentric atrophy）をみとめる（太矢印）．これに対して大腿直筋では中心部高信号の変化がみられる（矢頭）．ベスレムミオパチー，Ullrich型先天性筋ジストロフィーで特徴的な所見である．
RF：大腿直筋，VL：外側広筋，VI：中間広筋
（Fu J, et al. Chin Med J 2016；129：1811-1816より）

- 通常のT1強調画像では定性的評価のみであるが，水と脂肪を分離して脂肪分画を計算するDixon法は脂肪変性の定量的評価が可能である．
- MRIによる脂肪変性の定量的評価は，筋ジストロフィーの治療法の臨床試験における適切，客観的な主要評価項目として利用されている．
- 筋ジストロフィーの代表的疾患である**Duchenne型筋ジストロフィー**および同じジストロフィン遺伝子の変異による**Becker型筋ジストロフィー**では，MRIで同様の罹患部位特異性があることが示されている．
- 臀部では大殿筋，中殿筋が初期から障害されやすく，腸腰筋は進行期まで保たれやすい．大腿部では大腿四頭筋，大内転筋，大腿二頭筋，半膜様筋，半腱様筋が障害されても，薄筋，縫工筋，長内転筋が保たれる．下腿では腓腹筋，ヒラメ筋，長腓骨筋が障害され，後脛骨筋は進行期にも保たれることが多い（❶）．
- ジスフェルリン遺伝子の変異による**肢体型筋ジストロフィー2B**と**三好型ミオパチー**は，臨床的には近位筋あるいは遠位筋いずれの筋力低下で発症するかにより分類される．一方，骨格筋MRIでは肢体型筋ジストロフィー2B，三好型ミオパチーとも病初期から近位の大内転筋，遠位の内側腓腹筋の双方に信号変化をみとめる場合が多く，障害筋の進行パターンも同様であり，この2つを区別しがたいことが明らかにされている．
- VI型コラーゲン遺伝子の変異により発症する**ベスレムミオパチー**は，緩徐進行性の近位筋優位の筋力低下，筋萎縮，手指，手首，肘，足関節の屈曲拘縮などを特徴とする疾患である．ベスレムミオパチーのMRI所見は特徴的であり，大腿では外側広筋において周辺部が障害され中心部が保たれるパターン（concentric atrophy）を呈する（❾）．
- 下腿でも腓腹筋，ヒラメ筋に同様の所見をみとめる．この所見は鑑別診断上とても有用とされる．

これまでに骨格筋MRIによって筋ジストロフィー，先天性ミオパチー，代謝性筋疾患で明らかにされて来た罹患部位特異性と筋障害の進展パターンについてはレビューの論文を参照されたい[4]．

Lecture　糖尿病性筋萎縮症における多発性単ニューロパチー

　糖尿病性筋萎縮症は中年以降の 2 型糖尿病患者の下肢に限局性の筋萎縮と筋力低下を生じ，先行して体重減少と疼痛を来すことが多い．

　大腿四頭筋を中心とした片側の下肢近位筋障害例が有名であるが，下肢遠位筋や両側性の障害例もあり，症候・予後とも多様である．

　病理学的には細動脈・毛細血管・細静脈の血管炎による虚血性神経損傷であり，神経幹内で神経束ごとに不均一な軸索変性を来す．この病変は神経根，神経叢から末梢神経に広く及ぶため，diabetic lumbosacral radiculoplexus neuropathy との呼称が提案されている．

　1 は糖尿病性筋萎縮症の症例である．大腿では両側の坐骨神経支配筋の膝屈筋群に T 2, STIR 高信号変化をみとめたが，下腿では坐骨神経分枝の右総腓骨神経支配筋にのみ信号変化をみとめた．

　腰仙部神経叢から坐骨神経近位部の神経幹内での不均一な病変，あるいは遠位分枝病変主体の多発性単ニューロパチーを示唆する結果であった．

1　糖尿病性筋萎縮症の MRI

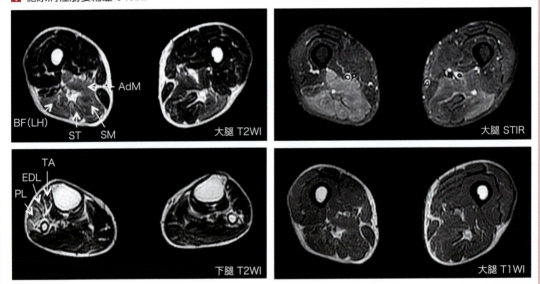

大腿部では両側の坐骨神経支配の膝屈筋群に T 2, STIR 高信号変化をみとめる（矢印）．しかし，下腿では坐骨神経分枝の右総腓骨神経に支配されている筋にのみ T 2 高信号変化をみとめる．
この所見は腰仙部神経叢から坐骨神経近位部の神経幹内での不均一な病変，あるいは遠位分枝病変主体の多発性単ニューロパチーを示唆する．また T 1 高信号変化を伴わず，脂肪変性は生じていないことがわかる．
AdM：大内転筋，BF（LH）：大腿二頭筋長頭，EDL：長趾伸筋，PL：長腓骨筋，SM：半膜様筋，ST：半腱様筋，TA：前脛骨筋

（松田希ら，臨床神経 2014；54：751-754 より）

末梢神経疾患

- **単ニューロパチー**，**神経根症**では，末梢神経支配，神経髄節支配に合致した骨格筋の脱神経変化がみられる（❿）．

⑩ 前骨間神経麻痺のMRI

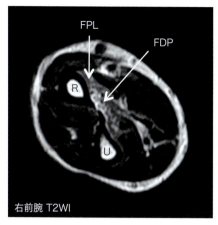

前骨間神経支配の深指屈筋,長母指屈筋に信号変化をみとめる.尺骨神経の支配する第4・第5指の深指屈筋に変化はない.
FDP：深指屈筋,FPL：長母指屈筋,R：橈骨,U：尺骨

⑪ 後骨間神経麻痺のMRI

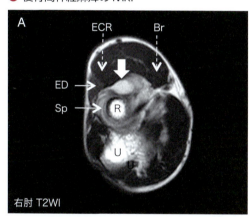

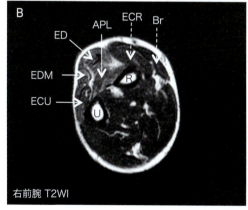

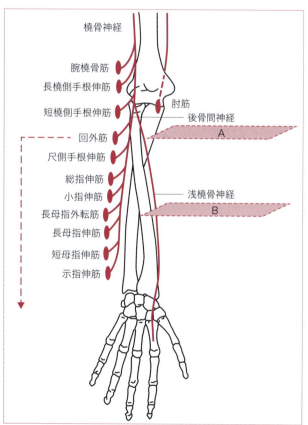

肘関節の二頭筋橈骨包炎（太矢印）による圧迫性の後骨間神経麻痺.
橈骨神経支配筋を近位から遠位に追っていくと,後骨間神経支配の回外筋（Sp）,尺側手根伸筋（ECU）,総指伸筋（ED）,小指伸筋（EDM）,長母指外転筋（APL）に脱神経によるT2高信号変化をみとめる（矢印）.
一方,橈骨神経本幹支配の腕橈骨筋（Br）,橈側手根伸筋（ECR）には脱神経による信号変化をみとめない（破線矢印）.
R：橈骨,U：尺骨

（松田希ら.末梢神経 2010；21：100-104 より）

⓬ 下腿の MRI による脱神経筋分布の観察

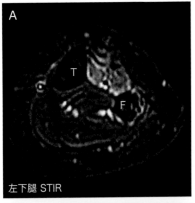
左下腿 STIR

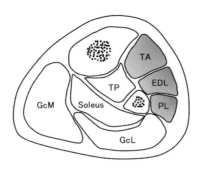

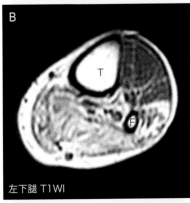
左下腿 T1WI

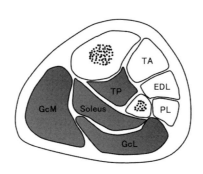

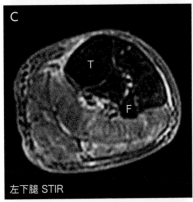
左下腿 STIR

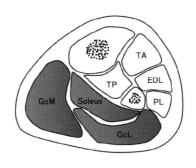

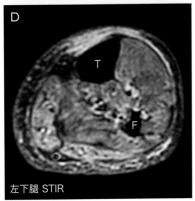
左下腿 STIR

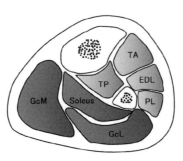

A：総腓骨神経麻痺，B：脛骨神経麻痺，C：S1神経根症，D：L5・S1神経根症
後脛骨筋の障害の有無が鑑別診断のポイントである．
EDL：長母趾伸筋，F：腓骨，GcL：外側腓腹筋，GcM：内側腓腹筋，PL：長腓骨筋，T：脛骨，TA：前脛骨筋，TP：後脛骨筋，Soleus：ヒラメ筋
(松田希．Clinical Neuroscience 2016；34：42-44 より)

- **占拠性病変による圧迫性ニューロパチー**では，占拠性病変を検出すると同時に圧迫されたセグメントより遠位の神経支配筋に限局した脱神経変化が観察される（⓫）．
- 下垂足の症例における骨格筋 MRI の有用性に関しては，十分検討されている[5]．下腿の MRI による脱神経筋分布の観察は，腓骨神経障害，脛骨神経障害，L5 神経根症および S1 神経根症の鑑別において有用であり，ポイントは後脛骨筋の信号変化の有無である（⓬）．
- 多発ニューロパチーは様々な原因に起因する．骨格筋 MRI は Charcot-Marie-Tooth 病，糖尿病性多発ニューロパチーなどの評価に利用されている．
- ❸ は Charcot-Marie-Tooth 病（type 1 A）における whole-body MRI の T1 強調画像であり，両下肢における対称性の長さ依存性の神経障害を視覚化している．
- Charcot-Marie-Tooth 病（type 1 A）では Dixon 法を用いた 1 年間における下腿の脂肪分画増加に関する定量的研究があり，治療薬の臨床試験におけるバイオマーカーとして活用が期待される．
- 多発性単ニューロパチー，多発神経根症，神経叢障害などでは，しばしば局在診断が難しい．これらの病態の補助診断として骨格筋 MRI が有用な場合もあり，脱神経筋の分布から単一の末梢神経障害や神経根障害，長さ依存性の多発ニューロパチーでは説明できないことを明らかにできる．

おわりに

- 骨格筋の画像検査はあくまで補助診断であるが，本邦における CT と MRI の普及を考えると，活用すべき選択肢である．
- ただし，神経診察，神経生理検査における電気診断と同様の精緻さを持って，骨格筋画像所見を評価することによりその有用性が発揮されることを強調したい．

（松田　希）

■**引用文献**

1) Kim SJ, et al. *Radiographics* 2011；31：319-323.
2) 坂井建雄，新津守．MRI 断層解剖アトラス—3D で見る骨と筋，第 2 版．日本医事新報社；2014.
3) Pinal-Fernandez I, et al. *Ann Rheum Dis* 2016；76（4）：681-687.
4) Diaz-Manera J, et al. *Acta Myol* 2015；34：95-108.
5) Bendszus M, et al. *AJNR Am J Neuroradiol* 2003；24：1283-1289.

画像検査 CT, MRI, US echo

末梢神経・筋エコー

◆神経・筋の形態情報を非侵襲的かつ簡便に評価できる．

検査所要時間	1～30分
患者の負担	ほとんどない
対象となる症候	感覚障害（しびれなど），筋力低下
想定される疾患	圧迫性ニューロパチー，脱髄性ニューロパチー，筋萎縮性側索硬化症，筋炎，筋ジストロフィー

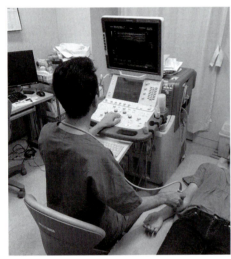
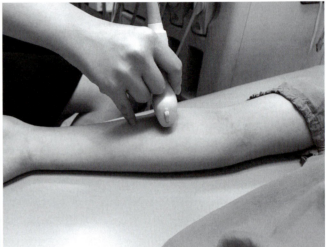

プローブは体表に対して垂直に置く

末梢神経・筋エコーの意義

- 近年，エコー検査装置の技術的進歩により描出される画像はより高精細で鮮明なものとなり，とくに高周波プローブを用いることで空間分解能は向上し，より詳細な末梢神経・筋のエコー評価が可能となった．
- 一般的に神経・筋疾患の評価は神経所見，電気生理学的検査とCT・MRIなど画像検査が主体であり，必要に応じ免疫学的検査，遺伝子検査，病理学的検査を加えて行われる．神経・筋の形態情報はこのうち画像検査ないし病理学的検査でしか得ることはできないが，CT・MRIはエコーに比べて解像度が低く，生検は侵襲性が高く繰り返して評価ができない．
- エコーは非侵襲的かつ簡便に神経・筋の形態情報を繰り返し評価ができるこ

❶ 神経・筋エコーの長所と短所

長所	短所
• 形態評価が可能 • 非侵襲的で痛みを伴わない • 末梢神経の走行を連続的に繰り返し評価可能 • ベッドサイドや外来診察室で検査可能 • 任意の長短軸像の描出が容易 • 神経周辺や神経内の血流評価可能 • 検査時間が短い • 検査費用が MRI に比べて安価 • 動的評価が可能 • 禁忌が少ない	• 質的診断能力が低い • 無症候性の形態変化との鑑別が難しい • 観察範囲が狭い • 深部，大きい筋や骨の裏側にある神経は評価困難 • 浮腫や脂肪組織の影響で描出が難しくなる • 検査と評価にはやや熟練を要する • 検者間誤差がありうる • 機器間や設定差で得られる画像に差異が生じる

とが最大の長所であり，神経・筋疾患においても神経筋の形態評価のファーストラインに加わる可能性がある（❶左）．一方，短所としてエコーを用いた形態評価は特異的異常所見に乏しく，質的診断が難しい側面もある（❶右）．

● これらを踏まえて神経・筋エコー検査は他の検査とくに機能評価である電気生理学的検査と併用することで相補的に作用し非常に有用な検査ツールとなりうる．

検査に必要な装置

● 検査に必要な装置は超音波診断装置と**高周波プローブ**である．

● プローブは周波数が高いものほど浅い部位の観察に適しており，体表に近い末梢神経や筋の詳細な観察が可能となる．一般的に最高周波数帯 14〜18 MHz のものが検査に適している．

● プリセットはあらかじめ機器に登録されているものもあるが，より神経・筋が見えやすくなるよう調整し，神経・筋エコー用のプリセットを登録して使用することを推奨する．

なにがわかるか

末梢神経エコー

● 末梢神経の同定は目的とする神経の走行を理解していれば難しくはないが，慣れていない場合は解剖アトラスで神経走行を確認するとよい．

● 末梢神経を観察する場合にはまず皮膚に対してプローブを垂直に置き短軸像を描出し，神経に沿ってプローブを動かし連続的に観察する．

● 末梢神経は神経上膜に相当する白い高エコー輝度の線状構造（hyperechoic epineural rim）に包まれた内部に，複数の円形ないし楕円形の低エコー輝度の構造物が蜂の巣状に存在している（❷A）．

● この構造は神経束（nerve fascicle）にある程度相当していると考えられているが，エコーで確認できる低エコー輝度の神経束の数は病理学的に検討された神経束の数よりも少なく，エコーの空間分解能の低さによりいくつかの神経束が 1 つの低エコー輝度の構造に見えていると考えられている．

最近では最高 24 MHz 周波数帯のプローブも存在し，体表近くの浅い部位を走行する神経内の構造・血流をより精細に評価できるようになったが，このような超高周波プローブは深部を走行する神経の評価には適さない．

深部を走行する神経は，頸動脈エコーに用いられるような周波数 8〜11 MHz 帯のプローブのほうが観察に適する場合もある．しかし実際には周波数 14 MHz 以上のプローブを用いれば検査中にプローブを変える必要性はほとんどなく，中心周波数帯を変更するのみで対応可能なことが多い．

これは honeycomb appearance あるいは fascicular pattern と呼ばれており末梢神経の特徴的なエコー所見である．

末梢神経・筋エコー ■ 255

❷ 末梢神経エコーの正中神経正常像

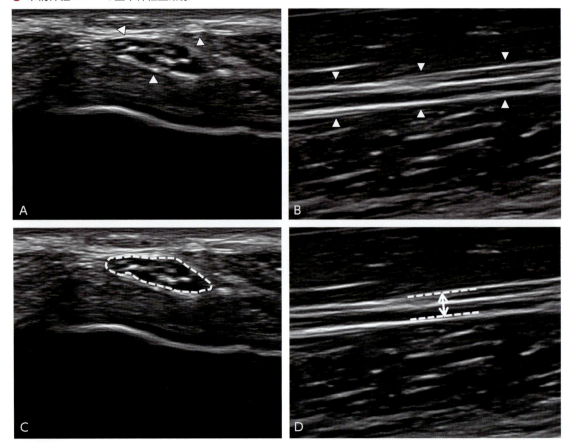

A：短軸像．
B：長軸像．
C：断面積（CSA）の測定は hyperechoic epineural rim の直下に沿ってトレースを行う（破線）．
D：径（diameter）の測定も同様に神経上膜直上と直下（破線）の間の距離を計測する（矢印）．

- また末梢神経近位部や頸神経根は fascicular pattern を認めず，神経内部は一様な低エコー輝度構造に見えることがしばしばある．
- 短軸像を確認したのちプローブを神経の走行に沿うように90度回転させると長軸像を描出できる（❷B）．
- 長軸像では高エコー輝度の神経上膜に挟まれた低エコー輝度の構造内に高輝度の線状構造として確認できる．
- 末梢神経エコーの評価項目として最も頻用され重要なものは短軸像で計測される断面積（**cross sectional area：CSA**）である．
- CSA の標準的な計測方法は，hyperechoic epineural rim の内縁に沿ってトレースし面積を求める方法である（❷C）．
- 計測時の注意点としてトレースを神経上膜の外縁や，hyperechoic epineural rim に対して過度に内側にしてしまうと，1〜2 mm^2 程度の測定誤差が生じてしまうため慎重にトレースを行う．

Column 末梢神経エコーの正常値

　正常値（基準範囲）に関しては様々な報告がある．しかし報告ごとのばらつきが大きく，検者間誤差の存在や神経サイズの人種差などが予想されている．このため，より精度の高い研究を行う場合には施設ごとに正常値を構築することが現状では望ましいと言わざるを得ない．本邦での統一した正常値の構築が望まれる．

　参考として当施設で用いている基準範囲を提示する（❸）．

- また頸部神経根や末梢神経幹の長軸像で径（diameter）を評価する．これも同様に hyperechoic epineural rim の直下から直上までの距離を計測する（❷D）．
- CSA，diameter の計測により末梢神経の腫大・萎縮を評価することができる．

筋エコー

- 筋エコーも最初に目的とする筋の直上に体表面に対し垂直にプローブを置き短軸像を観察する．
- プローブを斜めにあてると筋の輝度が低下し，内部の見え方が不鮮明になり正確な評価ができなくなるので注意する．
- 筋が変形するので過度な圧迫は加えないようにする．
- フォーカスがずれると輝度や内部構造の見え方が変化するため最適な位置に調整して観察する．
- 筋線維の連続性や配列などを評価する場合は長軸像での観察も行う．
- 変性・萎縮した筋，深部の筋や小さい筋は同定が難しいこともあるので注意深く観察する．
- 通常は B モードで観察を行うが，横隔膜や不随意運動の動きを観察する場合には M モードで評価を行う．
- 筋は筋膜に包まれ，その中には周膜に覆われた筋束が密に配列している．
- エコーでは筋膜と筋周膜は高輝度に，筋線維は低輝度に描出されるため，筋は高輝度の膜に包まれた低輝度に描出され，さらに内部は筋周膜に相当する粒状・一部線状の高輝度構造が散在している像として観察できる（❹左）．
- 筋が変性すると，一般的に輝度は上昇し筋束構造も乱れて見えにくくなる（❹右）．
- 輝度の評価には筋と骨を同じ画面内に描出し 4 段階で比較した Heckmatt score がよく用いられている（❺）．これは筋の変性により輝度が上昇すると骨表面との境界が不明瞭になるという定性的評価である．

---

❸ 帝京大学神経内科における末梢神経エコー各部位の基準範囲

●正中神経（CSA〈mm²〉）

手首	5.0 -11.0
前腕	4.0 -6.5
肘	5.0 -10.1
上腕	6.0 -8.5

●尺骨神経（CSA〈mm²〉）

手首	3.0 -5.0
前腕	3.7 -5.5
肘遠位 3 cm	4.0 -7.0
肘内側上顆	6.0 -11.0
肘近位 3 cm	4.0 -7.6
上腕	4.0 -7.0

●脛骨神経（CSA〈mm²〉）

足首	6.3 -14.2
膝窩	14.4 -25.4

●総腓骨神経（CSA〈mm²〉）

腓骨頭部	7.0 -13.3
膝窩	3.0 -6.8

●腓腹神経（CSA〈mm²〉）

外果後上方	0.8 -2.5

●頸神経根（CSA〈mm²〉）

C 5	3.0 -10.0
C 6	6.0 -14.0
C 7	7.0 -16.0
C 8	6.0 -11.8

●頸神経根（diameter〈mm〉）

C 5	1.4 -2.3
C 6	2.0 -3.3
C 7	2.3 -4.1

高い精度を求められる研究を行う場合，各施設の基準範囲を作成し用いることが望ましい．

近年はコンピューターソフトを用い検査画像の筋部分に関心領域を設定し，0〜255 の 256 段階からなるグレースケール値の平均を求める定量的評価方法も報告されている．しかし筋輝度はプローブ周波数，ゲイン，フォーカス位置など機器要因のほか，プローブの圧迫の強さ・傾き，浮腫や関節の屈曲の程度などで簡単に変化するため，厳密な条件の統一が難しいことが問題である．

末梢神経・筋エコー ■ 257

❹ 健常人（左）とDuchennu型筋ジストロフィー患者（右）の上腕二頭筋エコー

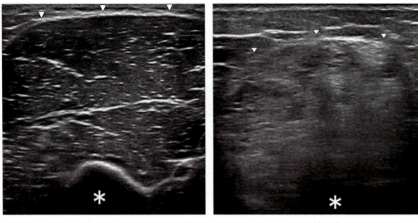

筋ジストロフィー患者では筋内部の筋束構造が不鮮明となり，筋膜（矢頭）も辺縁がはっきりしない．上腕骨（＊）表面の高輝度構造も同定できない．
（右図は国立病院機構箱根病院神経内科・阿部達哉先生，国立病院機構横浜医療センター神経内科・渡辺大祐先生の御厚意による）

❺ 筋輝度の定性評価に用いられる Heckmatt score

Grade	Ultrasound appearance
Grade I	正常
Grade II	エコー輝度上昇，骨皮質は同定可能
Grade III	著明なエコー輝度上昇，骨皮質は不明瞭化
Grade IV	非常に強いエコー輝度上昇，骨皮質は同定不能

（Heckmatt JZ, et al. Lancet 1980[1] より）

- 筋エコーの評価項目として主に筋の厚み，輝度，筋線維の状態（筋の内部構造），筋膜，結節など異常構造の有無，不随意収縮について評価する．

どんな時に検査をするか

- 神経・筋エコーに厳密な検査適応や禁忌はない．言い換えれば神経・筋疾患を疑う場合には積極的にエコー検査を行うべきである．とくに電気生理学的検査で異常を認める場合にはエコー検査も併せて行うことを強く推奨する．
- エコー検査の利点は簡便に短時間で神経筋を評価できることであり，筆者は外来における**スクリーニング検査**としての有用性を高く評価している．
- また人工呼吸器管理中の患者など検査室まで移動できない重症患者はベッドサイドにエコー装置を運んで検査を行うことができる．
- 小児は強い痛みを伴う針筋電図検査の施行が難しい場合があるが，エコーは痛みを伴わないため検査の受け入れが良好なことが多い．
- 非侵襲的に繰り返し施行できる利点により，筋炎や脱髄性ニューロパチーなど治療効果判定や経過フォローにも有用である．

- また，画面上で針先の位置を確認できるので，超音波ガイド下による針筋電図検査は同定の難しい深部筋や萎縮の強い筋に刺入する場合に非常に有用である．
- 同様に超音波ガイド下でボツリヌス毒素を注入する手法も推奨されている．
- **神経・筋生検**の場面においてもエコーは有用である．
- 筋生検は中等度に障害のある部位を採取することが重要であり，筋 CT や MRI 所見から障害の程度を判断し生検部位を決定するのが一般的である．筋エコーは生検直前であっても障害のある筋やその程度，筋内のどの部位に病的変化があるのかを観察でき，血管の位置も確認することができるため非常に有用である．
- 神経生検においても生検前にエコーを用いることで神経走行と血管の位置を確認できる．

異常の生じる原因

- 末梢神経エコーでは多くの末梢神経障害で CSA 増大つまり神経腫大を呈する．
- **圧迫性ニューロパチー**の初期には神経内の血流と軸索流が障害され，神経内の血管透過性も亢進し神経内の浮腫を誘導する．その状態が長期間持続すると膠原線維が増生し神経内に線維化が生じる．さらに脱髄と再髄鞘化も引き起こされた結果，神経が腫大すると考えられている．
- 神経線維腫や神経鞘腫などでも腫大する．
- つまり神経腫大は浮腫，線維化，脱髄に伴う再髄鞘化，腫瘍など様々な機序による結果であり，非特異的変化である．
- 筋エコーでは筋の炎症・変性が生じると一般的に筋輝度が上昇する．これは筋細胞の壊死・再生，脂肪変性や線維化によりエコービームの反射が強くなるためである．
- また筋内部の筋束構造が乱れることも加わり内部の粒状・一部線状の高輝度構造はぼやけたように見えにくくなる．しかしこれらの筋エコーの異常所見も多くは非特異的変化である．

異常があった時に疑われる疾患

- 末梢神経エコーにおける異常所見としては，前述のとおり**エコー輝度低下を伴った CSA 増大**が最も多い．
- サイズ変化を伴わず神経内部のエコー輝度が低下し fascicular pattern が確認できない所見は正常例でも神経根や末梢神経近位部で認められる所見のため原則，異常所見と判断すべきではない．
- 神経束の腫大を呈する疾患として**慢性炎症性脱髄性多発ニューロパチー**（chronic inflammatory demyelinating polyneuropathy：CIDP），**遺伝性圧**

筆者は神経生検を行う際に，生検直前にエコーで神経と血管の位置・走行を確認し，神経直上に皮切線をマーキングすることで生検時間の短縮と出血リスクを減らすことができている．

末梢神経・筋エコー ■ 259

❻ 末梢神経エコーの異常パターン例

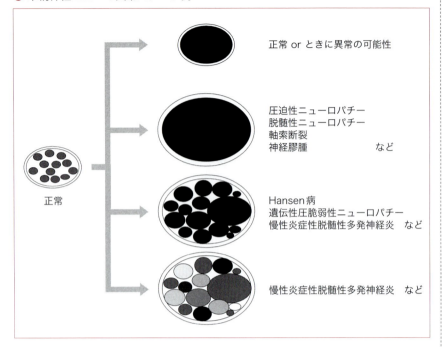

脆弱性ニューロパチー（hereditary neuropathty with liability to pressure palsy：HNPP），**圧迫性ニューロパチー**や **Hansen 病**が報告されている．
- とくに CIDP においては高～低輝度の神経束がモザイク様に混在した所見を認めることがある．
- ❻に各疾患の典型的な神経エコー異常パターンを示す．
以下に代表的な疾患のエコー所見について解説する．

臨床応用

手根管症候群（carpal tunnel syndrome：CTS）
- CTS は正中神経が手首から手掌近位部で手根骨と横手根靭帯で構成される手根管内で圧迫され，支配領域の運動感覚障害を呈する疾患であり，最も多い圧迫性ニューロパチーである．
- エコーで正中神経手首部を観察して神経腫大の有無を確認・検討することが最も重要である．
- 前腕腹側にプローブを置き，手掌にむけてプローブをゆっくり動かし正中神経の短軸像を連続的に観察していくと，CTS では特徴的所見として手根管入口部近辺（手根皮線近傍）で腫大した正中神経を確認できる（❼）．
- 稀にガングリオンや腫瘍などに起因した CTS もありうるので，神経を圧迫する異常構造物がないかについても注意深く観察する．
- 健常人において手首部正中神経が腫大していることは稀ではなく，誤診を招

American Association of Neuromuscular & Electrodiagnostic Medicine はガイドラインとして，エコー検査は CTS 診断において電気生理学的検査に加えて行うべきであるだけでなく，スクリーニング検査として考慮すべきであると提唱している．
しかし一方でエコーの診断感度・特異度はともに電気生理学的検査に及ばない可能性があるとするメタアナライシスの報告もある．

❼ 手根管症候群

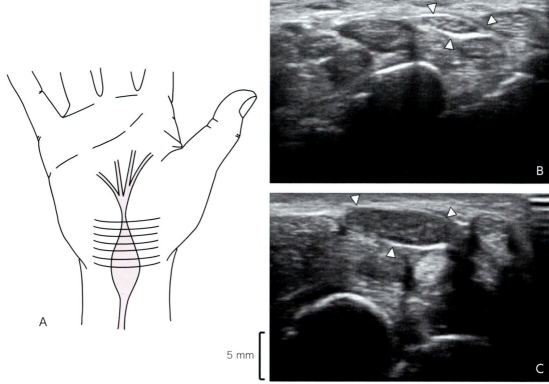

A：手根管症候群における正中神経腫大のシェーマ．
B：健常人の手首部正中神経（矢頭）．CSA 7 mm^2．
C：手根管症候群患者の手首部正中神経．著明な腫大を認める（矢頭）．CSA 30 mm^2．

く危険性を回避するためにも確定診断はエコー単独ではなく神経診察所見や電気生理学的検査とあわせてなされるべきである．

肘部尺骨神経障害（ulnar neuropathy at elbow：UNE）

- UNE は上腕骨内側上顆を挟んでわずか 10 cm ほどの間で尺骨神経が絞扼性に障害されることで支配領域の運動感覚障害を呈する疾患である．
- 肘下での尺側手根屈筋と内側上顆間の fibrous band 部（Osborne 靭帯）での神経絞扼によって生じるものを真の"肘部管症候群"と呼ぶが，このほか変形性肘関節症に伴う圧迫や反復性神経脱臼により内側上顆後部の障害など種々の原因や病態を含んでいる．
- 障害の局在診断は神経伝導検査でインチング法を行うことで可能であるが，エコーは外来初診時でも肘上から肘下まで連続的に尺骨神経の形態を観察できるので，神経腫大の位置から障害部位を推測できる可能性がありスクリーニング検査として有用である．
- 内側上顆にプローブを置き水平断面を観察すると，V字型の神経溝に尺骨神経の短軸像を確認できる．そこから上下にプローブを動かして連続的に評価

❽ 肘部尺骨神経障害

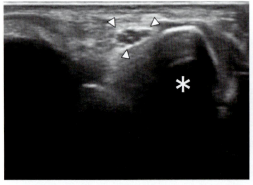
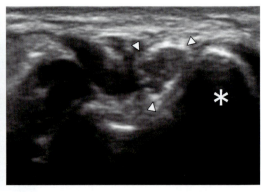

左図：健常人の肘部尺骨神経（矢頭）．
右図：肘部尺骨神経障害患者の尺骨神経は著明に腫大している（矢頭）．
＊：内側上顆

を行い神経腫大の有無とその部位を観察する（❽）．
- UNE のエコー診断は感度・特異度ともに高いとする研究報告が多いが，神経伝導検査と感度を比較した研究において神経伝導検査のほうが高感度であったとする報告もある．いずれにせよ両者を組み合わせることで感度はさらに高まる．
- CTS と同様に，健常者であっても正常上限を超えて CSA 増大している例は存在するので，現時点で UNE の確定診断はエコーと電気生理学的検査を併用してなされるべきである．

脱髄性ニューロパチー
- CIDP は後天的免疫機序により末梢神経に脱髄を生じる免疫介在性ニューロパチーである．CIDP では病理学的所見と同様に脱髄と再髄鞘化を反映して神経腫大を呈する．
- 生理的絞扼部位にかかわらず末梢神経の複数箇所に神経腫大を認める場合は脱髄性ニューロパチーを鑑別診断の第一に考えるべきである．
- CIDP における神経腫大は罹病期間，筋力低下，重症度（INCAT disability scale）と相関し，とくに神経伝導検査で脱髄所見を認める場合には CSA は神経伝導速度と負の相関をするという報告もある．
- CIDP の神経障害は神経根を含む末梢神経近位部に好発するが，神経伝導検査は神経根・末梢神経近位部の評価には限界がある．
- 神経エコーはこれらの部位の形態評価が可能であり，上腕などの末梢神経近位部，腕神経叢，頸神経根の神経腫大は CIDP を示唆する重要な所見となる．
- **Charcot-Marie-Tooth 病**（CMT）の一部も遺伝的素因により脱髄性ニューロパチーを発症する．
- 遺伝子型により病型は脱髄型や軸索型など多岐にわたるが，脱髄型に代表される CMT（type 1 A）は CSA 増大を認め，神経伝導速度とも負の相関を

示すものの，遺伝子型によっては神経腫大を認めない．
- また CIDP 群と比較すると CMT 群では末梢神経の腫大を末梢から近位部まででびまん性に認める．
- 確定診断には神経伝導検査や遺伝子検査が必要であるものの，エコーは脱髄性ニューロパチーを疑いうる強力な検査ツールであり，治療効果判定や経過フォローにも有用である．

筋萎縮性側索硬化症（amyotrophic lateral sclerosis：ALS）

- ALS は進行性に上位・下位運動ニューロン変性をきたす疾患である．
- 病理学的検討では著しい前角細胞の変性を反映し前根の萎縮を認めるが，脊髄管外の末梢神経の変性はあまり目立たない discrepancy があることが古くから注目されてきた．
- エコーにおいても正常コントロール群と比べて純感覚神経を除く末梢神経と頸神経根の萎縮を認めたとする報告や，有意な変化を認めなかったとする報告，ALS 群で末梢神経腫大を認めたとする報告など多岐にわたる．
- この理由として ALS 群の病期が一定でないこと以外に，末梢神経では大径の運動線維のほかに知覚神経，γ 線維，自律神経など他の神経線維が多く含まれていること，末梢神経内の神経再生などの要因が推測されている．
- 神経腫大の原因は明らかではないが，病理学的所見として認められるニューロフィラメントの蓄積や軸索輸送機能の障害により軸索が腫大した結果である可能性がある．今後の知見の蓄積が待たれる．
- いずれにせよ ALS の末梢神経エコー所見は萎縮～腫大まで多彩であるということに留意する．
- またエコーでは筋の内部まで描出できるため線維束性収縮（fasciculation）の確認が簡単にできる．
- 線維束性収縮は筋肉内の一部の筋線維が一瞬ないしごく短時間ひきつれるように収縮する動き（twitch）として観察できる．M モードでの記録は周波数や動きの大きさなど定量的に評価することができる（❾）．
- 特にきわめて安静の取りにくい舌においてはエコーの方が線維束性収縮の検出にすぐれ，エコーを組み合わせることで ALS の診断感度も上昇させることができる．

多発筋炎，皮膚筋炎

- 筋炎の初期では同じ筋肉内でも炎症の程度に差があるため，高輝度と正常輝度の部分が混在して見える．筋炎の初期では筋の浮腫が強いため筋輝度はやや低下し筋厚も増大することがあるが，実際には輝度上昇を認めることのほうが多い．
- 活動性炎症が長期間続くと，筋線維の変性と萎縮が生じることで輝度はさらに上昇し，筋厚は薄くなっていく．さらに病状が進行し筋の破壊と脂肪変性が進むと輝度は逆にやや低下する．

❾ 筋萎縮性側索硬化症の筋エコー

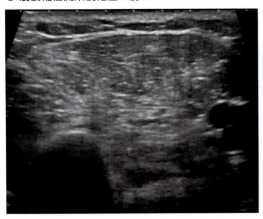 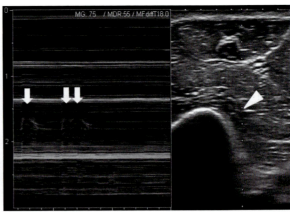

左図：上腕二頭筋．筋輝度は上昇している．
右図：矢頭の部分にMモードで筋線維束性収縮（矢印）の動きを確認できる．
（国立病院機構箱根病院神経内科・阿部達哉先生，国立病院機構横浜医療センター神経内科・渡辺大祐先生の御厚意による）

❿ 封入体筋炎患者の前腕筋エコー

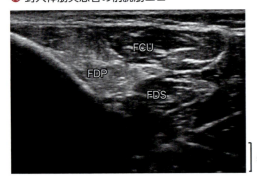

前腕軽度回内肘屈曲位にて肘頭の遠位にプローブを置くと隣り合う深指屈筋（FDP）と尺側手根屈筋（FCU），その深部に浅指屈筋（FDS）を確認できる．FCU，FDSに比べてFDPは白い高エコー輝度に変性している．

- 筋輝度の上昇はジストロフィーなど他のミオパチーでも生じる非特異的所見であることに留意する．

封入体筋炎

- 臨床所見および針筋電図所見として，上肢の尺側手根屈筋（musculus flexor capri ulnaris：FCU）や浅指屈筋（musculus flexor digitorum superficialis：FDS）の障害に比べ深指屈筋（musculus flexor digitorum profundus：FDP）の障害が強いことが本症の特徴である．
- 筋エコーも同様にFCUに比べFDPの筋輝度が著明に上昇している特徴的所見を認める（❿）．
- しかし，他の筋疾患においても同様の所見を認めることはあるため診断においては注意が必要である．

変動の範囲や誤差の考え方

- エコー検査には様々な誤差となる要因が存在する.
- 一番大きな要因は測定時に生じる誤差である.
- CSA のトレースや径の測定は手作業であり, 慎重に計測しなければならない.
- 検査・測定にはある程度の熟達した技術が必要であり, 検者間の再現性・信頼性の問題が生じうる. 輝度の定量評価の際には同一機器・設定で連続して検査する必要があり, 現時点では異なる機器間での比較は極めて難しい.
- 臨床症状・所見や他の検査にも異常を認めないが, エコー検査で基準範囲を超えて明らかに大きい / 小さい神経を目にすることは稀ではなく, 一概に基準範囲を逸脱しているからといって病的異常であると判断すべきではない.

異常な場合にどうするか

- エコーで異常所見を認めた場合, まず「病因である異常所見」かどうかを考えねばならない.
- 機器の設定や測定時のエラーがないかどうかを確認したうえで, 神経所見, 画像検査や電気生理学的検査など他の検査所見と照らし合わせ, エコー所見の整合性を判断したうえで最終的な診断を行う.
- エコーは電気生理学的検査と相補的に作用するため, 組み合わせることで診断にたどり着くことができる神経・筋疾患も多い. 一方, 現時点ではエコー検査のみで確定診断できる疾患は多くはなく, 今後の発展に期待する.

謝辞
貴重な検査画像をご提供いただきました国立病院機構箱根病院神経内科・阿部達哉先生, 国立病院機構横浜医療センター神経内科・渡辺大祐先生に深謝いたします.

（塚本　浩）

■文献

1) Heckmatt JZ, et al. *Lancet* 1980 ; 1 : 1389-1390.
2) Weber MA. *Ann N Y Acad Sci* 2009 ; 1154 : 159-170.
3) Cartwright MS, et al. *Muscle Nerve* 2012 ; 46 : 287-293.
4) Goedee HS, et al. *Neurology* 2017 ; 88 : 143-151.
5) Misawa S, et al. *Neurology* 2011 ; 77 : 1532-1537.

索引

あ
圧迫性ニューロパチー................92
アナログ脳波計................101
安静時活動................5
　——の異常................12, 17

い
異常脳波................123
位相逆転................106
インチング法................77, 79

う
運動神経伝導検査................42
　——の異常................54
　——の温度管理................51
　——の適応................50
運動単位................4, 55
運動単位電位................4
運動野マッピング................146
運動誘発電位................211

え・お
鋭波................114
遠隔電場電位................168
円形コイル................213
炎症性筋疾患................244
円板電極................71
温度眼振................229

か
回転後眼振................230
解離性感覚障害................172
覚醒時脳波................108
加算平均法................167
滑動性眼球運動................228
　——課題................227
活動性神経原性変化................24
蝸電図................181
眼位保持機構................234

感覚
感覚視覚誘発電位................193, 204
感覚神経活動電位................69
感覚神経伝導検査................69
　——の異常................82
　——の温度管理................70
　——の電極配置................78
感覚神経伝導速度................76
感覚レベル視覚反応................193
間欠性局所性不規則徐波................126
間欠性局所性律動性徐波
................127, 128
間欠性汎発性不規則徐波................125
間欠性汎発性律動性徐波
................125, 126, 129
間欠性律動性デルタ活動................129
環指試験................92
干渉パターン................21
緩徐棘徐波複合................116
眼振................227, 229
完全干渉パターン................9
眼電図................224

き
記憶誘導性サッカード................226
基準電極導出（脳波）................105
逆行性感覚神経活動電位................93
逆行性記録................71
急降下爆撃音................15
急性部分脱神経................24
急速動員パターン................22
局所的脱髄................89
棘徐波複合................114
棘波................114
巨大体性感覚誘発電位................174
記録電極................46
筋萎縮性側索硬化症................26, 263, 264
筋エコー................254, 257
筋サルコイドーシス................246
筋ジストロフィー................247

筋
筋電計................46, 69
筋腹・腱導出法................43

く
クリック音................184
群発抑圧交代................116, 134, 135

け
脛骨神経の体性感覚誘発電位
................170
経頭蓋磁気刺激................211, 212
頸椎症................27, 176
言語野マッピング................147

こ
抗 ARS 抗体症候群................245
抗がん剤によるニューロパチー
................94
高ガンマ活動................146
後骨間神経麻痺................251
格子状電極................139
後側頭部棘波・鋭波................116
後頭部間欠性律動性 δ 波................116
後頭部陽性鋭一過波................112
後発射................147
広汎視床投射系................100
興奮収縮連関................2
興奮性シナプス後電位................101, 216
硬膜下電極................139
国際 10−20 法................104
骨格筋 CT................240
骨格筋 MRI................240
昏睡の予後判定................173

さ
最大上刺激................43, 75
サッカード................226
三相波................130

し

視運動性眼振 230
視覚 odd ball 課題 196, 198, 206
視覚S1-S2課題 206
視覚認知刺激 197
視覚誘導性サッカード 226
視覚誘発電位 192
　磁気刺激 211
　──装置 213
軸索変性 54
刺激電極 70
資源注意視覚誘発電位 196
視覚性事象関連電位 192
視床非特殊核 100
持続性局所性徐波 127
持続性汎発性徐波 125
磁束密度 150
シナプス後電位 100
刺入時活動 5
　──の異常 12
自発脳磁場 152
周期性一側性てんかん形放電 130, 131
周期性同期性放電 133, 134
周期性両側性てんかん形放電 131
重症筋無力症 64, 66
終板棘波 5, 6, 14
終板雑音 5
終板電位 30
手根管症候群 92, 175, 260
術中モニタリング 188
出眠時過同期 112
腫瘍型筋サルコイドーシス 248
順行性記録 71
上行性網様体賦活系 100
焦点性鋭波 116
焦点てんかん 116
衝動性眼球運動 226, 227

小児難聴 187
小児のてんかん 116
小脳橋角部腫瘍 188
上部脳幹網様体 100
上腕二頭筋エコー 258
徐波 99, 112
神経根磁気刺激 217
神経根障害 94
神経再支配 24
神経伝導検査 42, 54, 63, 69, 82
進行性核上性麻痺 232
深部電極 139

す

随意収縮活動 7
　──の異常 20
垂直性眼振 236
睡眠脳波 110
頭蓋頂鋭波 110, 112
頭蓋内電極 138

せ

正常値の考え方 49
正中神経の体性感覚誘発電位 168
脊髄運動ニューロンの膜電位 217
脊髄小脳変性症 230
接地電極 46
線維自発電位 5, 6, 12
線維束自発電位 5, 17
前骨間神経麻痺 251
全視野フラッシュ刺激網膜電図 200
前側頭部鋭波 116, 119
前側頭部棘波 116
前庭性眼振 236
先天性ミオパチー 247
前頭極部鋭波 120

前頭部鋭波 120
全般性棘徐波複合 116, 118
全般性振幅低下 135
全般性多棘徐波複合 116, 118
全般性電気抑圧 116
全般てんかん 116

そ

早期動員パターン 22
双極導出（脳波） 105
側頭部間欠性律動性デルタ活動 116, 120
側頭部棘波・鋭波 116
速波 99
側方注視眼振 236
組織雑音 5
損傷電位 12

た

帯状電極 139
体性感覚誘発電位 166
大脳磁気刺激 214
大脳皮質視覚誘発電位 192
大脳皮質脊髄円錐運動伝導時間 219
大脳皮質大錐体細胞 100
大脳皮質脳幹伝導時間 218
他覚的聴力検査 186
脱神経筋分布の MRI 252
脱髄 54, 89
脱髄性ニューロパチー 262
脱分極 30
多発筋炎 244, 263
多発性硬化症 220
多発性単ニューロパチー 250
ダブル・コーンコイル 213
単一筋線維電位 31
単極針電極 3
単線維筋電図 29

単線維針電極 3
短潜時オシレーション電位 194
短潜時体性感覚誘発電位 145

ち

知覚視覚誘発電位 194, 204
知覚レベル視覚反応 193
遅発電位 44
チャープ音 184
中心側頭部鋭波 116, 119
中枢運動伝導時間 213, 218
肘部尺骨神経障害 261, 262
聴性中間反応 181
聴性脳幹反応 181
聴性誘発電位 181

て

デジタル脳波計 103
てんかん焦点切除術 138
てんかん性放電 114, 142, 153
てんかんの脳波 114
てんかん発作時の脳波 121, 122
電気眼振図 224
電極間距離 75
電流双極子 101

と

動員 21
動員パターン減少 21
動員パターンの異常 20
同芯針電極 3
頭頂部緩反応 181
糖尿病 90
糖尿病性筋萎縮症 250
糖尿病性ニューロパチー 59
トーンバースト音 185
トーンピップ音 185
突発性速波 116

に

入眠時過同期 112
ニューロミオトニー発射 5, 20
認知視覚誘発電位 192
認知／情動視覚誘発電位 194
認知／情動レベル視覚反応 193

の

脳幹機能評価 188
脳幹磁気刺激 218
脳幹神経根伝導時間 218
脳機能マッピング 138, 142
脳磁計 150
脳磁図 150
脳磁場 150
脳死判定 173
脳電位 100
脳波 98
　──の較正 103
　──の導出法 104
　──の背景活動 106
　──の背景活動の抑制 136
　──の発生機序 100
　──の分類 99
　──の平坦化（脱同期化） 140
　──の優位律動 107
脳波計 101
脳波検査 98
　──の電極配置 104
脳波律動 101
ノモグラム 178, 179

は

パーキンソン病 231
パターン反転刺激 197
パターン反転刺激大脳皮質視覚
　誘発電位 195, 205, 206
　──の正常波形 201
パターン反転刺激網膜電図 206

ひ

非活動性神経原性変化 24
光突発反応 117
引き抜き損傷 94
非けいれん性てんかん重積状態
　 122, 131
皮質電位発生 127
皮質脳波記録 138
皮質脳波でのてんかん発作間
　欠期記録 144
皮質脳波でのてんかん発作時
　脳波変化 141
皮質−皮質間誘発電位 148, 149
非てんかん性異常脳波 123
非頭部基準電極 168
非突発性異常脳波 124
皮膚筋炎 244, 245, 263
腓腹感覚神経伝導検査 80
ヒプサリズミア 116
びまん性脱髄 89

ふ

不安定MUP 24
封入体筋炎 246, 247, 264
賦活不良 23
不完全干渉パターン 9
複合筋活動電位 42, 63, 72
　──振幅 44
複合神経活動電位 84
複合反復発射 7, 16
フラッシュ刺激 196
　──大脳皮質視覚誘発電位
　 195

馬尾磁気刺激 218

馬尾磁気刺激 218
針筋電図 2, 12
針電極 3
汎発性異常脳波 124
反復神経刺激検査 63

索引 269

振り子様眼振 ……………………229
分極状態 …………………………30

へ・ほ
ベスレムミオパチー ……………249
紡錘波 ……………………………112
発作間欠期てんかん性放電記録
………………………………138
発作時・発作間欠期脳波所見
………………………………133

ま
末梢神経エコー …………………254
　——の異常パターン …………260
　——の正常値 …………………257
末梢神経疾患 ……………………250
末梢神経障害 ………………82, 172
慢性炎症性脱髄性多発根ニュー
ロパチー …………………………57

み
ミオキミー発射 …………………19
ミオトニー発射 ……………5, 15
右中心部鋭波 ……………………121
見つけにくい徐波 ………………129

め・も
免疫介在性壊死性ミオパチー
……………………………244, 246
網膜視覚誘発電位 ………………192
網膜電図 …………………………193

ゆ・よ
有痛性けいれん発射 ……………20
誘発脳磁場 ………………………152
陽性鋭波 …………………………12
陽性棘波 …………………………5
腰部脊髄硬膜動静脈瘻 …………220
抑制性シナプス後電位 …………101

り
律動性てんかん発作パターン
………………………………114
リング電極 ………………………71

数字・ギリシャ文字
3 Hz 全般性棘徐波複合 ……116, 117
4 Hz 全般性棘徐波複合 …………117
8 字コイル ………………………213
α昏睡 ……………………………134
α波 …………………………99, 108
α抑制 ……………………………107
β波 ………………………………99
γ波 ………………………………99
δ波 ………………………………99
θ波 ………………………………99

A
A 波 ………………………………59
A/D 変換 …………………………103
abnormal median and normal
sural SNAP………………………91
ABR（auditory brainstem
response）………………………181
Alexander の法則………………236
ALS（amyotrophic lateral
sclerosis）………………26, 263, 264

B
BAEP（brainstem auditory
response）………………………181
Bancaud 現象……………………110
Becker 型筋ジストロフィー……241
BIPLEDs（bilateral independent
periodic lateralized epileptic
discharges）……………………130
bizarre repetitive potentials……16
BST-R CT（brainstem-root
conduction time）………………218

C
C-BST CT（cortico-brainstem
conduction time）………………218
CCCT（cortico-conus motor
conduction time）………………219
CCEP（cortico-cortical evoked
potential）………………148, 149
Charcot-Marie-Tooth 病
（type 1 A）………………61, 243
CMAP（compound muscle action
potential）……………63, 72, 85, 87
CMCT（central motor
conductiontime）………………213
concentric atrophy………………249
CRD（complex repetitive
discharge）………………………16
CSA（cross sectional area）…256

D・E
Duchennu 型筋ジストロフィー
………………………………258
EOG（electro-oculography）…224
EPSP（excitatory postsynaptic
potential）………………101, 216
ERG（electroretinogram）………193

F
F 波 ………………………44, 56, 58
fascicular pattern………………255
Fib（fibrillation potential）……12
FIRDA（frontal intermittent
rhythmic delta activity）……129
focusing…………………………9
FP（fasciculation potential）…17

G
gaze paretic nystagmus…………236
giant SEP………………………174

GPD（generalized periodic discharge）·······133
GRDA（generalized rhythmic delta activity）·······125
Guillain-Barré 症候群·······56, 58, 90

H

H 波·······45
H/M 比·······49
habituation·······45
Heckmatt score·······258
high-frequency potentials·······16
honeycomb appearance·······255

I・J

IDI dependent jitter·······38
impulse blocking·······30
IPSP·······101
IRDA（intermittent rhythmic delta activity）·······129
jerk nystagmus·······229
jitter·······29, 30

L

Lambert-Eaton 症候群·······67, 68
LPDs（lateralized periodic discharges）·······130

M

M 波·······49, 54, 58
MATS コイル·······213
MCD（mean consecutive difference）·······29, 31
MEP（motor evoked potential）·······211
MGS（memory guided saccade）·······226
MSD（mean sorted difference）·······38

multiple descending volleys·······216
MUP（motor unit potential）·······4
——形態の異常·······23
——の動員·······4, 8
myofascial involvement·······245

N

N 8·······170
N 9·······168
N 18·······170
N 20·······168
N 21·······171
N 30·······171
N 75·······201
N 145·······201
NC（non-cephalic reference）·······168
NCSE（nonconvulsive status epilepticus）·······131

O

odd ball 課題·······196, 198, 206
OIRDA（occipital IRDA）·······116, 130

P・R

P 15·······170
P 38·······171
P 50·······201
P 100·······201, 205
paradoxical α·······110
PLEDs（periodic lateralized epileptiform discharges）·······130
PLEDs plus（＋）·······130
PSD（periodic synchronous discharge）·······133
pseudomyotonic discharges·······16
PSW（positive sharp waves）·······12

RNST（repetitive nerve stimulation test）·······63

S

S 1-S 2 課題·······207
SEP（somatosensory evoked potential）·······166
SFEMG（single fiber EMG）·······29
sharp wave·······114
slow saccade·······231
SNAP（sensory nerve action potential）·······69, 85, 87
SNCS（sensory nerve conduction study）·······69
spike·······114
square wave jerk·······235
SQUID 磁束計·······150
steady-state 型視覚誘発電位·······200
stimulated SFEMG·······36

T

three stripes sign·······248
TIRDA（temporal IRDA）·······116, 120, 130
TMS（transcranial magnetic stimulation）·······211, 212
transient 型視覚誘発電位·······200

V・W

VEP（visual evoked potentials）·······192
VGS（visually guided saccade）·······226
voluntary SFEMG·······32
whole-body MRI·······243

索引 ■ 271

中山書店の出版物に関する情報は，小社サポートページをご覧ください．
https://www.nakayamashoten.jp/support.html

臨床神経生理検査入門 神経症状の客観的評価
2017年10月1日　初版第1刷発行 ©　　　〔検印省略〕

編集	宇川 義一
発行者	平田　直
発行所	株式会社中山書店 〒112-0006　東京都文京区小日向4-2-6 TEL 03-3813-1100（代表）　振替 00130-5-196565 https://www.nakayamashoten.jp/
本文デザイン・DTP	株式会社 Sun Fuerza
装丁	鈴木 弘（株式会社ビーエスエル）
印刷・製本	図書印刷株式会社

Published by Nakayama Shoten Co., Ltd.　　　Printed in Japan
ISBN978-4-521-74545-9
落丁・乱丁の場合はお取り替え致します

本書の複製権・上映権・譲渡権・公衆送信権（送信可能化権を含む）は
株式会社中山書店が保有します．

JCOPY 〈(社)出版者著作権管理機構 委託出版物〉
本書の無断複写は著作権法上での例外を除き禁じられています．複写
される場合は，そのつど事前に，(社)出版者著作権管理機構（電話 03-
3513-6969, FAX03-3513-6979, e-mail：info@jcopy.or.jp）の許諾を
得てください．

本書をスキャン・デジタルデータ化するなどの複製を無許諾で行う行為は，著
作権法上での限られた例外（「私的使用のための複製」など）を除き著作権法
違反となります．なお，大学・病院・企業などにおいて，内部的に業務上使用
する目的で上記の行為を行うことは，私的使用には該当せず違法です．また私
的使用のためであっても，代行業者等の第三者に依頼して使用する本人以外の
者が上記の行為を行うことは違法です．

アクチュアル 脳・神経疾患の臨床

神経内科医としてのプロフェショナリズムを究める！

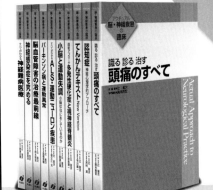

●総編集
辻 省次
（東京大学教授）

● B5判／並製／各巻350〜540頁

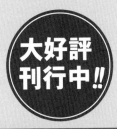
大好評刊行中!!

● 診療上のノウハウを満載！
▶ 最新の進歩・知識の全体をバランスよくカバー．検査法，診察法，治療法はベーシックサイエンスを踏まえて記述．

●「考える力」をつける
▶ 実地臨床で必要とされる，患者の特徴（variance）を把握して最適な診療を進める考え方（individual-oriented medicine）を重視．従来の教科書的な記載以外の話題も盛り込んだ「ケーススタディ」「ディベート」などで，臨床の現場で本当に役立つ「考える力」を身につける．

● 視覚に訴える実用書
▶ 診断アルゴリズムをとりいれつつ，患者の特性に応じて使いこなせるよう，具体的な記述を目指しシェーマ，写真，フローチャートを積極的に収載．

シリーズの構成と専門編集

	タイトル	編者	定価
●	識る 診る 治す 頭痛のすべて	鈴木則宏（慶應義塾大学）	定価（本体9,500円＋税）
●	認知症 神経心理学的アプローチ	河村 満（昭和大学）	定価（本体10,000円＋税）
●	てんかんテキスト New Version	宇川義一（福島県立医科大学）	定価（本体10,000円＋税）
●	最新アプローチ 多発性硬化症と視神経脊髄炎	吉良潤一（九州大学）	定価（本体11,000円＋税）
●	小脳と運動失調 小脳はなにをしているのか	西澤正豊（新潟大学）	定価（本体12,000円＋税）
●	すべてがわかるALS（筋萎縮性側索硬化症）・運動ニューロン疾患	祖父江元（名古屋大学）	定価（本体12,000円＋税）
●	パーキンソン病と運動異常（Movement Disorders）	髙橋良輔（京都大学）	定価（本体13,000円＋税）
●	脳血管障害の治療最前線	鈴木則宏（慶應義塾大学）	定価（本体12,000円＋税）
●	神経感染症を究める	水澤英洋（国立精神・神経医療研究センター）	定価（本体12,000円＋税）
●	すべてがわかる神経難病医療	西澤正豊（新潟大学）	定価（本体12,000円＋税）
NEXT	免疫性神経疾患 病態と治療のすべて	吉良潤一（九州大学）	定価（本体14,000円＋税）
NEXT	神経疾患治療ストラテジー 既存の治療・新規治療・今後の治療と考え方	祖父江元（名古屋大学）	定価（本体14,000円＋税）

中山書店 〒112-0006 東京都文京区小日向4-2-6 TEL 03-3813-1100 FAX 03-3816-1015
https://www.nakayamashoten.jp/